自分で押せて
すぐに効く!

足ツボ 手ツボ

足壺健香庵
包強

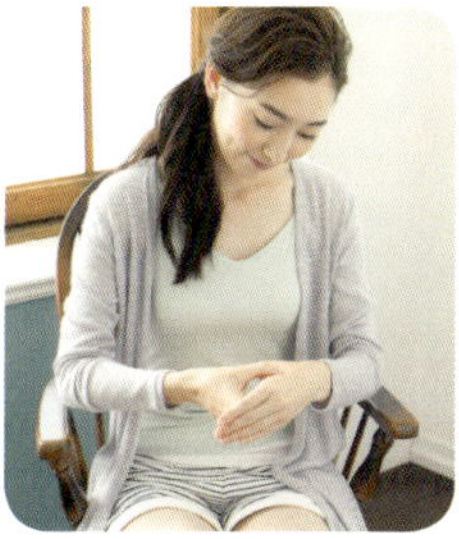

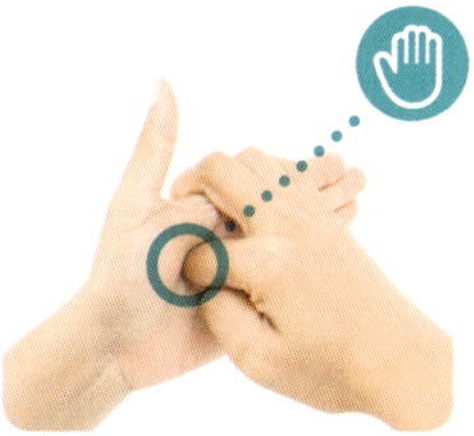

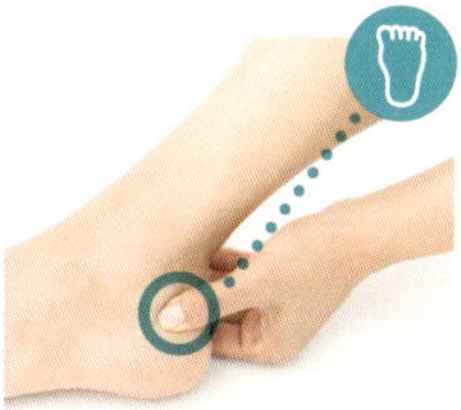

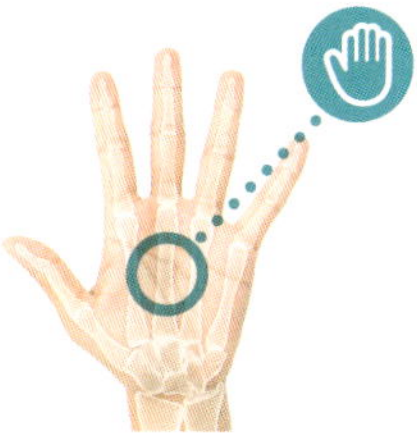

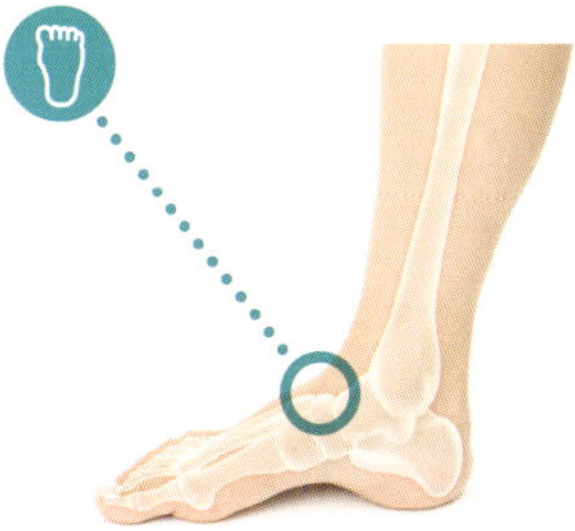

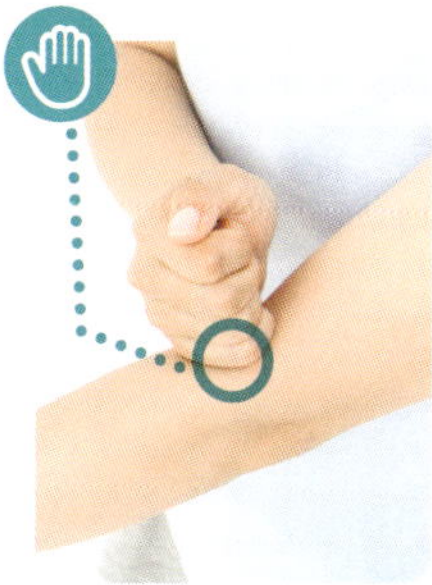

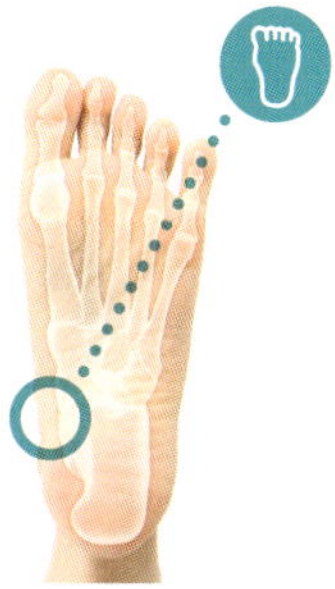

池田書店

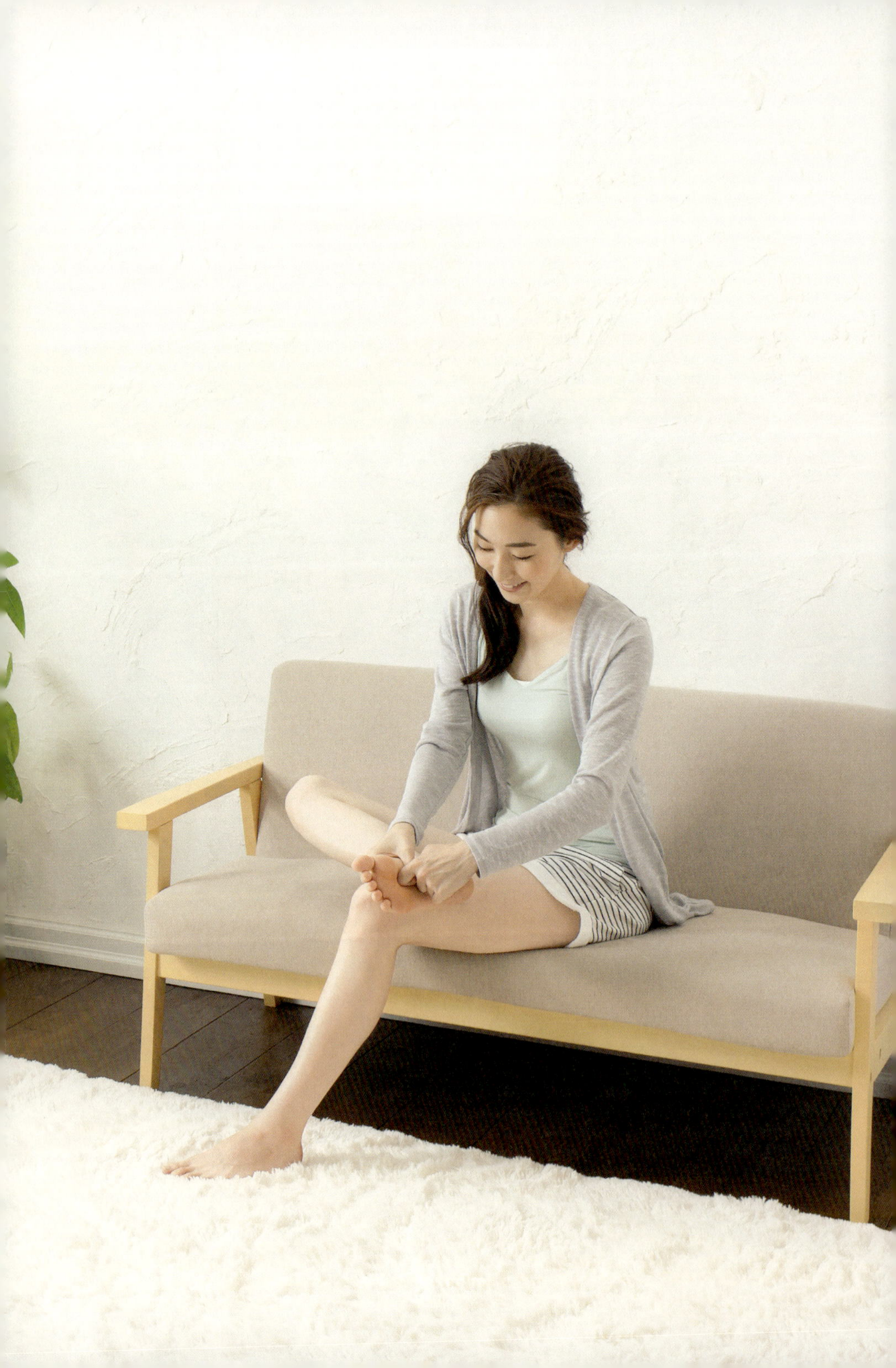

はじめに

あなたにとって一番の財産はなんですか？　家族、恋人、仕事、お金、趣味の時間…と、いろいろありますが、私は健康だと思っています。大好きな人たちと仲良く暮らし、おいしいものを食べたり、仕事をしたり、お金を有意義に使うことも、まずは健康でなくてはできませんね。

この本は、みなさんに自分の力で健康になっていただき、毎日を楽しく幸せに過ごしていただきたいという思いから作りました。

私は中国の大連という町の出身で、日本に憧れて19歳のときに来日しました。それから20年間、ツボに携わる仕事を続けています。

実は私の親戚は、中国ではじめてツボ専門マッサージ店を開き、今では中国で30店舗を経営する老舗です。そんな環境もあり、子どもの頃から自然とツボ押しの威力を実感していました。また、中国では小学校の授業の合間にツボ押しの時間があり、体調が悪いとお母さんがツボを押してくれたりと、民間療法として当たり前のようにツボ押しがあったのです。

そこで、ぜひツボ押しの魅力を日本の方たちに伝えたいと思い、来日してすぐに足ツボマッサージ店で修行。そして、その年に自分の店である『足壷健香庵』を銀座の松屋のすぐ隣に開業しました。ありがたいことに、オープンしてすぐに口コミで広がり、以来、のべ16万人以上の方が来店しています。

中国伝統の足ツボマッサージを元にしたオリジナルの中国式ツボ押しの特徴は「痛い」こと。他のお店の比にはならないほどの痛さなので、施術室からは悲鳴が聞こえてくるほどです。それでも、単なる一時的な癒しとは違い、施術後すぐに効果を実感できるので、リピーターになる人がほとんどです。

ツボ押しの良いところは、お店に行かなくても自宅で簡単にできること。手のツボなら、デスクワークの途中や電車の中でも気軽に押すことができます。また、自分でツボを押せばお金もいっさいかかりません。生活が不規則で、忙しい現代人にこそ、おすすめしたい理由がここにあります。

ただ「押す」だけで、肩こりや腰痛改善、便秘解消、美肌、アンチエイジング、病気予防など、あらゆる目的にアプローチしてくれるのです。

ぜひ、ツボ押しを味方につけて、健康で美しいカラダを手に入れてください。

この本を手にとってくださったみなさんに感謝の気持ちを込めて。

足壷健香庵　院長　包《ホウ》強《キョウ》

CONTENTS

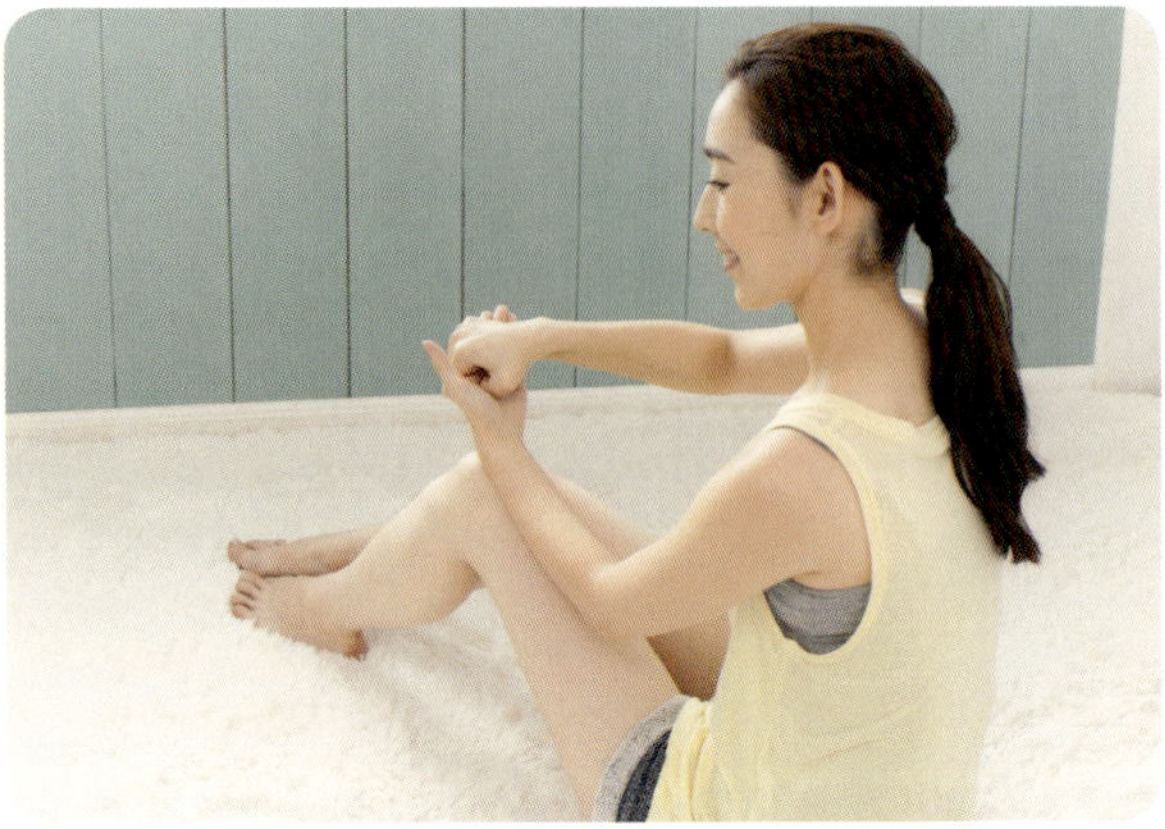

Part 1
本当に効くツボ押しの基本

Part 2
体の不調を改善するツボ

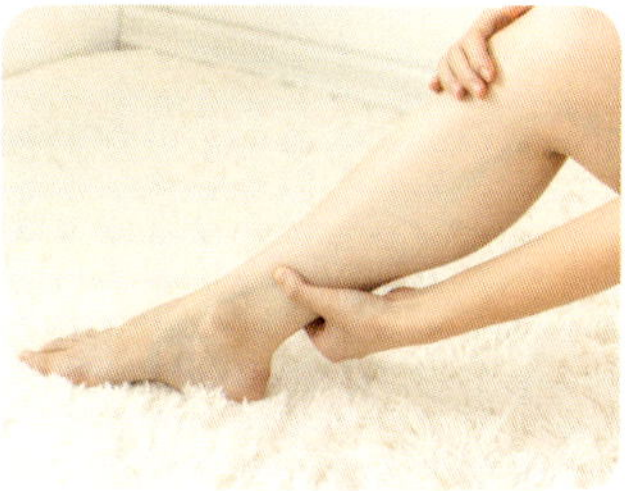

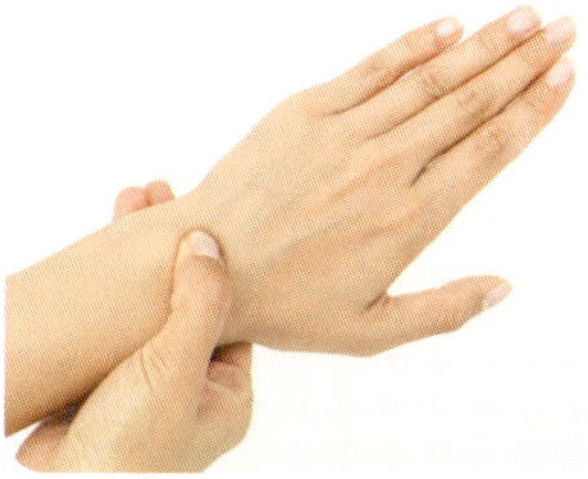

Part 3
痛みを緩和するツボ

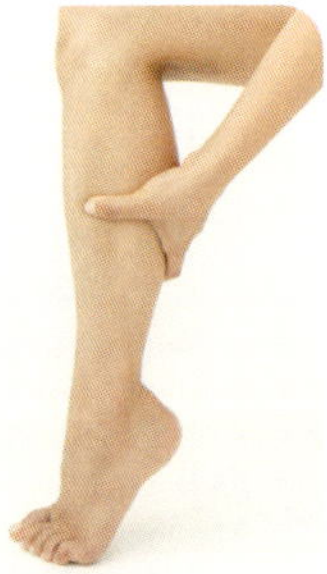

Part 4
美容・ダイエットに効くツボ

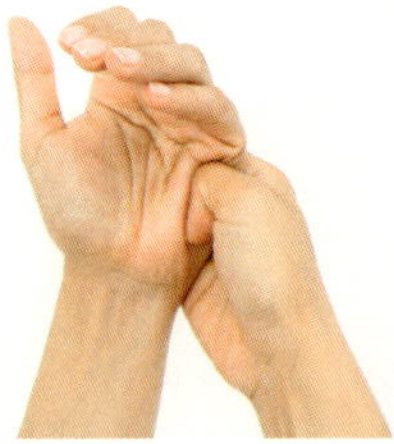

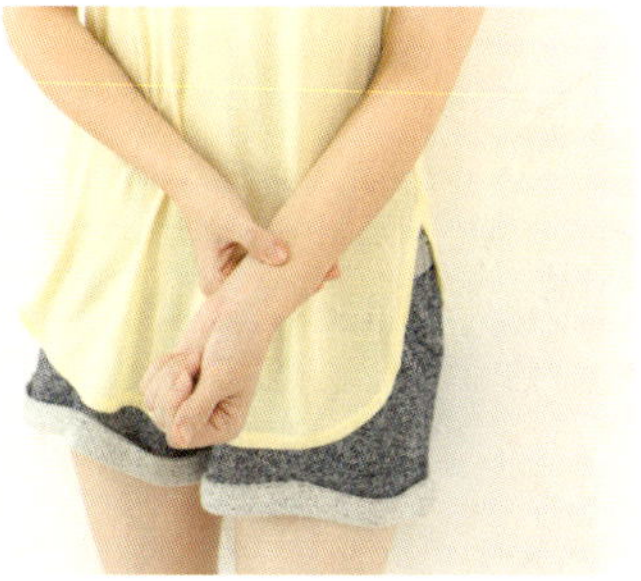

※ツボ押し、反射区の刺激による効果・効能には個人差があります。体調がすぐれないときや、持病のある方、妊娠中の方は控えてください。

Part 5 ココロを整えるツボ

本書の使い方

ここでは本書の使い方を説明します。
使い方を覚えて、正しいツボ押しをすることで、より効果が期待できます。

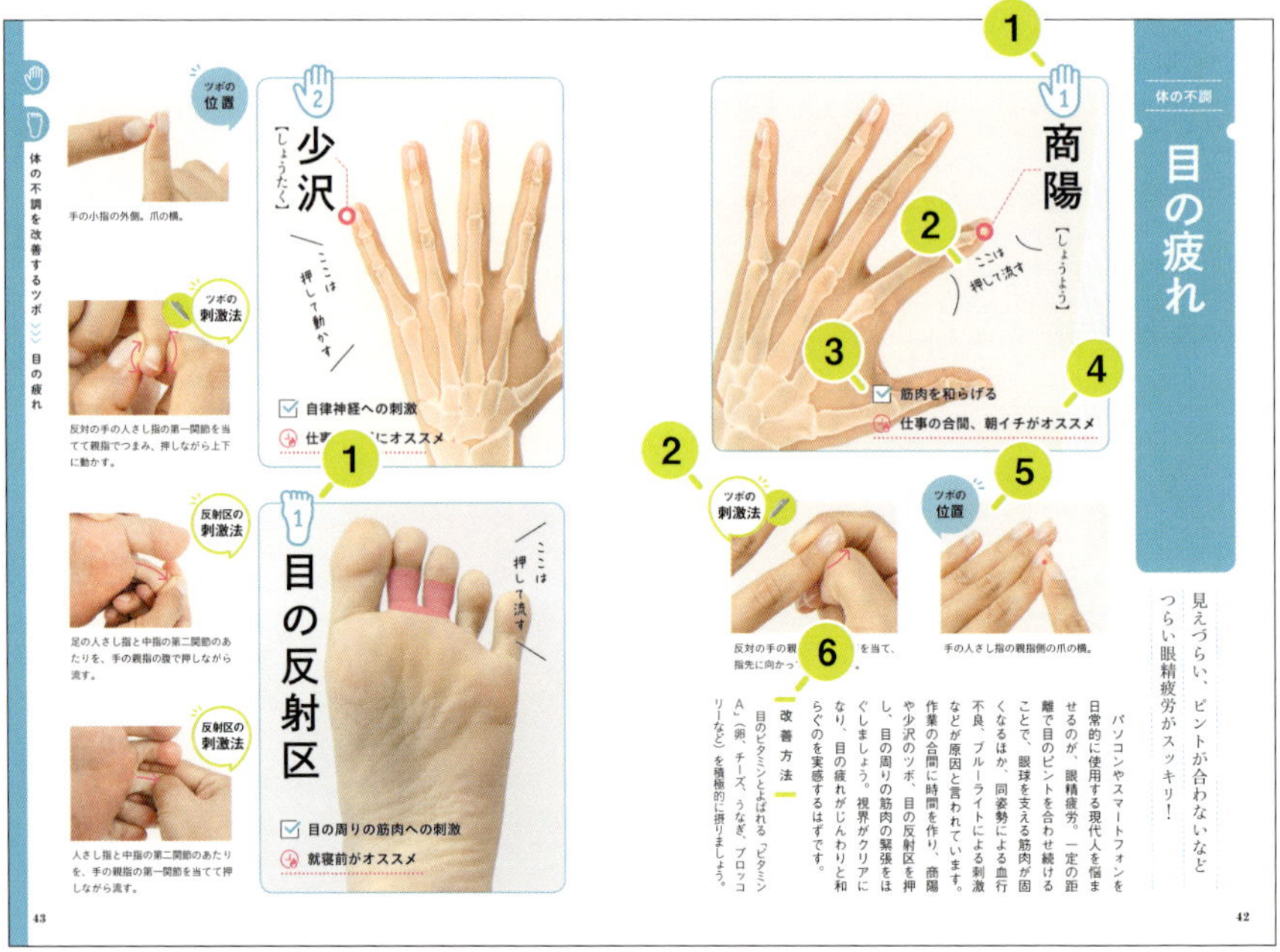

❶ ツボの名前と部位

ツボの名前と部位を示しています。手のアイコンは手のツボ、足のアイコンは足のツボを表しています。

❷ ツボの刺激法

「押して回す」「押して流す」などツボに合わせた刺激法。ペンのマークは、ペンなども使えることを表します。

❸ 期待できる効果

このツボを刺激することで、期待できる効果を説明しています。症状に合わせてツボを選びましょう。

❹ 効果が期待できるタイミング

時間帯や、入浴後といった、より効果を期待できるツボ押しのタイミングを説明しています。

❺ ツボの位置

写真とあわせて、ツボの正しい位置を説明しています。確認しながらツボ押しをしましょう。

❻ 改善方法

あわせて行いたい改善方法を紹介しています。生活習慣も見直して、ツボ押しの効果を高めましょう。

Part 1

本当に効く ツボ押しの基本

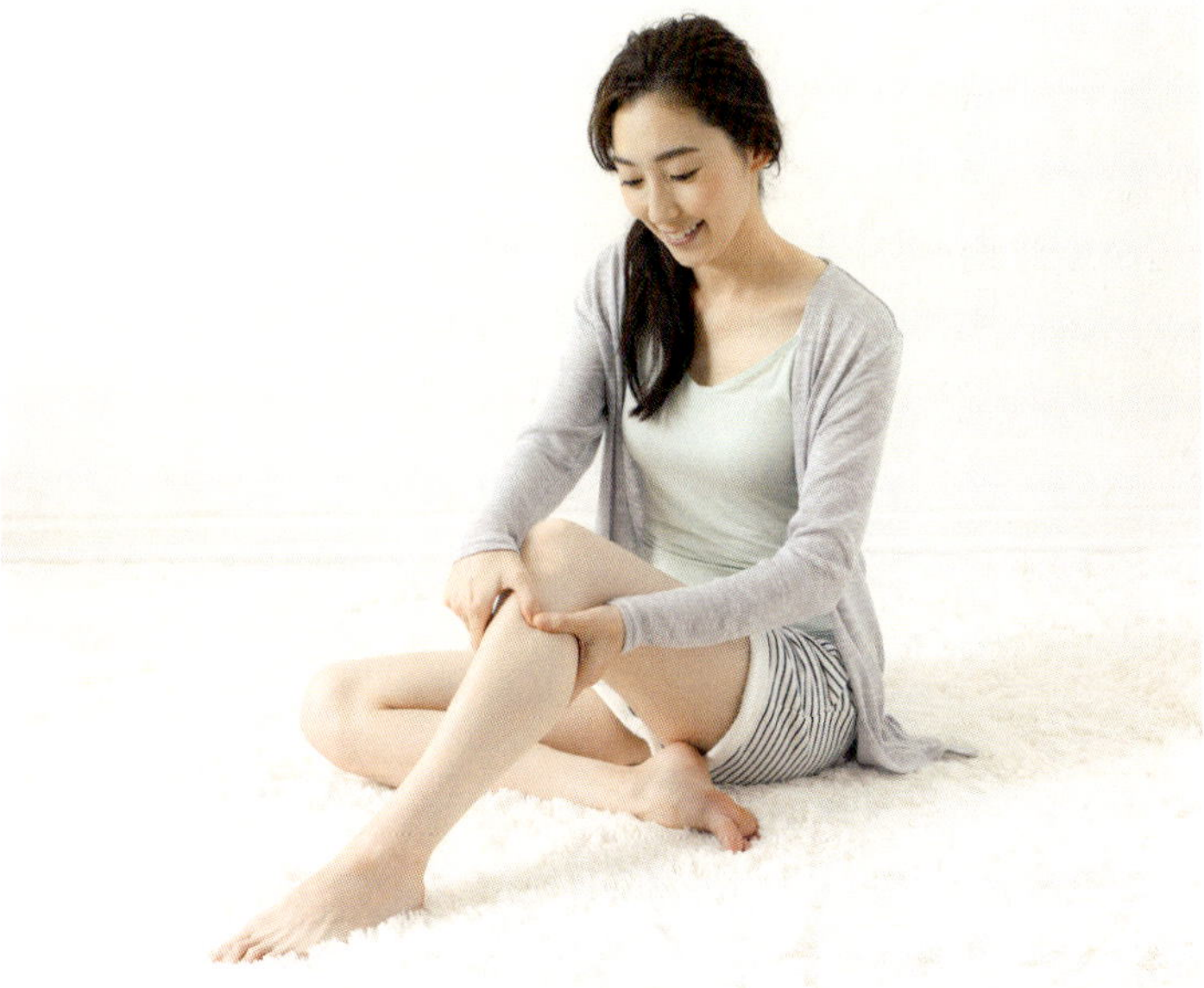

ツボはこりや痛みを和らげるだけでなく、体やココロの調子を改善していく効果があります。基本を学び、効果的に活用しましょう。

ツボは駅、経絡は線路　体の不調とツボの関係

ツボ押しで体の中のめぐりを良くする

ツボ押しとは、体にある特別なポイントを刺激することで、体の不調を取り除く東洋医学の健康法です。現在の医療の主流となっている西洋医学が、体の不調をピンポイントで改善しようとするのに対し、東洋医学は体全体のバランスを整えることで、各部位に現れる不調も同時に取り除くことを目指しています。

ツボは、東洋医学では「経穴《けいけつ》」と呼ばれ、私たちの体に約365箇所あるといわれています。そしてツボとツボをつなぎ、気・血が流れる通り道となるのが「経絡《けいらく》」です。経絡は電車の線路のように複雑に交差しながら張りめぐらされており、その線路上にツボが存在します。これは線路でいう駅のようなもの。そしてこの線路上を、「血」という電車に栄養が乗って、「気」という電気を動力として走ります。

線路に石が落ちると電車が止まります。これを人の体の中に置き換えると、経絡がつまり血液循環が悪くなることで、栄養と酸素が不足し、体に不調や疲労が生じるのです。

生命を維持する気・血・水

「気《き》・血《けつ》・水《すい》」とは、東洋医学に基づく体を構成する3つの要素のことを指します。「気」は生命活動の根源で、体を温め生命活動を促進するもの。「血」は「気」が目に見える形になったもので、全身に栄養を与えて体の器官の働きを高めるもの、「水」は津液《しんえき》とも呼ばれ、全身に栄養と潤いを与える血液以外の体液のことを指します。

人の体はこの3要素が相互に影響し合ってそのバランスを保っているので、どれかひとつでも滞りが生じると、バランスがくずれてしまい、体や心の不調を招く原因となります。

ツボと経絡のしくみ

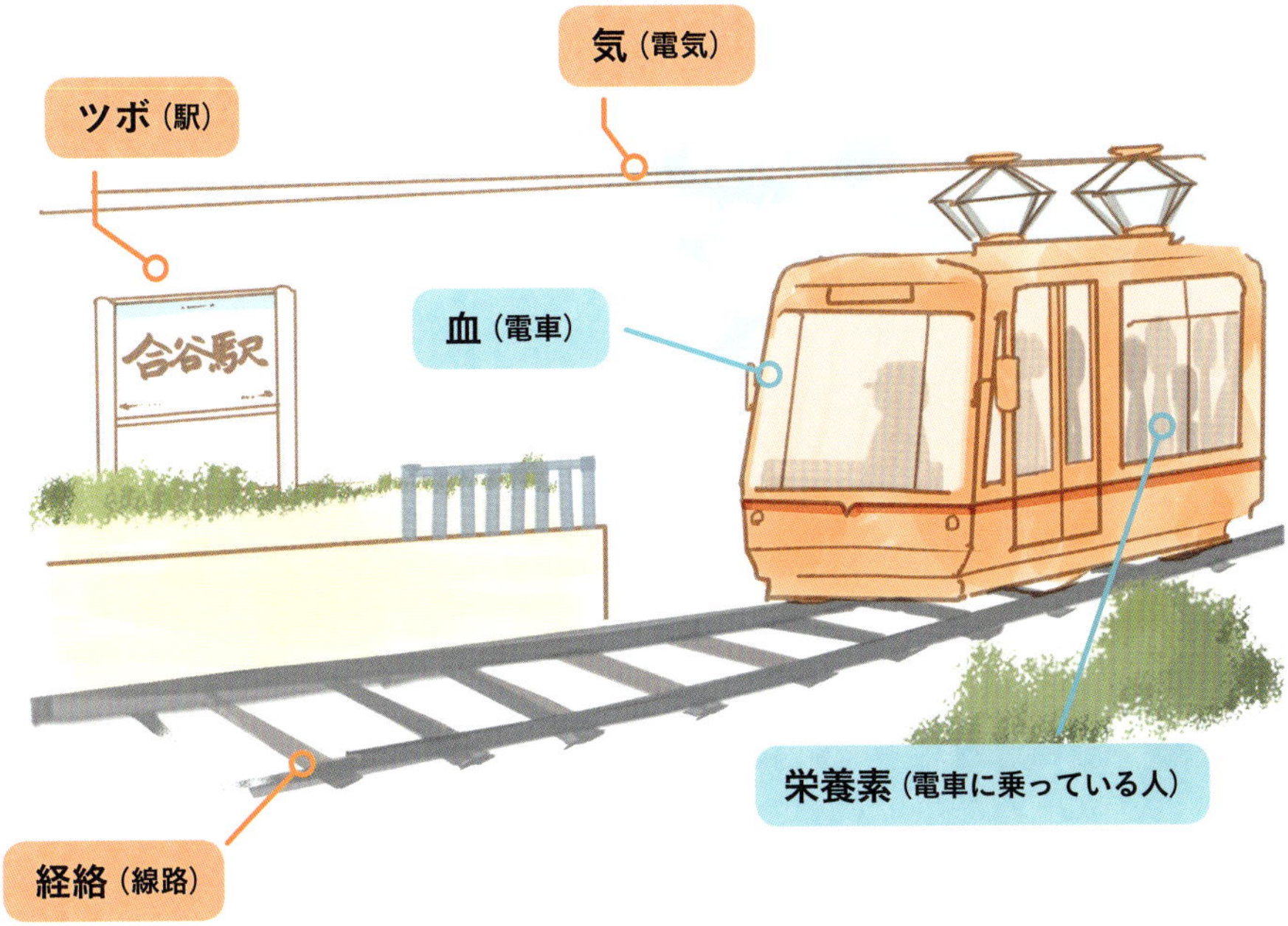

ツボを押すことの効果

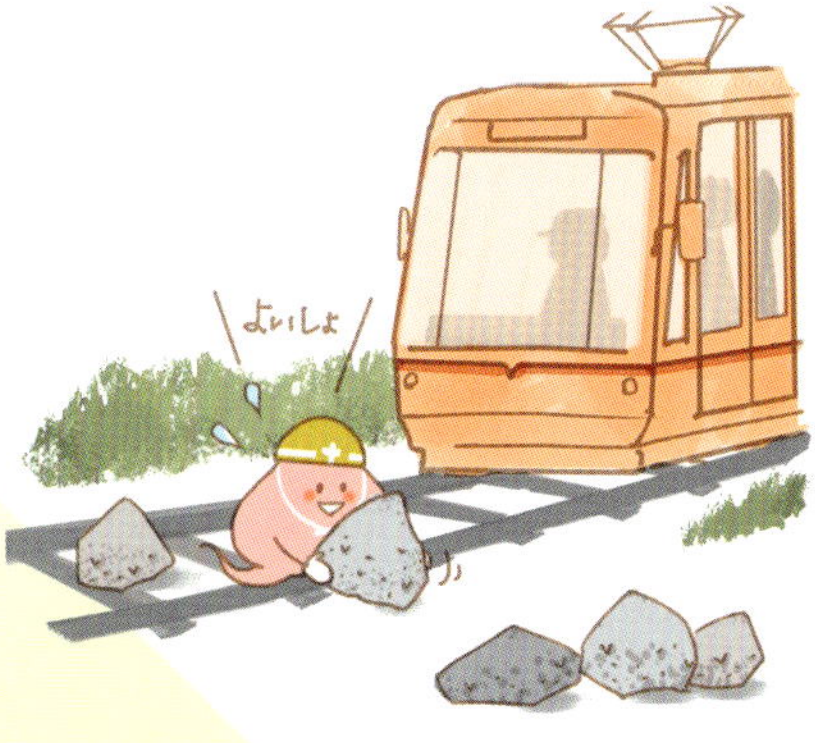

ツボ押しは線路を塞ぐ石＝つまりを取り除く作業。線路がきれいになると気・血のめぐりも良くなり、体が健康に。

体に不調が出るということは…

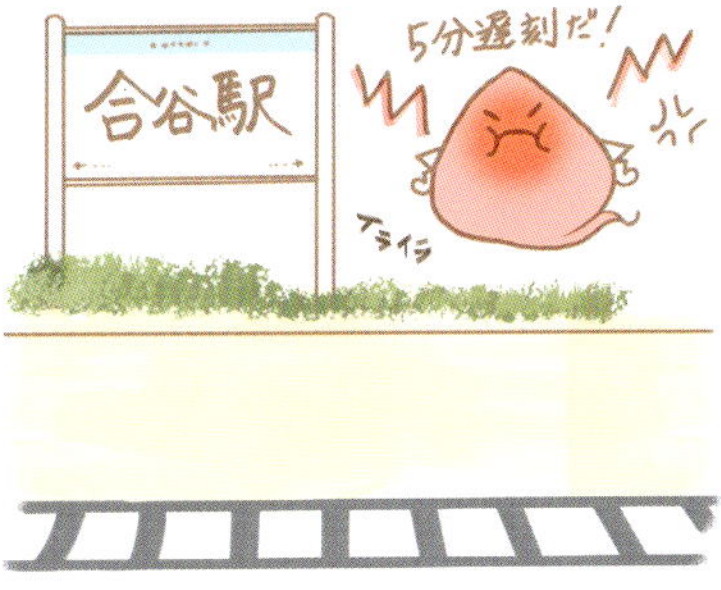

経絡がつまると血液循環が悪くなり、電車でいう遅延状態に。栄養と酸素が渋滞して体や心の不調が起きる。

12の経絡は体の中のツボをつなぐもの

経絡を通って悪い物は下へ溜まる

体をめぐる経絡は、あらゆる臓器とつながっています。そのため、体のどこかで気・血が滞ると、その経絡とつながっている臓器で問題が起こり、体の不調となってこりや腫れ、痛みなどを引き起こすのです。

経絡は体を縦に通る太い「経脈《けいみゃく》」と、さらにそこから枝分かれして網目状に全身をめぐる「絡脈《らくみゃく》」で構成され、主要な12の経脈を正経十二経脈といいます。正経十二経脈は、それぞれ主要な臓器とつながっているので、不調の症状に関連する正経十二経脈上のツボを刺激することで、その症状を改善できます。

正経十二経脈は体を一周するようにつながっており、肺から順に、大腸、胃、脾臓《ひぞう》、心臓、小腸、膀胱、腎臓、心包《しんぽう》、三焦《さんしょう》、胆のう、肝臓と回り、そこを気・血が循環しています。このとき、重力に従って頭からつま先にかけては気・血がスムーズに移動しますが、下から上には移動しにくく、滞りやすくなります。結果として体の末端にある、足先に老廃物が溜まりやすくなるのです。そのため、手や足のツボを刺激して、経絡の滞りを解消し、老廃物のつまりを取り除くことが重要となります。

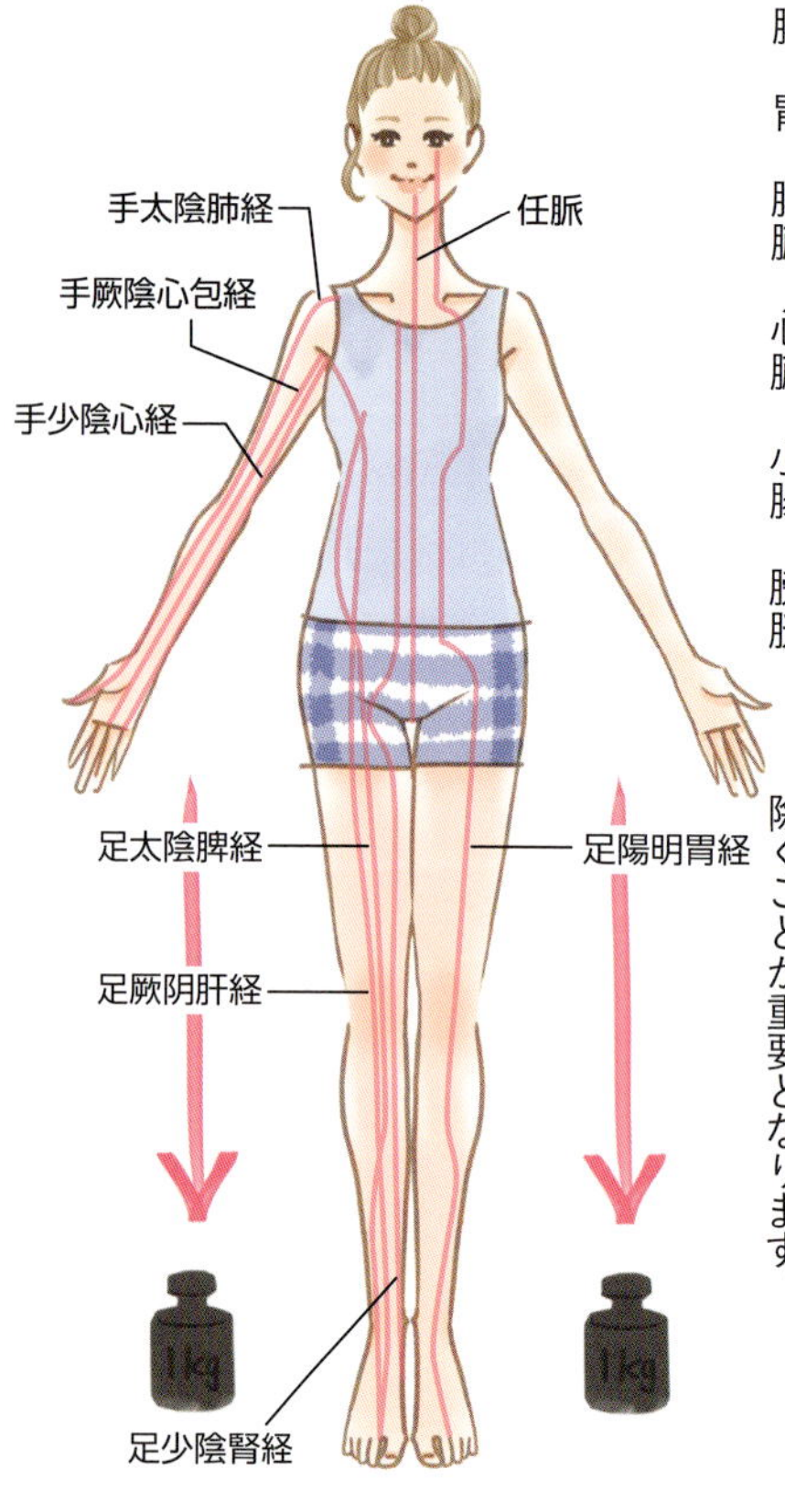
手太陰肺経
任脈
手厥陰心包経
手少陰心経
足太陰脾経
足陽明胃経
足厥阴肝経
足少陰腎経
1kg
1kg

手足の12の経絡

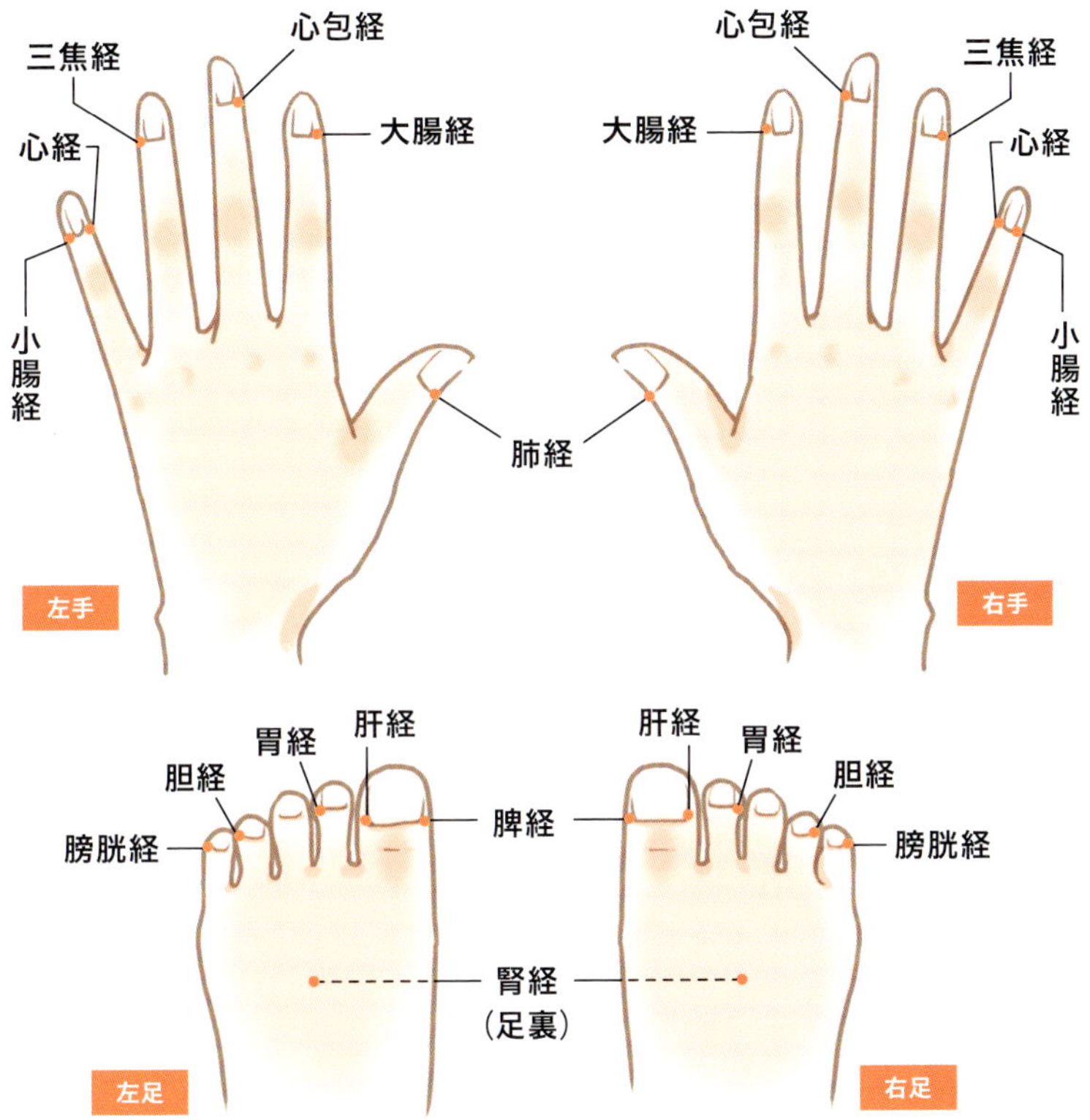

12の経絡の終点は手足の先にある

手や足のツボを刺激すると効果が出るのには、もうひとつ理由があります。それはすべての正経十二経脈は、手先か足先を必ず通っているからです。各正経十二経脈は、頭や首周りなど、体の上部からはじまり、手先や足の経穴を終点としています。

そのため、手先か足先のツボを刺激すれば、溜まってしまった気・血の循環を促すことにつながり、その結果、その経絡とつながっている体の主要な不調を改善することができるのです。

五臓六腑の活動時間に押すと効果的

内臓の活動時間に合わせて効果アップ

東洋医学では人間の内臓を五臓六腑で表します。五臓は肝・心・脾・肺・腎の5つを、六腑は胆・小腸・胃・大腸・膀胱・三焦の6つを指します。三焦は実際の臓器としては存在せず、気を流通させて水分代謝を行う東洋医学ならではの考え方です。また、同様に実物は存在しない、五臓六腑とは別格の心包と呼ばれるものがあります。これは体ではなく心を司る臓器として位置づけられています。

臓器は互いに影響を及ぼし合い、その関係がくずれると体に不調を来します。さらに五臓六腑と心包には、それぞれ活発に働く時間があり、不調に関わる臓器のツボをその時間に刺激することで、より効果が得やすくなります。例えば、胃を司る胃経は、朝の7～9時に活発になります。そのため、この時間帯に胃に関するツボを押すことで、より高い効果を実感できます。また、胃が活発に動くこの時間に朝食を摂ると、消化がスムーズに行われて、活動的に一日を過ごすことができます。

東洋医学における五臓六腑

六腑

胆（胆のう）	胆汁を貯蔵し、必要に応じて排出し、胃の消化を助ける。
小腸	食べ物や飲み物を栄養素と不要なものに分ける。
胃	食べ物の消化を最初に行う場所。脾をサポートする。
大腸	食べ物や飲み物から水分を吸収し、便を作る。
膀胱	腎から送られてきた尿を貯蔵し、排泄する。
三焦	実際には存在しない器官。津液と気の通り道。

五臓

肝（肝臓）	全身をめぐる気を制御して、血を蓄え、血流を調節する。
心（心臓）	血液を送るポンプのような働きをし、血を全身にめぐらせる。
脾（脾臓）	消化器全体を司る。食物を消化吸収し、栄養を全身に送る。
肺	呼吸と水分代謝を調節し、栄養を全身に送る。
腎（腎臓）	生命エネルギーを司り、尿などの老廃物や水分の排泄を行う。

心包	五臓六腑以外の器官で、三焦と同様に実体はない。体ではなく心の調子を司るとされている。

内臓時計

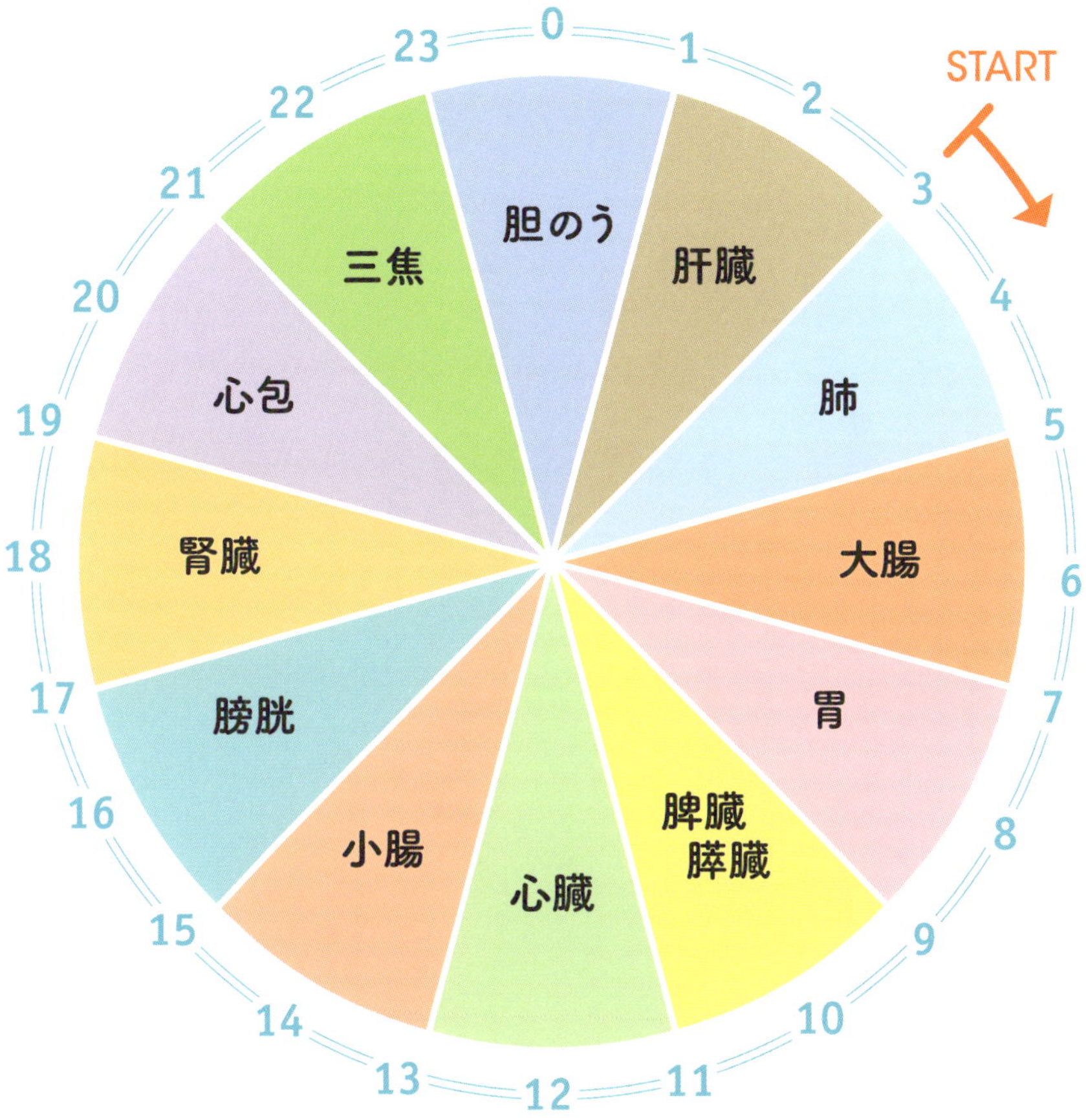

肺はすべての臓器の中で最初に活動をはじめます。肺経からめぐってきた気・血が大腸に届き、大腸が活発になり排泄が行われます。このように人間の活動時間や生活の流れの根本には五臓六腑の働きが深く関係しているのです。五臓六腑の働きをより効果的にするためにツボ押しでサポートしてあげると、より快適な活動を行うことができます。深夜の時間帯など就寝中はツボ押しができませんが、しっかりと睡眠をとることで、その間に臓器がスムーズに働くことができるのです。

足裏を刺激すると健康になる理由

反射区は体の縮図のようなもの

東洋医学では、「足裏には全身の縮図が投影されている」と考えられており、この縮図のことを反射区と呼びます。反射区は、体の臓器や器官とつながっている末しょう神経が集中しており、ここを刺激することで、血行を促進し、体の不調を改善することができます。

反射区とツボはよく混同されがちですが、実際は異なります。ツボは経絡上に点のように存在しているのに対し、反射区は足裏に面のように一定の場所に広がっています。また、ツボの場合、刺激すると経絡の滞りが解消されて気・血・水のめぐりが良くなることで症状が改善されますが、反射区は足裏から脳を通して各臓器や筋肉を刺激することができます。

反射区を指で刺激し、体全体の重みを伝えながらイタ気持ちいい程度の力で押していきます。すべて同じ力加減で押したときに、痛みを感じる部分があったら、それが不調のサイン。念入りに刺激するとともに、日常生活でもその臓器をいたわるよう心がけましょう。

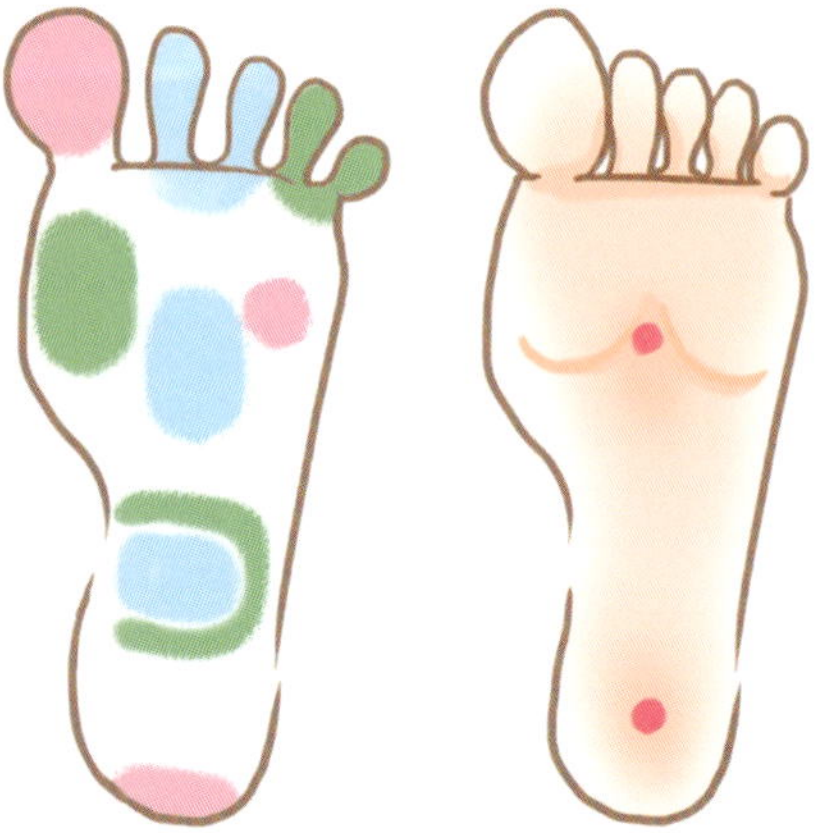

ツボと反射区の違い

ツボは点、反射区は面で表される

ツボが経絡上に点々と存在するのに対し、反射区は神経が集中して面のように広がっている。また、反射区の場所はランダムではなく、実際の体の部位になぞらえて存在するため（→ P.33）、人体の縮図と呼ばれている。

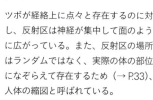

足裏を押すと体が変わる！

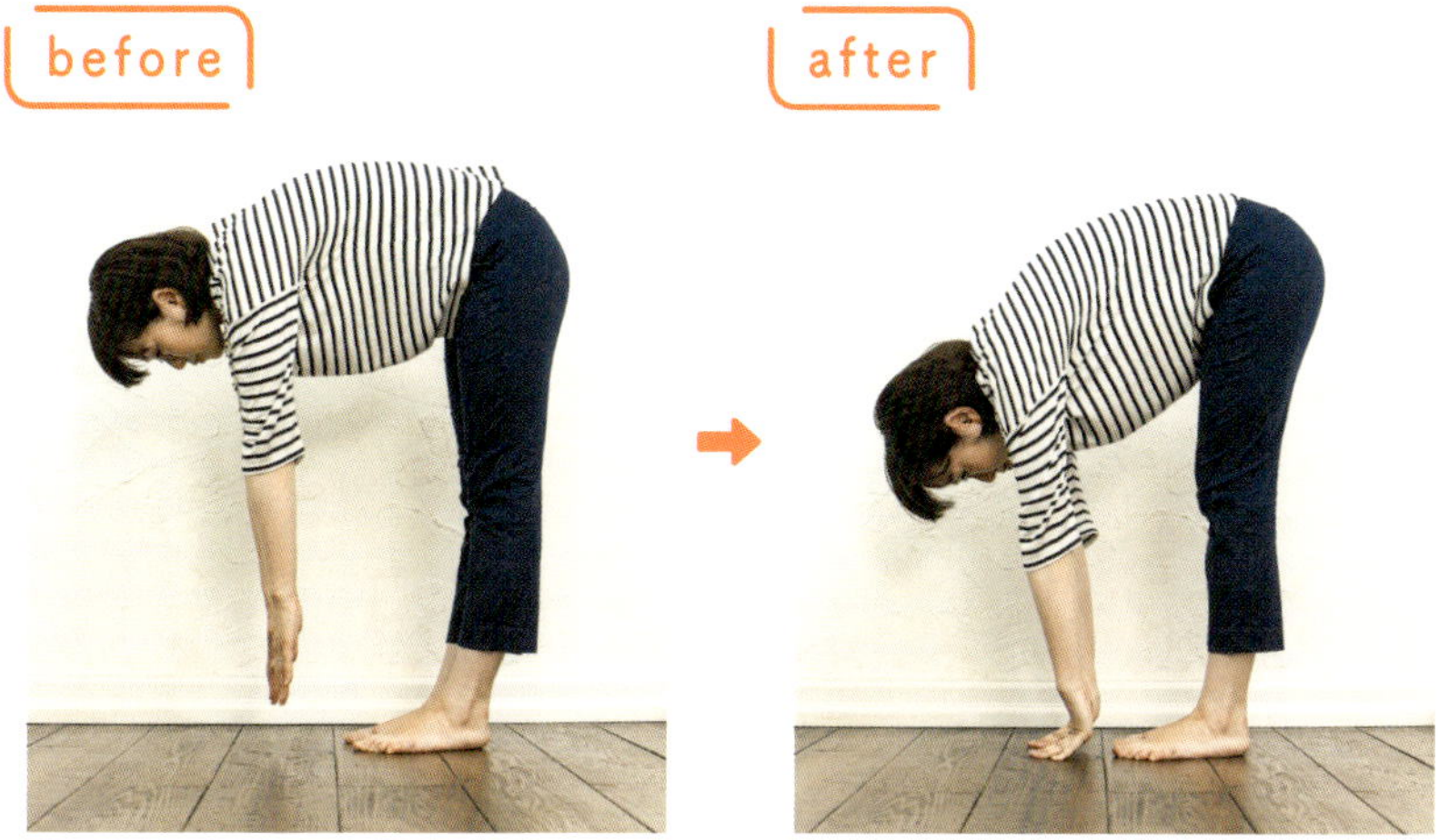

※効果は一時的なものです。

前屈をしたときにbeforeでは床にまったく手がつかなかった女性が、足裏の腰反射区を刺激しただけで、ぐんと床まで手がついた。これは、反射区に刺激を与えたことで、その刺激が脳へと伝わり、脳から筋肉へ反応が伝わったことで、かたまっていた筋肉が柔らかくなったため。

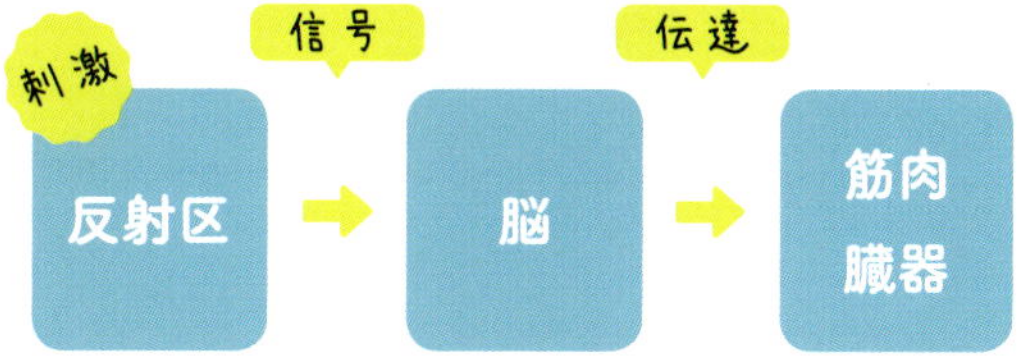

反射区を刺激して脳へ信号を送る

反射区の刺激伝達メカニズムは、ツボとは異なり、いったん脳へと伝わるのが特徴的です。

上の写真のように前屈をしても手が床に届かなかった人でも、反射区を刺激した直後には床に手がつくようになったのは、反射区を刺激したことにより脳へ信号が送られ、脳から筋肉へ刺激が伝わったことで固まっていた筋肉がほぐれて前屈がしやすくなったためです。

このように反射区やツボを刺激することで不調を改善できる足裏刺激は、健康への近道と考えることができます。

ツボ押しをする前に知っておきたい注意点

1 食後1時間は避けて

食後は消化器官に血液が集まっています。食後すぐにツボ押しをすると、消化器官に集まって消化を促していた血液が分散してしまい、消化不良の原因に。あわせて飲酒後やサウナ後は血流が上がり過ぎているので避けるようにしましょう。

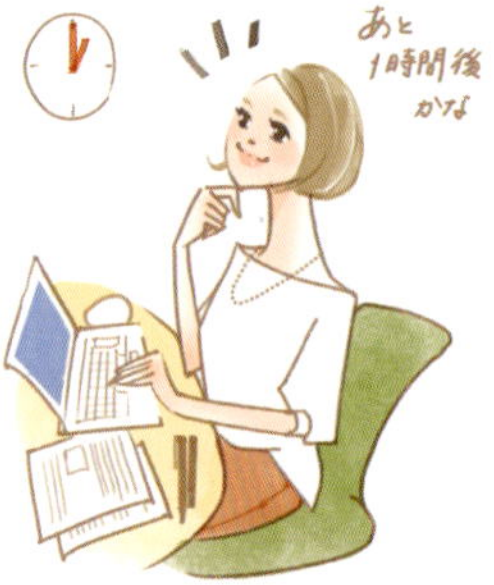

2 体調不良のときはNG

ツボ押しは、全身の機能を活性化する分、体調によっては刺激が過剰になってしまう場合が。発熱時や手術後、命に関わるような重い病気がある場合はやめましょう。また、ツボ周辺にケガや捻挫、出血がある場合、その部分を押すと症状を悪化させる場合があるので注意を。

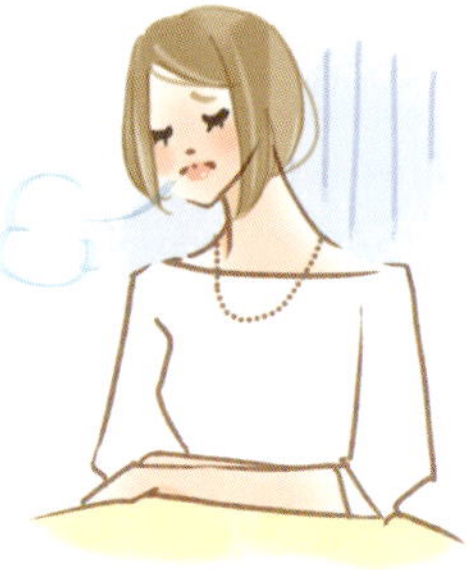

3 妊娠中、生理中も注意

身体中に集まるツボの中には、積極的に子宮収縮を促すものもあるので、ツボ押しをする場合は注意が必要です。とくに、妊娠初期から中期までのツボ押しはオススメできません。また、生理中も血液循環の関係で、異常出血を起こす可能性があるので気をつけて。

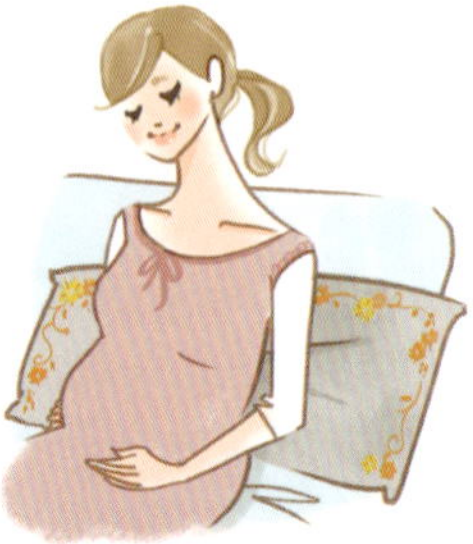

4 骨への圧力は弱めに

圧をかけるときに、骨やその周辺部分を強く押してしまうと骨の周りを覆う骨膜が、内出血や内膜炎、皮膚の腫れを起こす原因になります。とくに、やせている方や骨張っている方は注意して押すようにしましょう。また、成長期の子どもに押す場合も圧は弱めにしましょう。

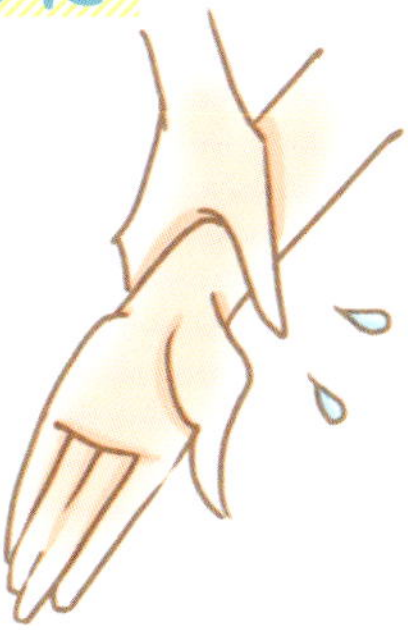

5 基本のゾーンから開始

足ツボマッサージは、心臓の反射区がある左足から始めます。まずは、心臓の部分を押し、次に腎臓、輸尿管、膀胱、尿道の順番で押し、デトックス作用を高めます。その後、指先からかかとへ、足の内側から外側へと揉んでいくと効率良く効果を出すことができます。

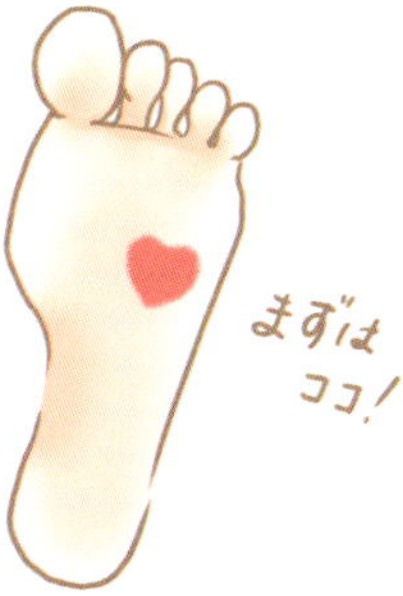

6 リラックスした状態で行う

食後1時間以外は、いつでもできますが、オススメなのは入浴後です。身体が温まっていると血流が促され、効果が出やすいだけでなく、筋肉が柔らかくなっているので痛みも軽減されます。お風呂に入れない場合は、足浴をしてから行うのも良いでしょう。

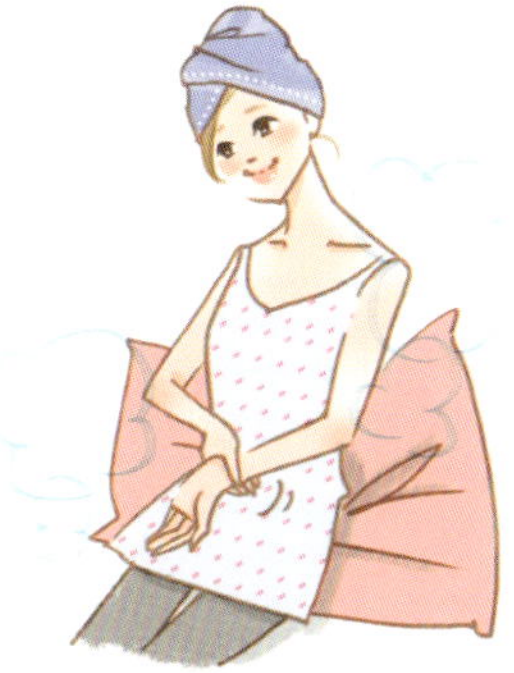

本当に効く！　ツボの刺激法

Step 1

症状に対応しているページを参照し、押したいツボの位置を調べ、そのツボに近い骨を探りあてる（※写真は合谷）。

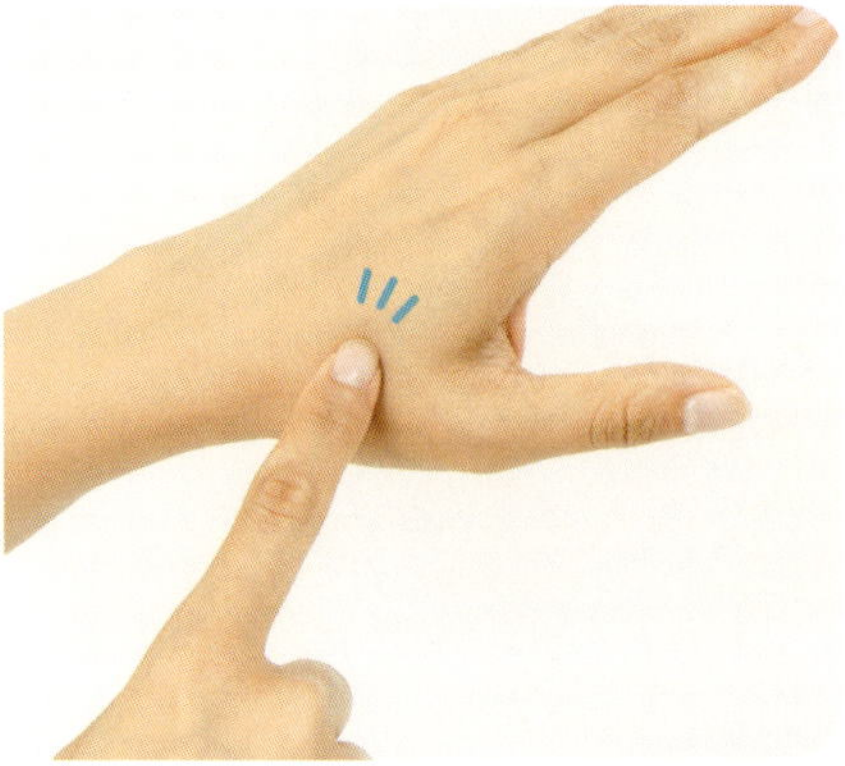

Step 2

個人差のあるツボ位置を見つけるために、1で見つけた骨のキワを指でたどり、少しくぼんでいるところを探す。

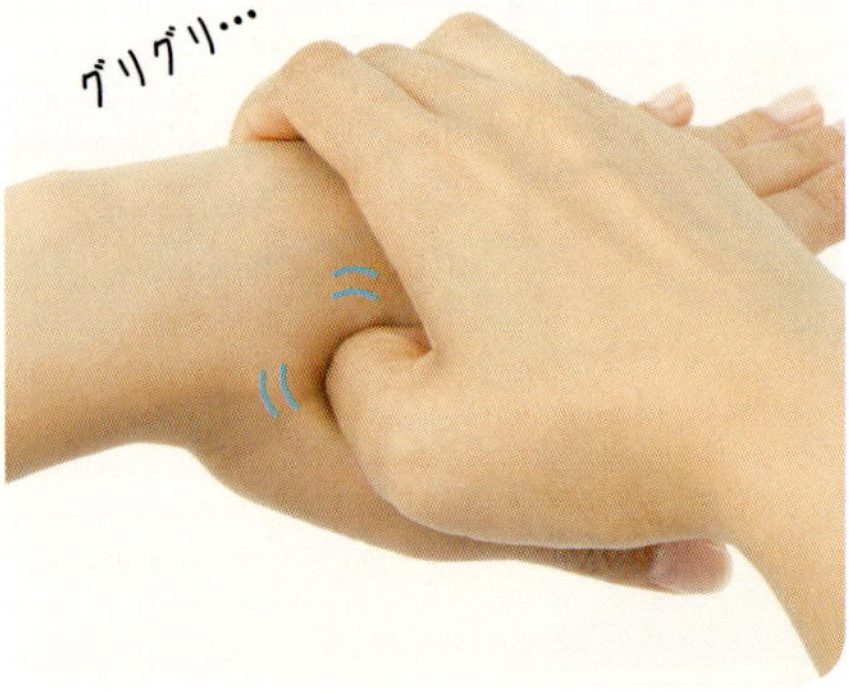

Step 3

本書の刺激法を参考に、痛みやハリ、こりを見つけたらグッと指を押し当てながら刺激する。くぼみや骨の横に指が入る感覚が目安。

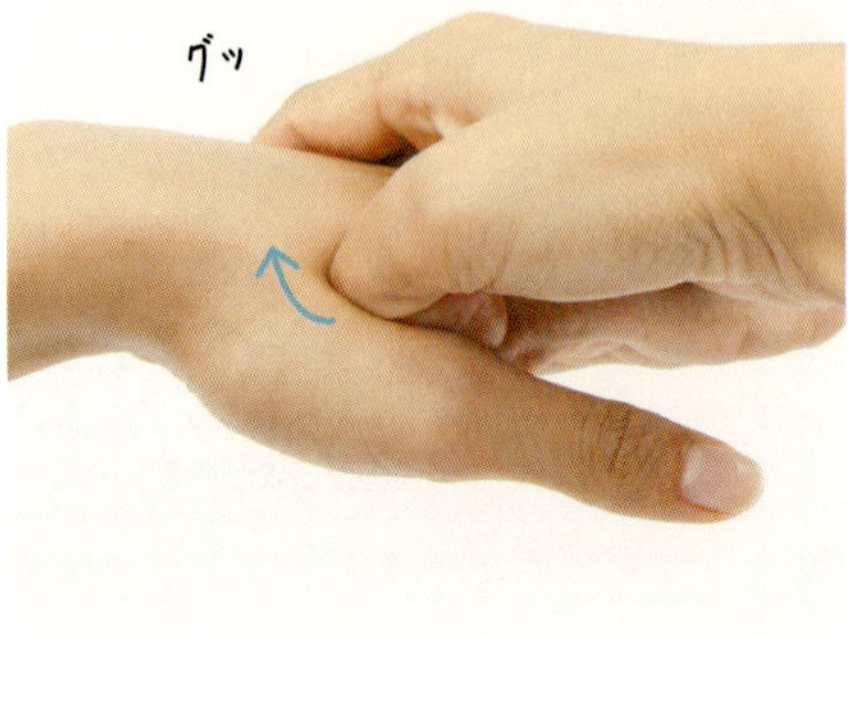

骨に沿って ツボの位置を見つける

ツボの位置は人によってそれぞれわずかに異なるため、「手首から何cm」というように、断定することができません。そのため、ツボの位置を探るためのカギとなるのが、骨です。骨は皮膚の上から触ってもしっかりと確認することができ、重要なツボを守るようにツボのそばに存在しているので、骨をたどることでツボを見つけ出すことができるのです。骨の周りや骨と骨の交わったくぼみにツボは多く存在しているので、押して痛みを感じる場合はそこがツボです。

　骨の出っ張りがなく位置がわかりにくいツボの場合は、指幅を使ってその位置を探ります。よく使われるのは、指幅1本分、3本分、4本分の3種類。指の太さを目安にして測りますが、4本分で測るときは人さし指の第二関節から小指までの幅で測るのを忘れないようにしましょう。

　また、正しく刺激するためには押すときの角度も重要です。上から下にただ押すのではなく、骨の凹みに指を押し込みます。正しい位置と角度で刺激できると、他の場所を刺激しているときとはあきらかに違う、脳をつき抜ける独特のイタ気持ちいい感覚を得ることができるでしょう。さらに、刺激法は押す以外に叩いたり揺らしたりするなどさまざまなバリエーションがあるので、次のページから見ていきましょう。

指でツボの位置を測るとき

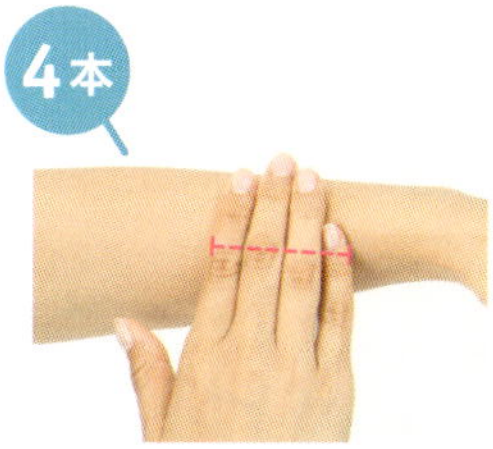

人さし指・中指・薬指・小指をぴったりとつけたときの、人さし指の第二関節が目安。

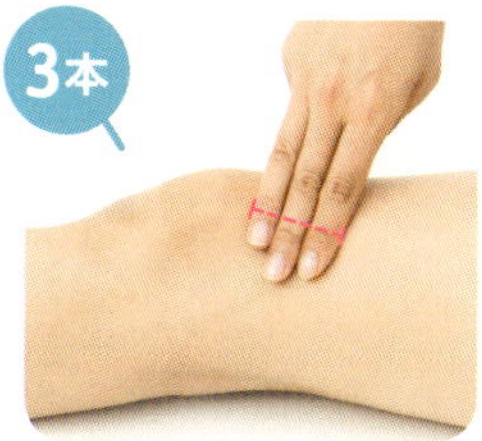

人さし指・中指・薬指をぴったりつけたときの、第一関節の横幅が目安となる。

ツボ押しの秒数と回数

3秒×3回×3セット

1つのツボを3回刺激したら、別のツボを刺激するか、少し間をおく。これを3セット行う。ツボを押す場合は、1回3秒を目安に。押し過ぎに注意。

本書で使う刺激法のバリエーション

本書ではツボや反射区を刺激する際に、複数の手の構え方と刺激法を使用しています。自分で力を入れやすいやり方を見つけましょう。

1 押して回す

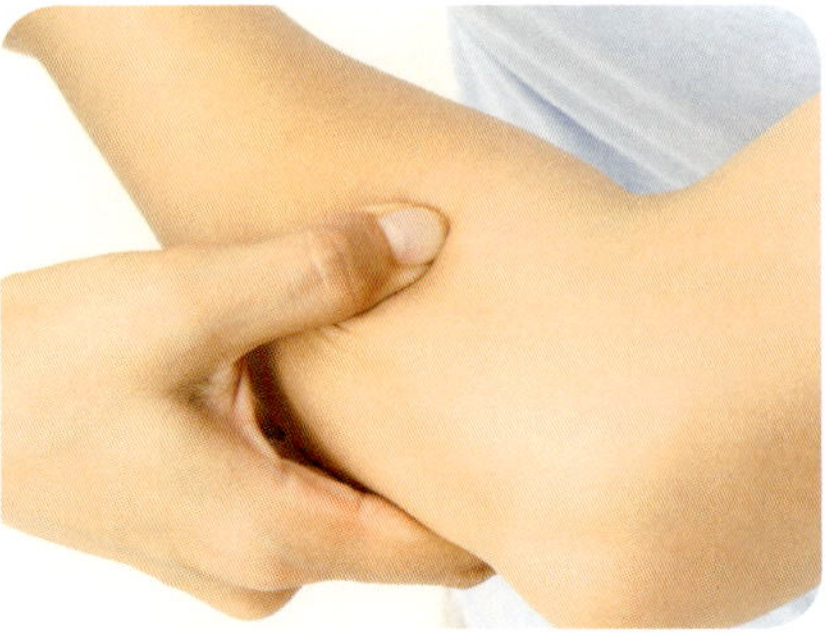

手の形1は親指の腹。手の形2は親指を曲げたときの第一関節。手の形3は人さし指を曲げたときの第二関節を使い、指先を親指で押さえておきます。これらをツボの位置に合わせ、押し当てながら基本は自分から見て時計回りに回します。排出を促すツボや反射区の場合は反時計回りにします。

手の形1

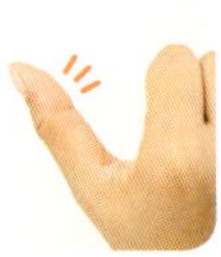

手の形2

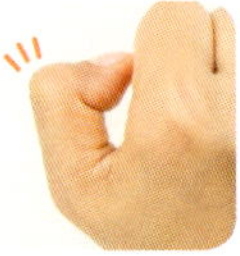

手の形3

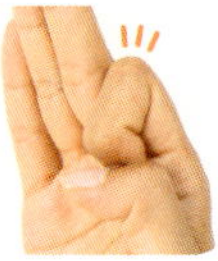

2 叩く

手の形

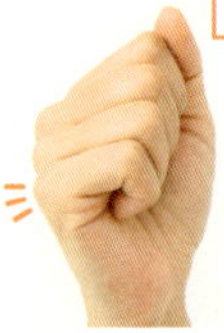

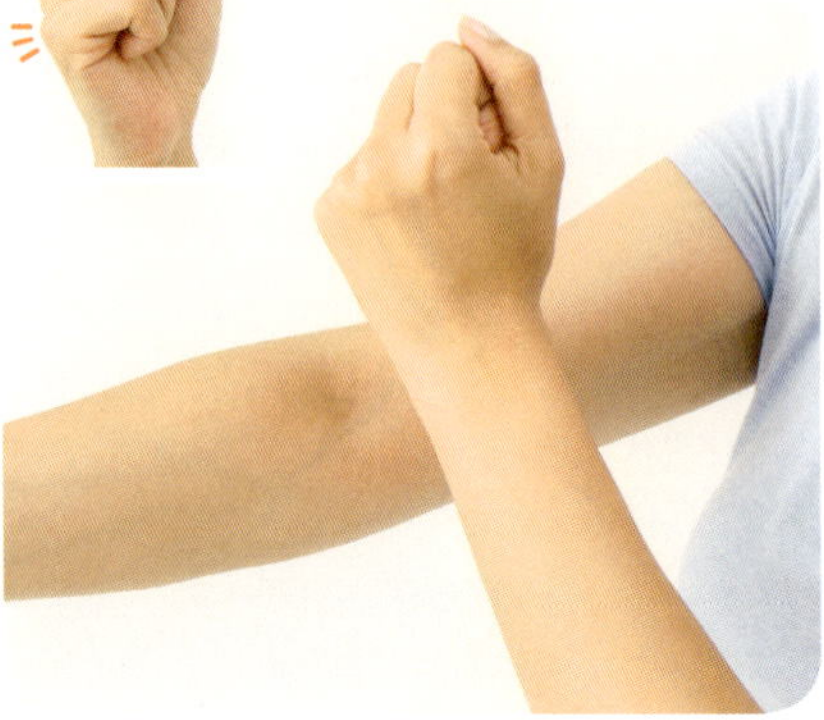

まずは軽く握りこぶしを作ります。小指を曲げたときにできる付け根の骨の出っ張りをツボに当てて叩きます。肘の周囲と膝の周囲にあるツボは基本的に叩いて刺激をするのがオススメです。手軽にできるので、位置が断定しにくくても、イタ気持ちいいところを探りながら叩いて刺激してみましょう。

3

押し流す、上げる、引く

ツボや反射区の位置に、手の形1～5のいずれかを当てて刺激します。くぼみや骨の位置に合わせて力を入れて押しましょう。

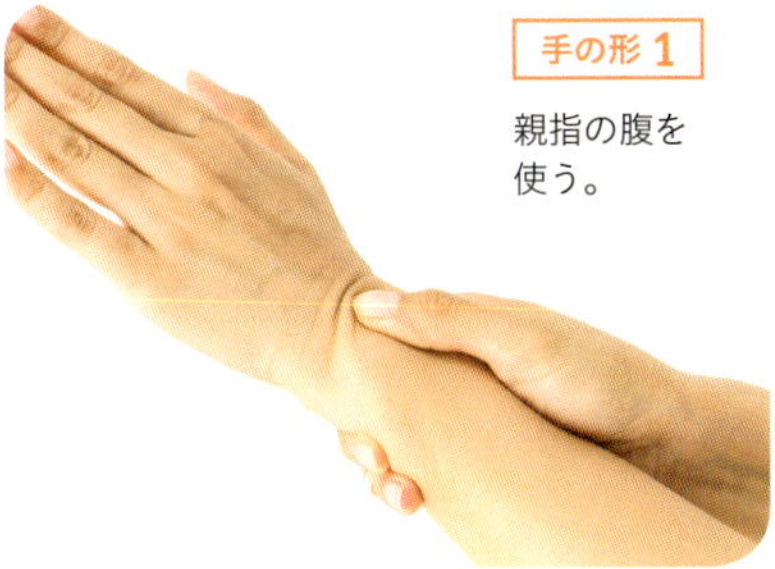

手の形1

親指の腹を使う。

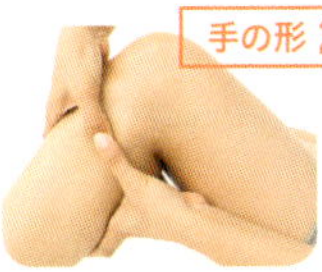

手の形2

両手の親指を重ねて力を入れる。

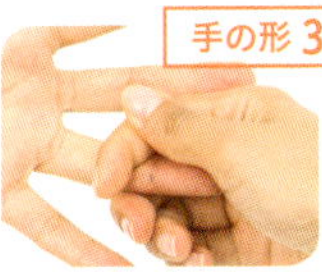

手の形3

人さし指と中指で刺激したい指を挟む。

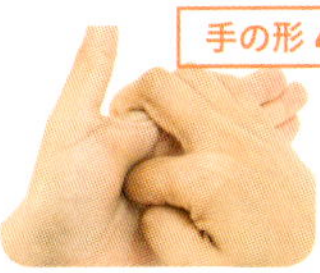

手の形4

人さし指の第二関節を当て、その他の指で補助する。

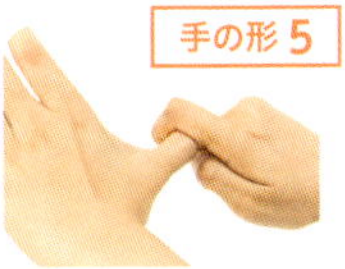

手の形5

人さし指を曲げ、反対の手の親指を間に入れて補助する。

気づいたときにできるアレンジ法

机の角を使う

手がふさがっているときや片手間でツボを押したいときは、机の角を使ってみましょう。

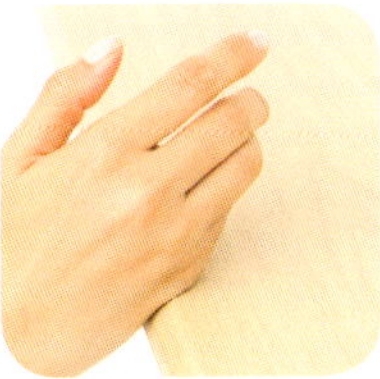

ペンを使う

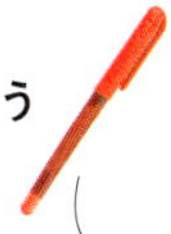

先が丸く、当てても痛くないものがオススメ。

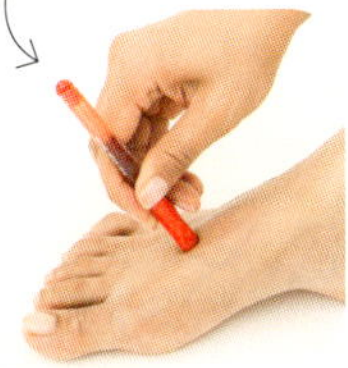

仕事中や軽くツボ押しをしたいときはペンがオススメ。ピンポイントで押すことができます。

4

押して動かす

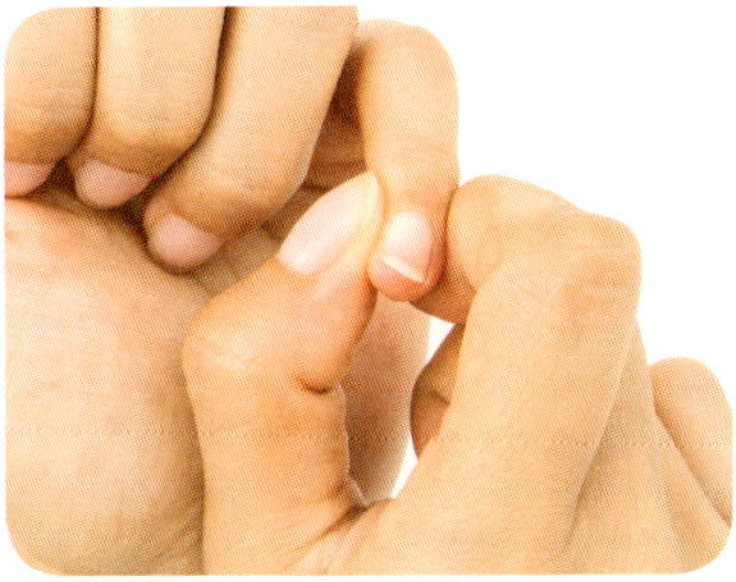

刺激したいツボに指の関節や側面を押し当て、固定しながらツボのある手を揺らすように動かす方法です。

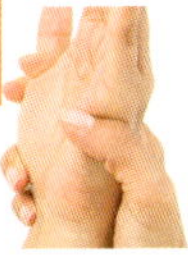

手の形1

刺激したいツボや反射区のある方の手を反対の手で掴み、親指の側面を当てる。

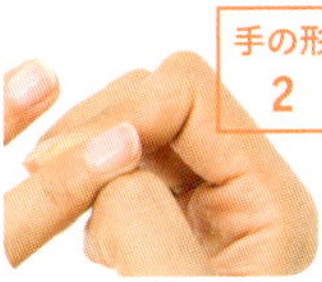

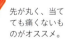

手の形2

親指の第一関節をツボに当て、人さし指で支える。

プロ直伝！健康状態セルフチェック法

ひと目でわかる体のコンディション

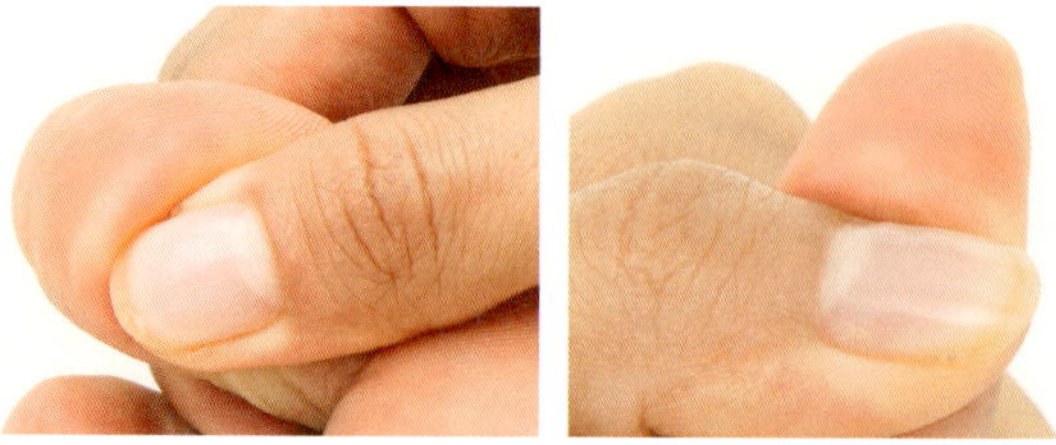

指先を圧迫して血液を集め、血の色で血流の良さを判断。
手と足の指、どちらにも使える方法です。

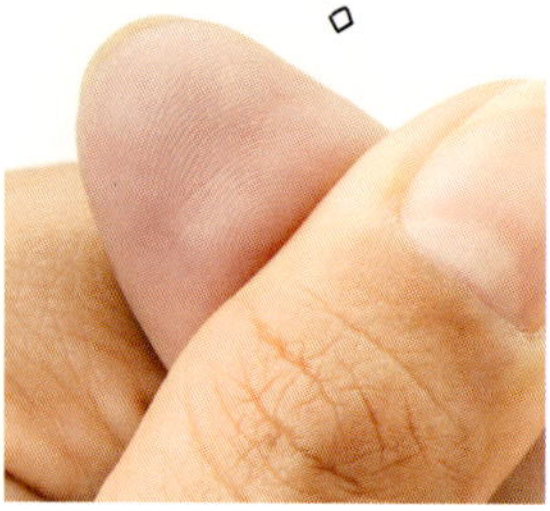

ドス黒い赤色～紫色で、血流が滞り、いわゆるドロドロ状態の恐れが。

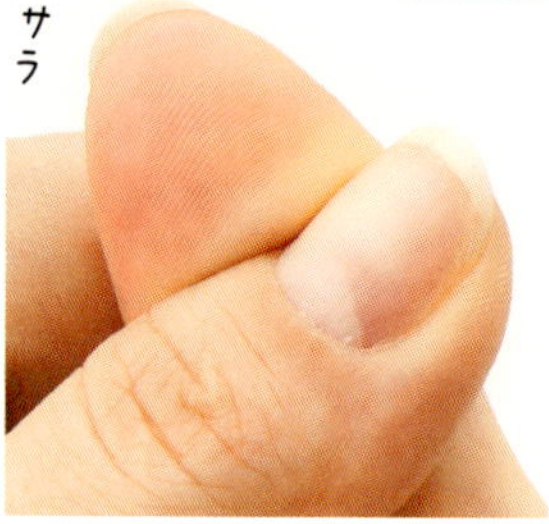

ほんのりピンク色～赤色で、血流は良好な様子。

指先の色で血流の状態をチェック

経絡がつまり、気・血が滞っている状態＝血流が悪い状態です。まずは自分の血流の状態を知ることが、健康への第一歩といえるでしょう。

そこで、体の中をめぐる血流の状態をひとめでチェックする簡単な方法があります。親指と人さし指で、反対の手の親指の第一関節を軽く押さえ、数秒間血流を止めます。このとき、押さえた親指の先端がほんのりピンク色なら正常な状態、ドス黒い赤色～紫色になった場合は、血流が滞っている証拠です。これを改善するためには、ツボ押しとともに、生活習慣を見直す必要があります。

ツボ押しの痛みは不調のサイン

腰痛、頭痛など、あきらかな自覚症状を感じる場合は、自分の体のどこに不調があるのか把握できるので、症状の改善がしやすいものです。しかし、内臓の不調などは断定がしにくく、症状がわかりにくい場合もあります。このときサインとなるのが、ツボや反射区を刺激したときに感じる違和感や、痛み・こり・ハリです。

「最近口臭が気になるな……」など、不調とはいえない程度の違和感を感じたら、その症状に関連するツボや反射区を刺激してみましょう。痛みやこり、ハリを感じたら不調のサインです。

東洋医学には、「未病」と呼ばれる健康と病気の中間の状態が存在し、このときに何らかのアプローチをすることで、未然に病気を防ぐことができると考えられています。ツボ押しも同様に、未病の状態で対処することが重要です。

例えば こんなとき…

1 自覚症状は？

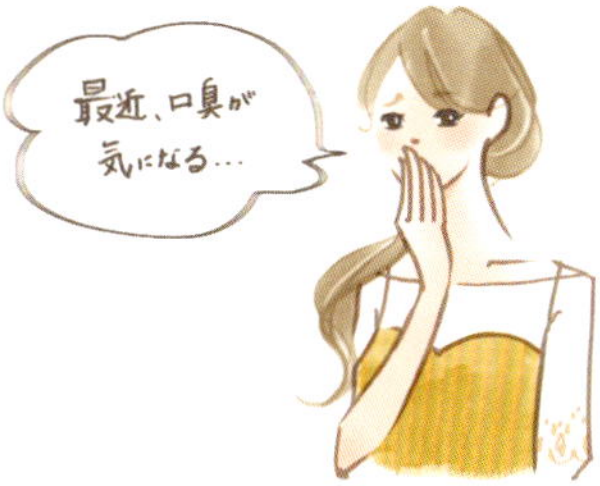
最近、口臭が
気になる…

2 本書を読んで、症状に対応するツボや反射区を刺激

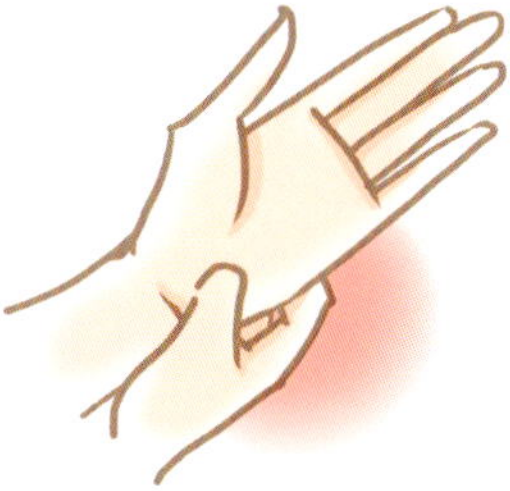

3 痛み、こり、ハリを感じたら体の不調のサイン

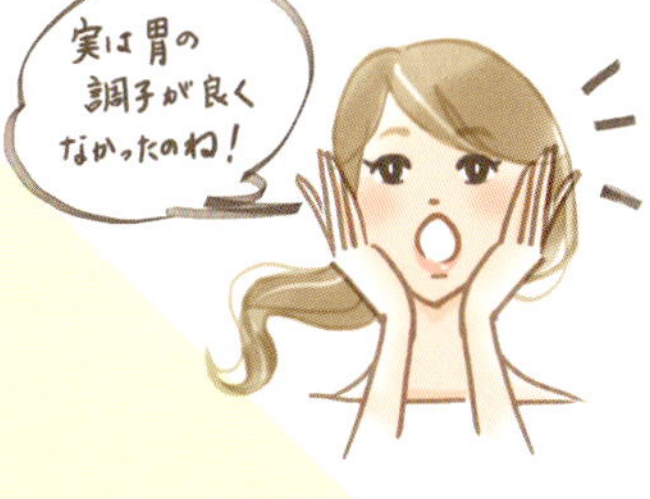
実は胃の調子が良くなかったのね！

手足のツボ・反射区MAP

手と足のツボの位置と反射区の範囲がひとめでわかるMAPです。よく使うツボや、
気になったときに使える反射区の位置を覚えておきましょう。
※本書で出てくるツボ以外にも代表的なツボもあわせて紹介しています。

手のひら側のツボ

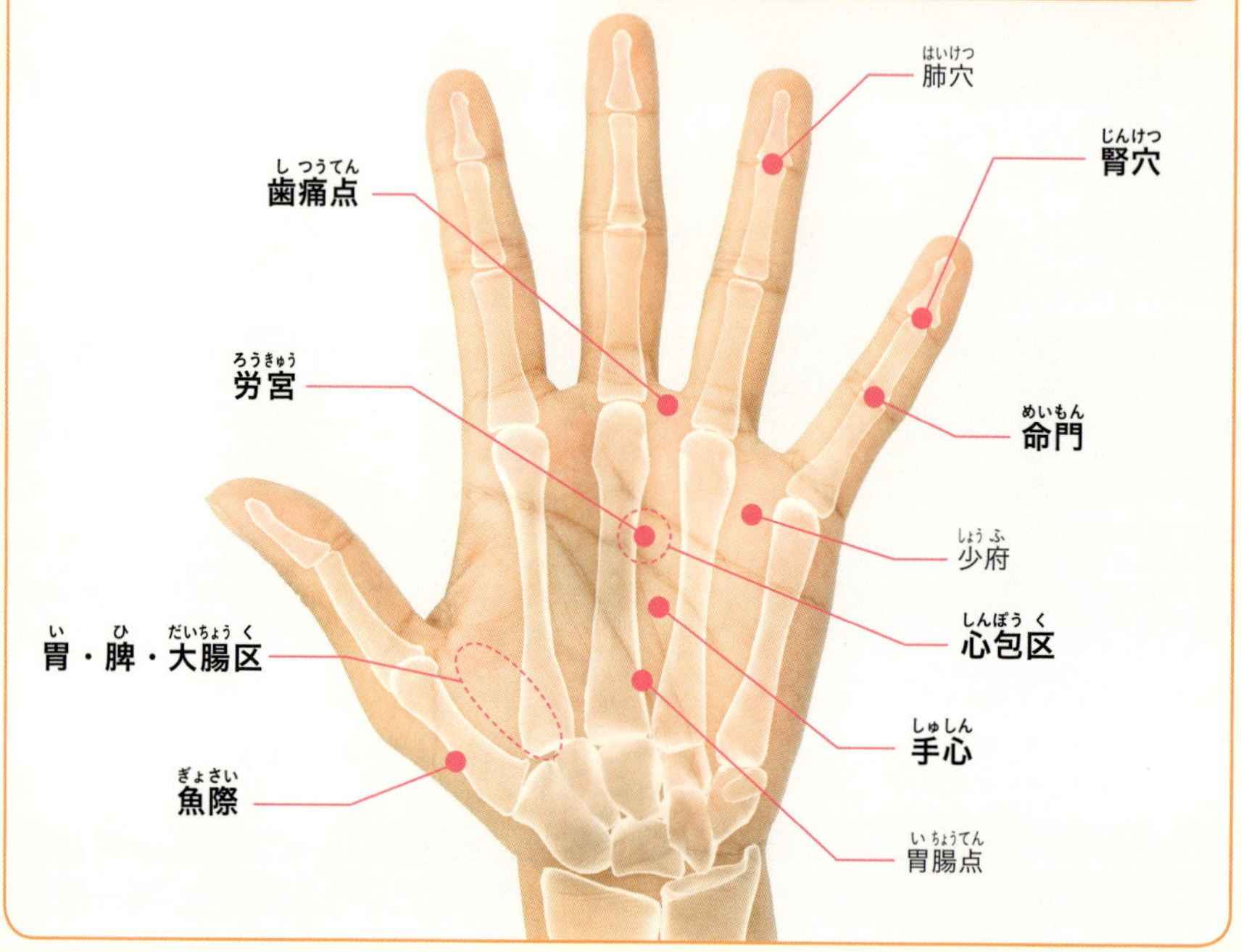
肺穴《はいけつ》
腎穴《じんけつ》
歯痛点《しつうてん》
労宮《ろうきゅう》
命門《めいもん》
少府《しょうふ》
胃《い》・脾《ひ》・大腸区《だいちょうく》
心包区《しんぽうく》
手心《しゅしん》
魚際《ぎょさい》
胃腸点《いちょうてん》

指先のツボ

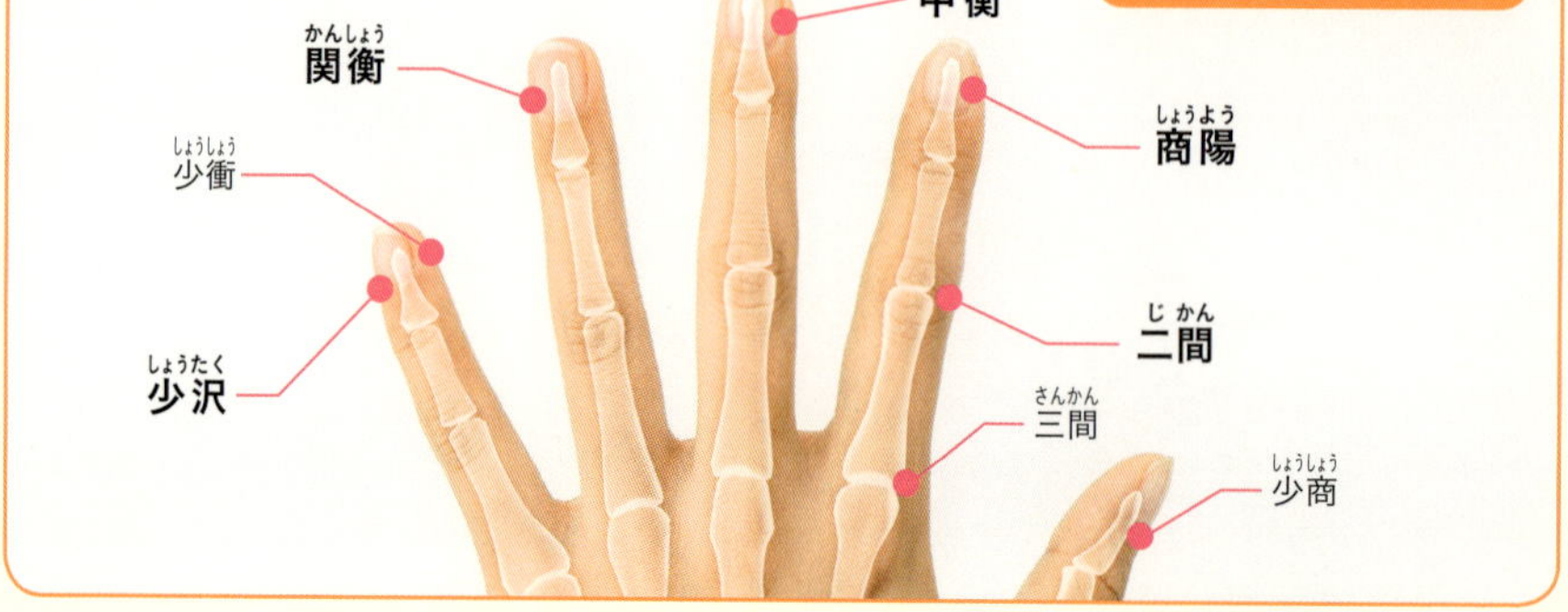
中衝《ちゅうしょう》
関衝《かんしょう》
商陽《しょうよう》
少衝《しょうしょう》
二間《じかん》
少沢《しょうたく》
三間《さんかん》
少商《しょうしょう》

※太字が本書に掲載しているツボです。

手の甲～腕の外側のツボ

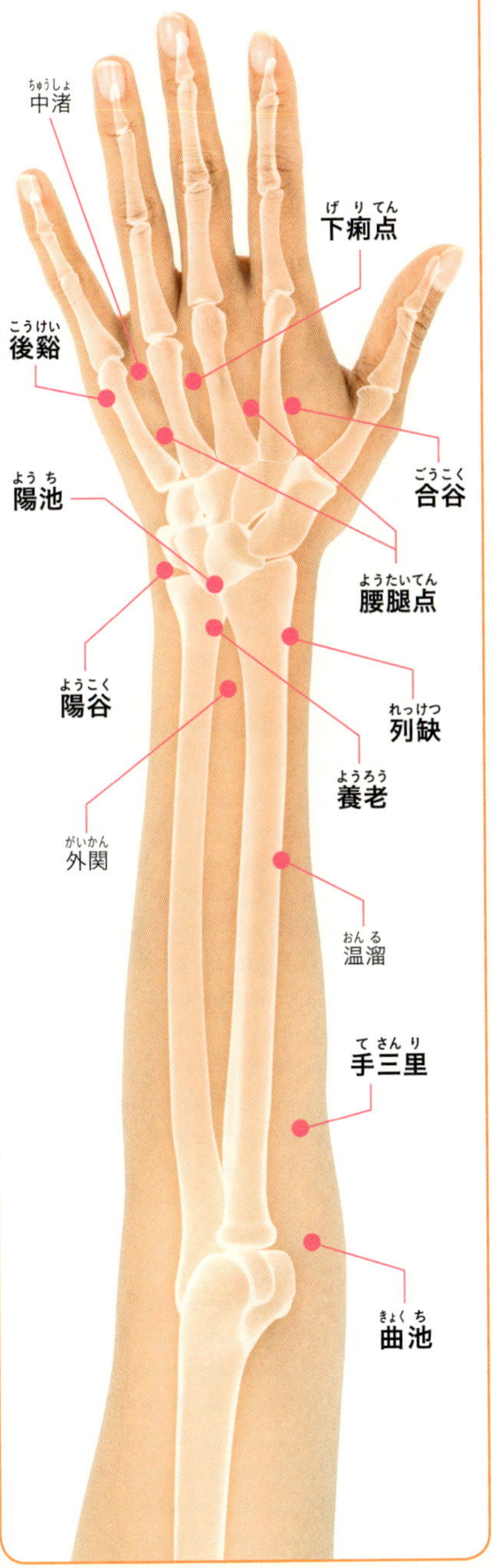

腕の内側のツボ

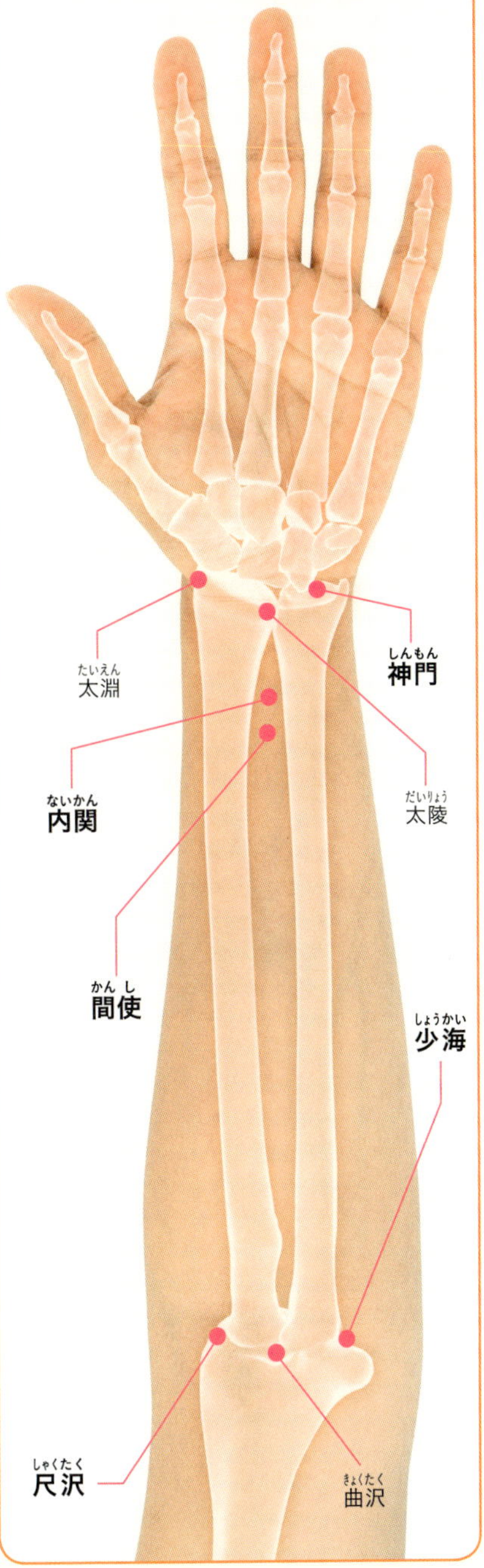

右手反射区

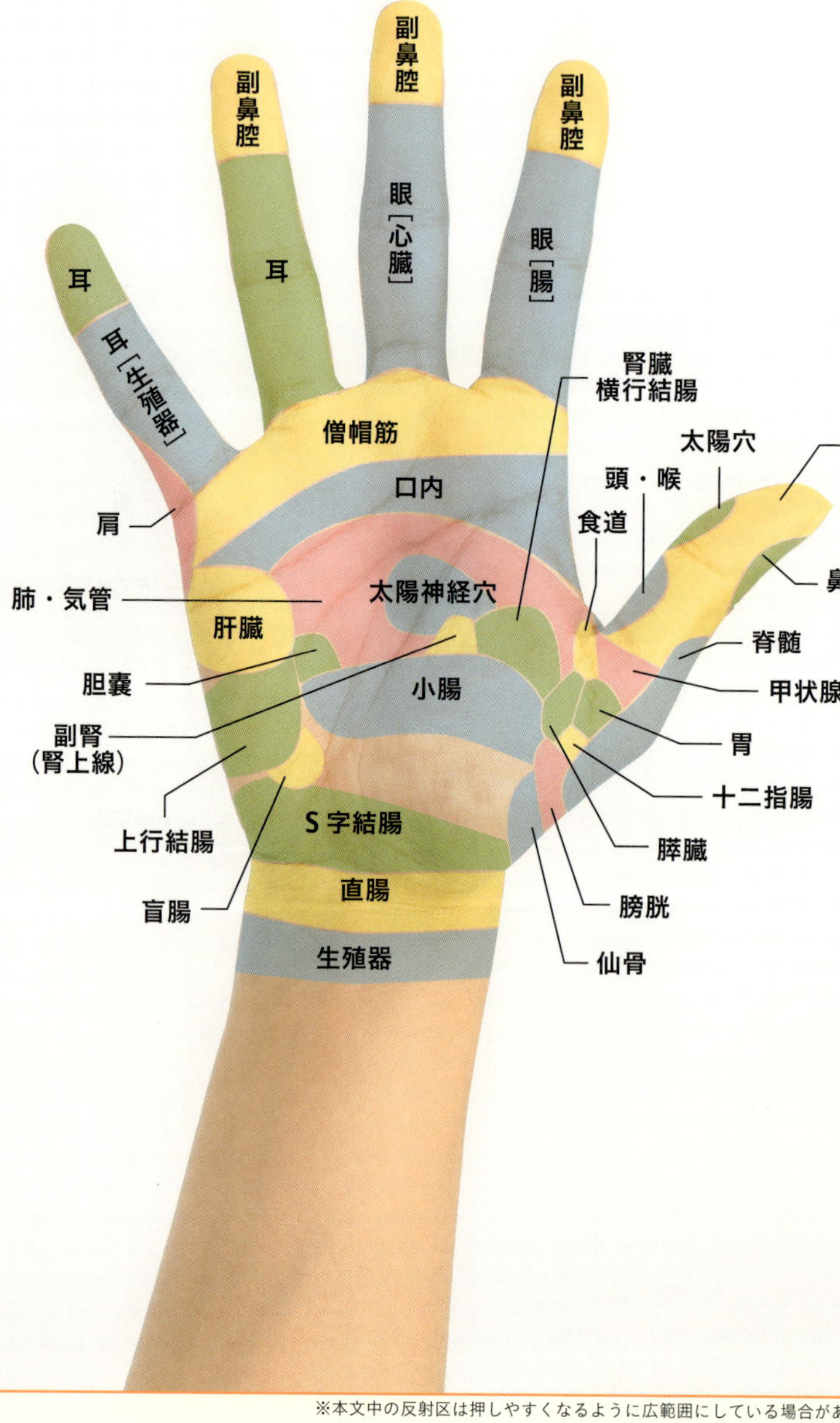

※本文中の反射区は押しやすくなるように広範囲にしている場合があります。

左手反射区

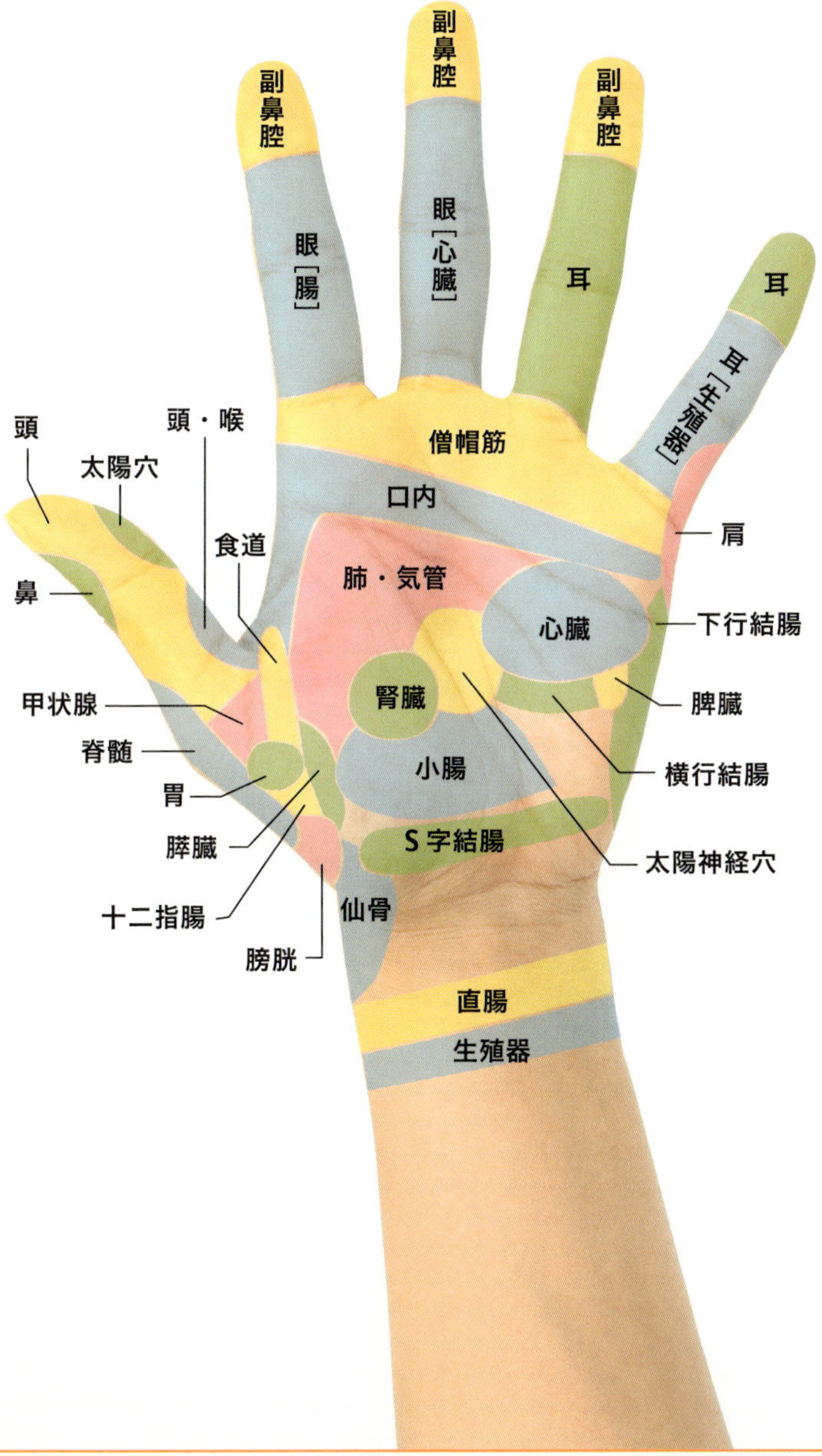

副鼻腔
副鼻腔
副鼻腔
眼［腸］
眼［心臓］
耳
耳
耳［生殖器］
頭
太陽穴
頭・喉
食道
鼻
僧帽筋
口内
肩
肺・気管
心臓
下行結腸
腎臓
脾臓
甲状腺
脊髄
小腸
横行結腸
胃
膵臓
S字結腸
太陽神経穴
十二指腸
仙骨
膀胱
直腸
生殖器

膝上～足のツボ

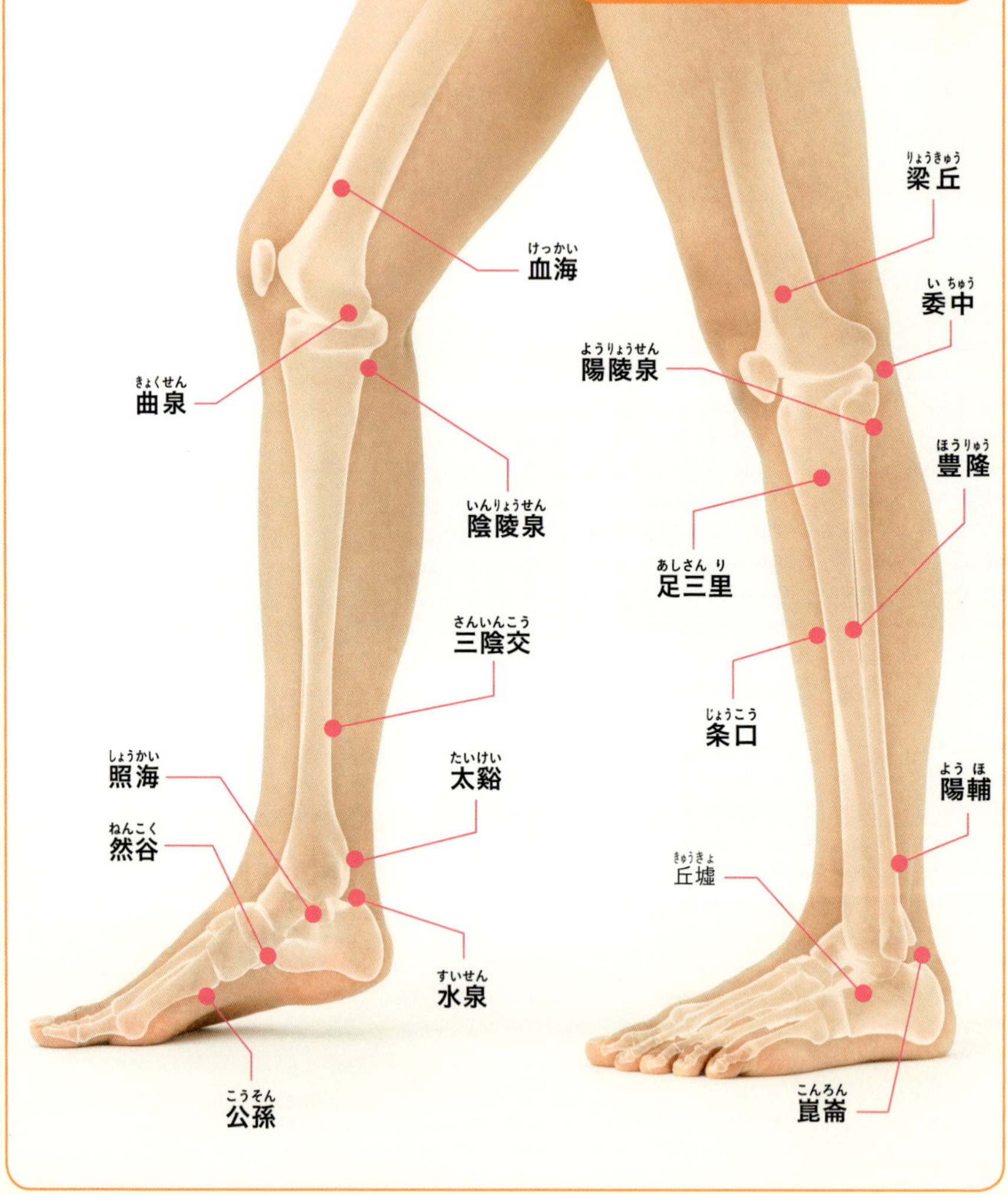
血海《けっかい》
曲泉《きょくせん》
陰陵泉《いんりょうせん》
三陰交《さんいんこう》
照海《しょうかい》
太谿《たいけい》
然谷《ねんこく》
水泉《すいせん》
公孫《こうそん》
梁丘《りょうきゅう》
委中《いちゅう》
陽陵泉《ようりょうせん》
豊隆《ほうりゅう》
足三里《あしさんり》
条口《じょうこう》
陽輔《ようほ》
丘墟《きゅうきょ》
崑崙《こんろん》

指先～足の甲のツボ

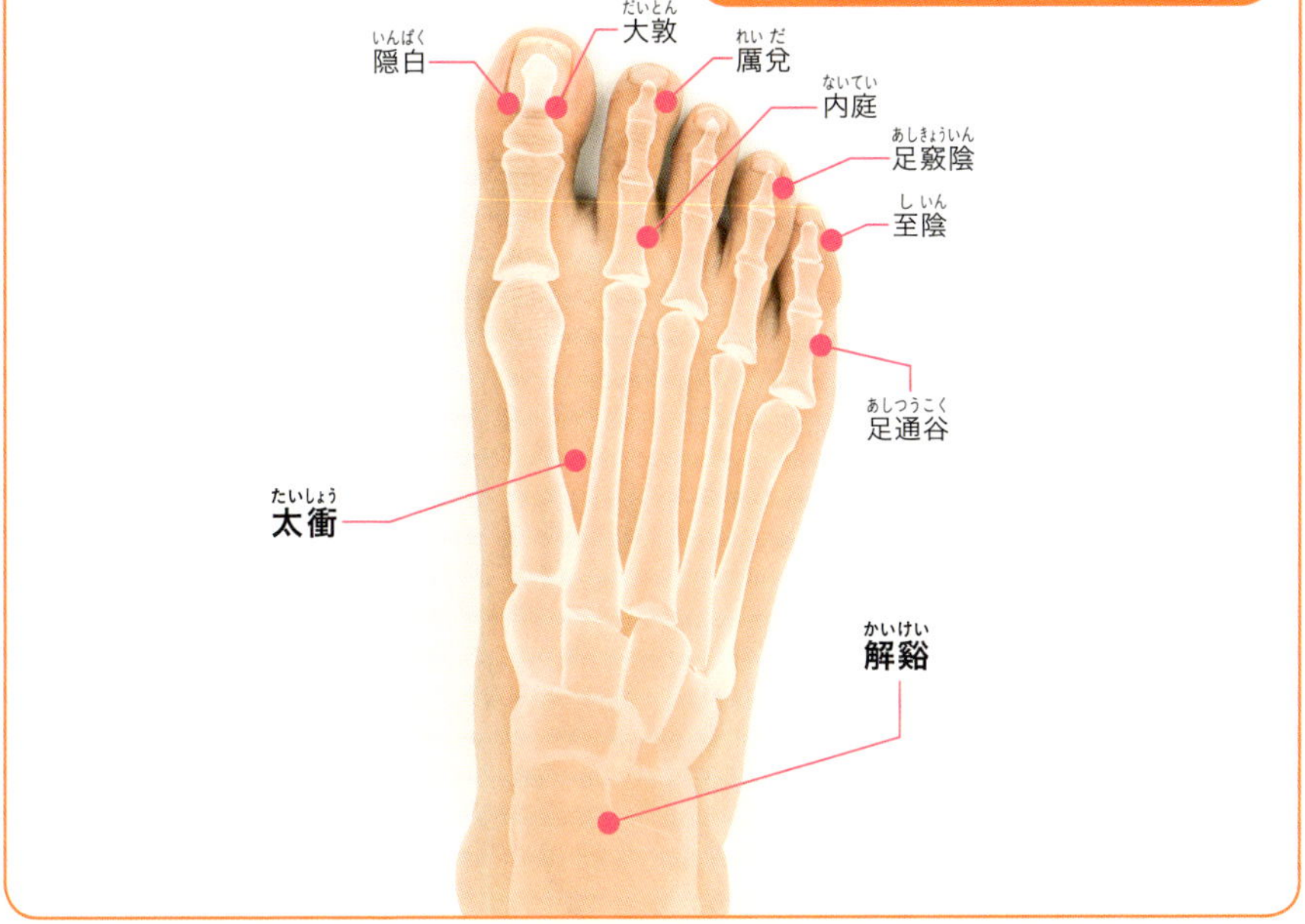

足裏のツボ

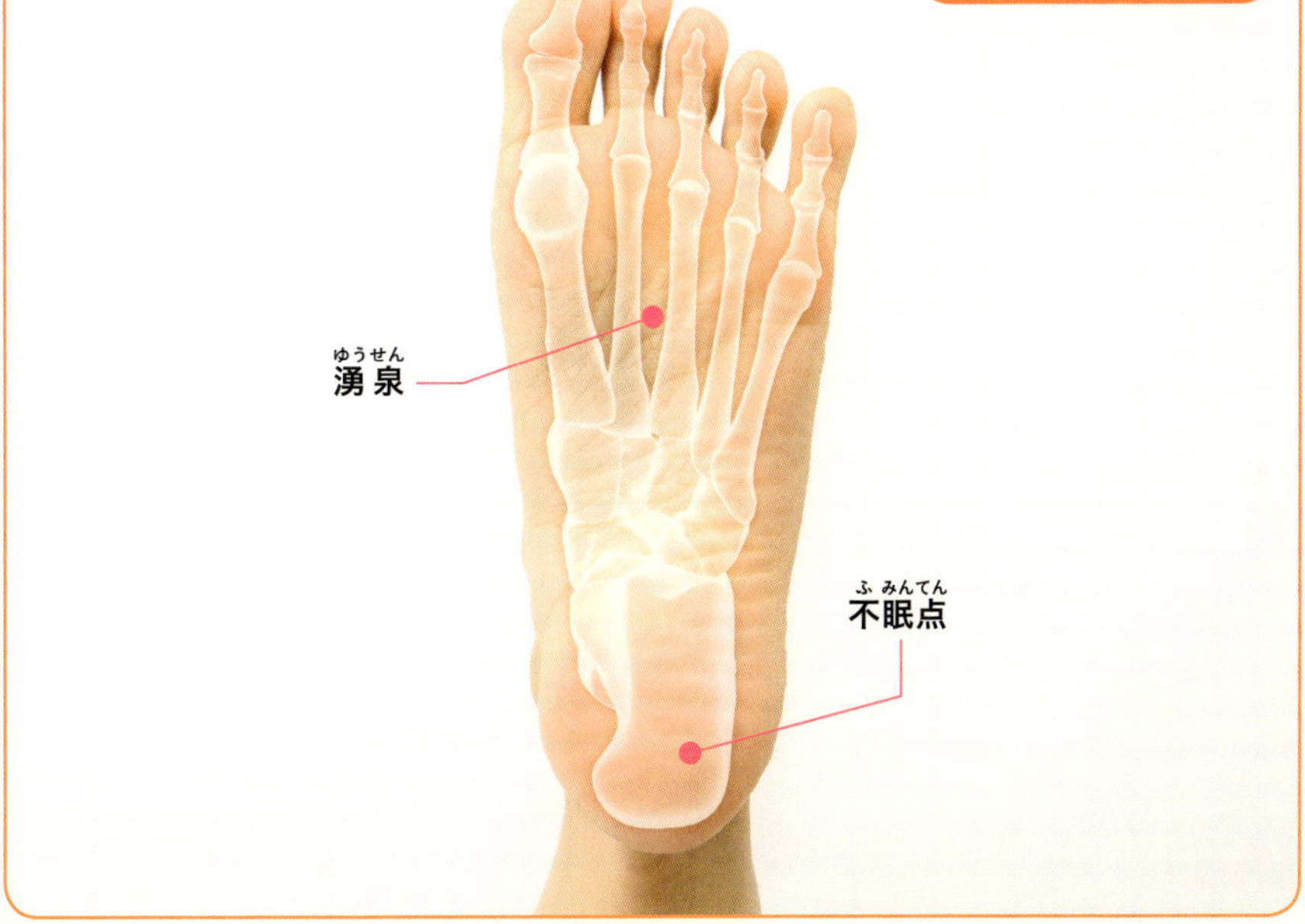

右足反射区

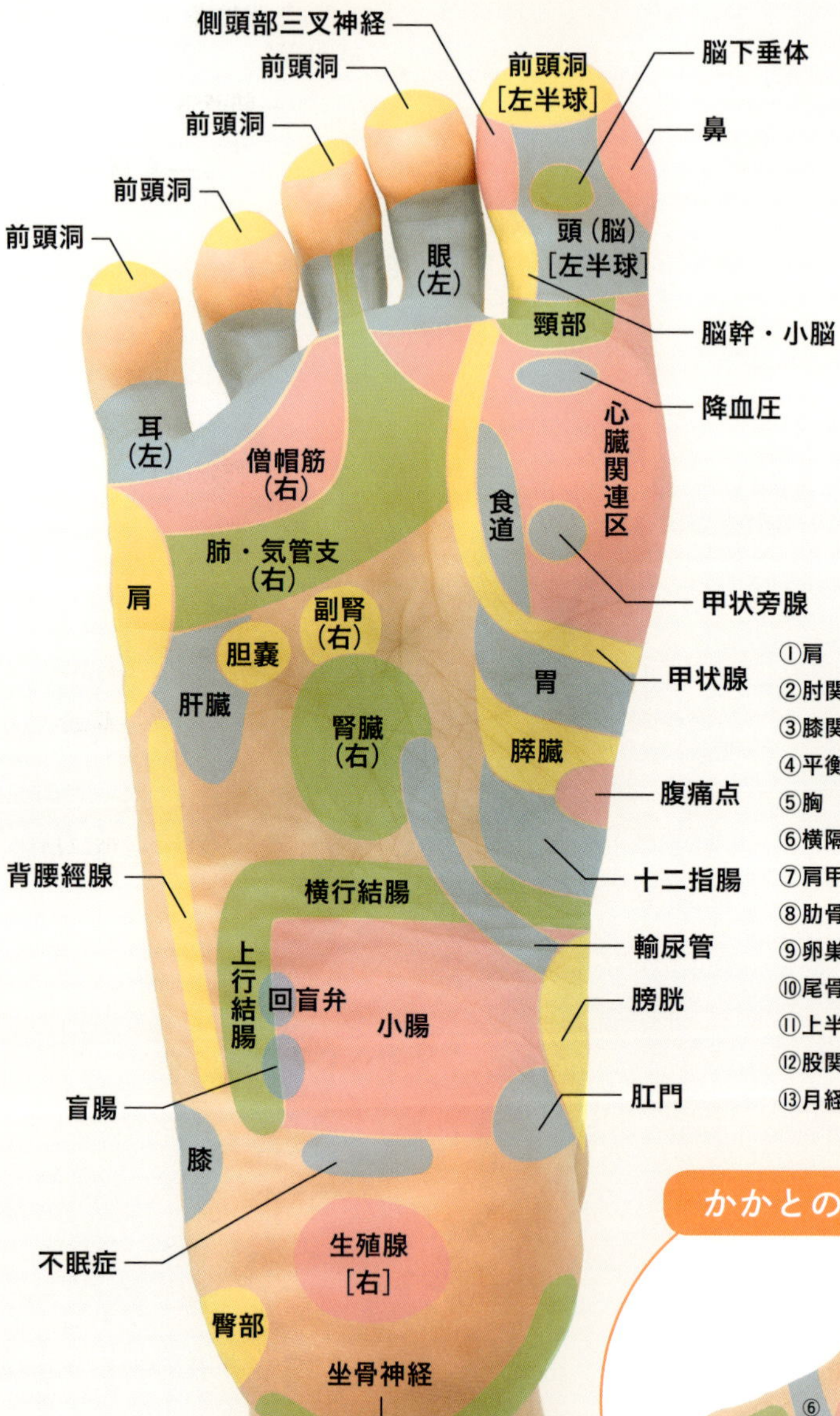

かかとの外側

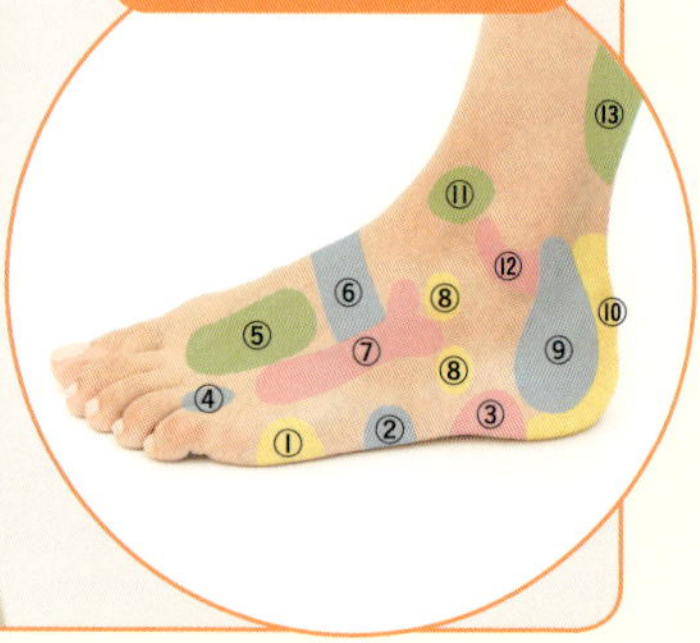

①肩
②肘関節
③膝関節
④平衡器官
⑤胸
⑥横隔膜
⑦肩甲骨
⑧肋骨
⑨卵巣・睾丸
⑩尾骨外側
⑪上半身リンパ腺
⑫股関節
⑬月経不順

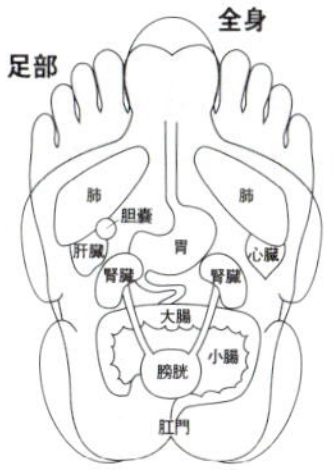

反射区は人体の縮図のように、実際の体の部位と一致する。

左足反射区

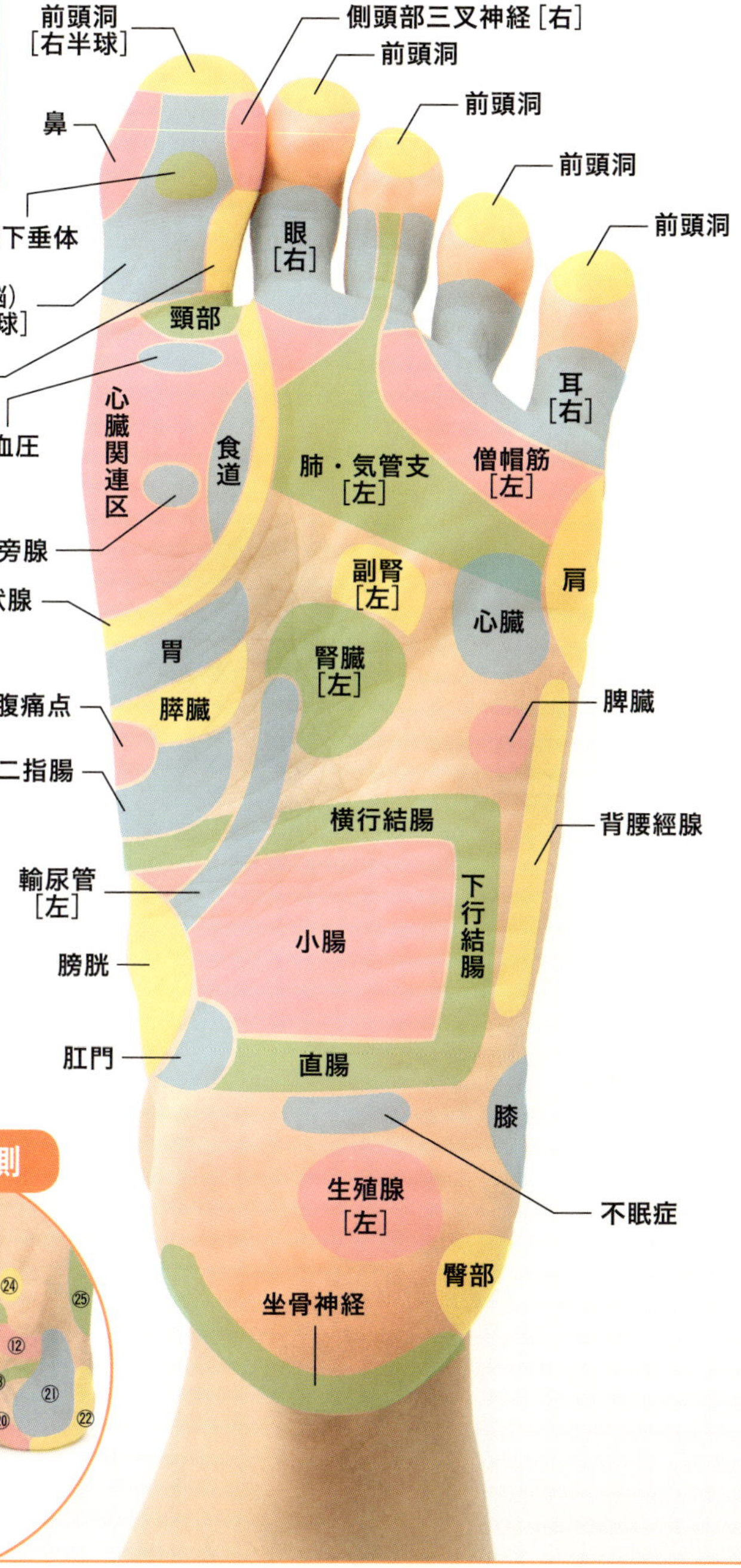

かかとの内側

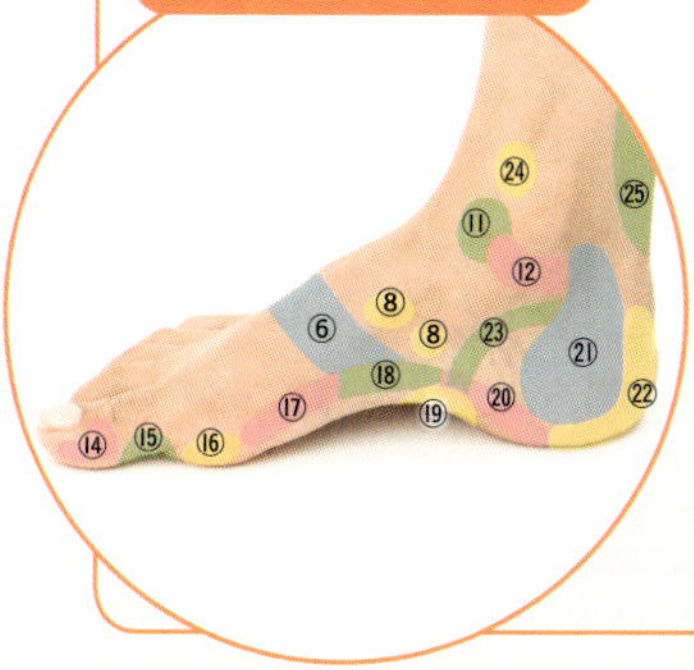

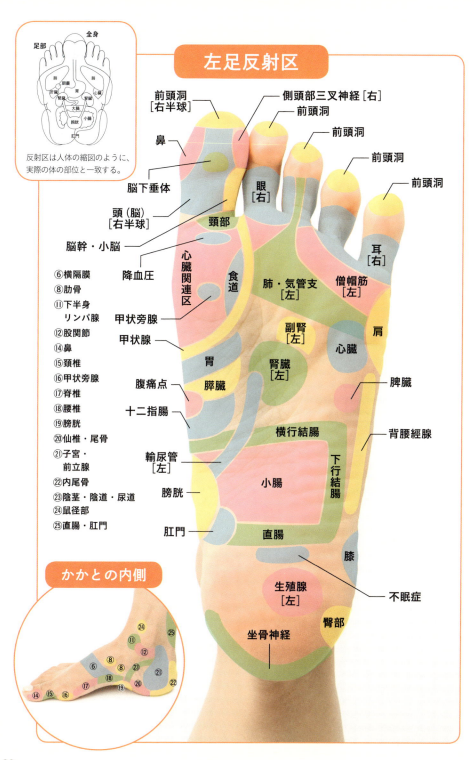

あなたはどのタイプ?

気・血・水で分ける体質チェック

人の体は、気・血・水のバランスによって6つのタイプに分けられます。タイプによって適切なアプローチ法が変わるので、まずは自分の体質を知ることが重要。次のチェック表を参考に、自分のタイプを見極めましょう。

[6つの体質]

気逆タイプ [A]

= 気が逆流しているタイプ =

体を動かすエネルギーが体の上に上がって下りてこない状態です。顔がほてっていたり、怒りっぽかったりします。

気滞タイプ [B]

= 気が滞っているタイプ =

気の流れをコントロールできず、ストレスを抱えている人が多いです。ため息をつくことが多く、お腹が張りやすい人もいます。

気虚タイプ [C]

= 気が不足しているタイプ =

生命活動を維持するエネルギーである「気」が不足していて、声に力がありません。体が冷えやすく、風邪を引きやすいです。

瘀《お》血《けつ》タイプ [D]

= 血が滞っているタイプ =

体全体の血のめぐりが悪く、唇や舌などが黒っぽい色をしています。顔色も黒ずんでいて、ツヤがありません。

血虚タイプ [E]

= 血が不足しているタイプ =

女性に多い体質と言われています。血が不足しており、貧血症になりやすく、顔色も良くありません。

水毒タイプ [F]

= 水が滞っているタイプ =

体のどこかに水の過不足があり、喉が乾きやすかったり、手や足がむくんでいます。汗や尿の排出量は通常より多いか少ないです。

チェックの仕方

次のチェックシートで当てはまるものにチェックをしていきましょう。一番数の多かったカテゴリーが今のあなたのタイプ。チェックの数が同じ場合は、複数のタイプが組み合わされているといえます。

type A

- [ ] のぼせる
- [ ] 動悸がすることがある
- [ ] 頭痛・めまいがする
- [ ] 上半身に不快感を感じることがある
- [ ] 足が冷える

type B

- [ ] のどがつかえているような違和感がある
- [ ] 胸や頭に膨満感がある
- [ ] 気持ちがふさぎがち
- [ ] 少しのことでイライラしがち
- [ ] 布団に入ってもなかなか眠れない

type C

- [ ] 慢性的にストレスが続いている
- [ ] 仕事が忙しく過労ぎみ
- [ ] 常に睡眠不足
- [ ] 食欲があまりない
- [ ] お腹が弱く下痢になりやすい

type D

- [ ] 顔色がくすんでいる
- [ ] クマやシミができやすい
- [ ] 肩こりがひどい
- [ ] 生理痛が重い
- [ ] 子宮系の病気や不調がある

type E

- [ ] 肌や髪、爪にツヤやハリがない
- [ ] 顔色が悪いと言われる
- [ ] 無理なダイエットをしている
- [ ] 肩こりがひどい
- [ ] なかなか眠れない

type F

- [ ] お腹からポチャポチャ音がする
- [ ] 喉が渇きやすい
- [ ] 大量に汗をかく
- [ ] むくみやすい
- [ ] 鼻水、たん、唾が出やすい

≪ A～Fタイプの診断結果は次のページへ

体質診断結果

体質タイプ	特徴と日常の改善ポイント	オススメのツボ
A 気逆タイプ	通常上から下へと流れる気が、下から上に逆流しているタイプです。気が上半身に集中してしまうことで、動悸や冷えのぼせなどの症状に。ぬるめのお風呂に浸かったり、日頃から腹式呼吸を意識的に行うことで、心を鎮めて気の流れを正常に戻しましょう。	太衝 ▶P.31 内関 ▶P.27
B 気滞タイプ	気の流れが滞ることで、体と心に不調を来しているタイプです。気はストレスに弱いので、仕事や人間関係などで強い負荷を受けると、気滞になりやすいので注意しましょう。香りの強いハーブを部屋に置くと、気の流れがよくなります。	神門 ▶P.27 労宮 ▶P.26
C 気虚タイプ	栄養不足や疲労などが原因で、エネルギーが不足している状態です。体力気力ともに不足しているため、疲れやだるさを感じやすくなっています。まずは温かいものを食べてエネルギーを補充し、十分な睡眠を取ることが大切です。	足三里 ▶P.30 湧泉 ▶P.31
D 瘀血タイプ	体に必要な栄養素を送り届ける血の循環が悪くなっている状態です。運動不足や睡眠不足などが引き金となるので、適度な運動や入浴で血行を促し、十分な睡眠を確保しましょう。また、食物繊維を多く摂り、冷たい食べ物を避けるようにしましょう。	血海 ▶P.30 三陰交 ▶P.30
E 血虚タイプ	栄養素となる血の量が不足しているタイプです。血の素となるエネルギーを食事から摂る必要があります。消化によいものをゆっくり摂るようにしましょう。また、血は睡眠中に作られるので、早めに就寝して十分な睡眠時間を確保することが大切です。	足三里 ▶P.30 血海 ▶P.30
F 水毒タイプ	水分の代謝が悪くなり、体内に余分な水分が溜まってしまっている状態です。むくみがちでポッチャリ体型の人に多いのが特徴。筋肉を鍛え、水分代謝しやすい体を作ることで症状が改善します。また、利尿作用のある野菜や果物を食べるのも効果的です。	陰陵泉 ▶P.30 合谷 ▶P.27

Part 2

体の不調を改善するツボ

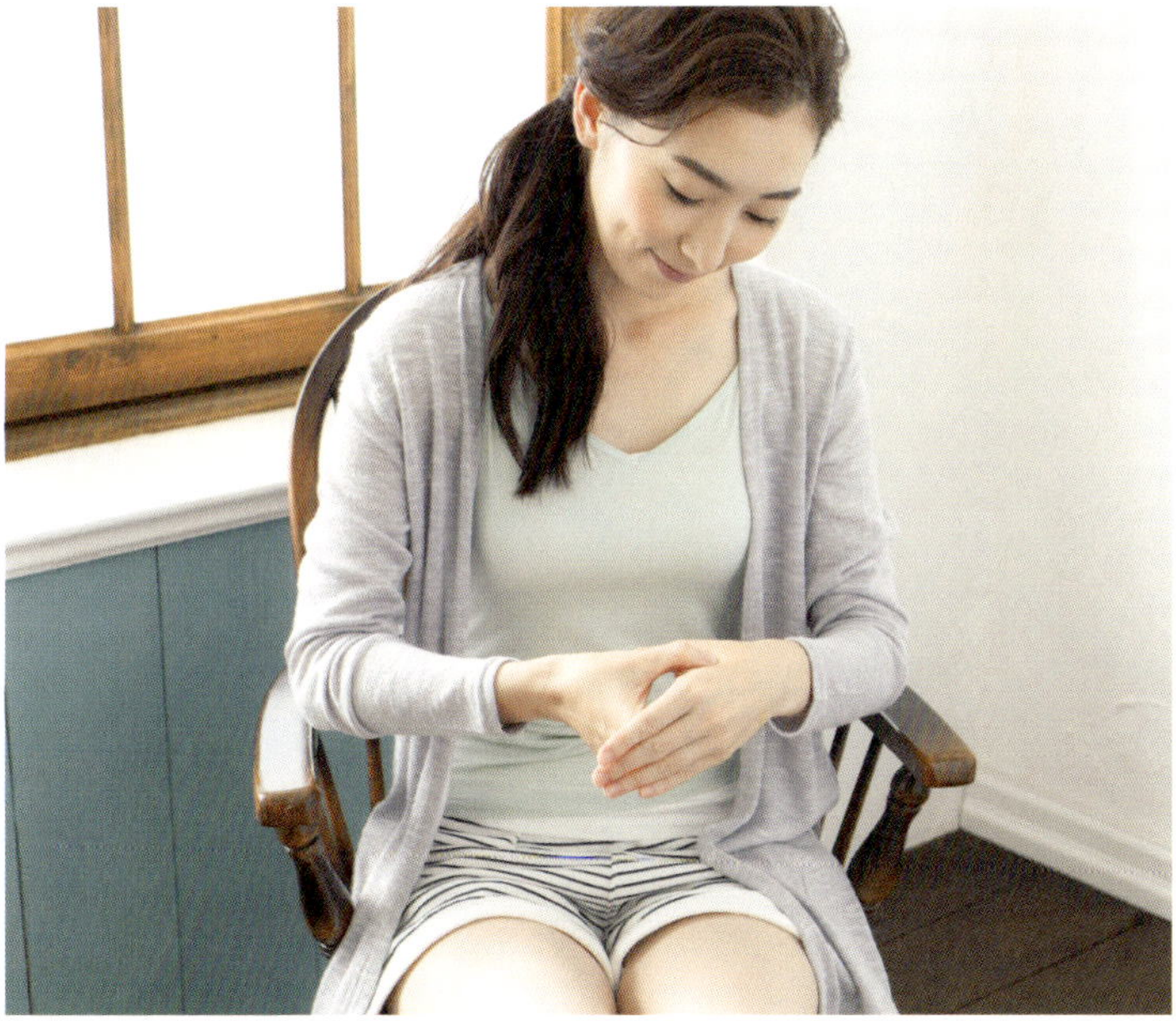

体の不調は、食欲や免疫力の低下につながります。疲れが溜まって体に不調を感じたら、ツボ押しで改善していくよう心がけましょう。

体の不調改善に効果的な 3つの万能ツボ

体に疲れが溜まったり不調を感じると、食欲がなくなり、
免疫力が落ちて病気や体調不良を起こしてしまいます。
ここでは不調の改善に役立つ万能ツボを紹介します。

1

合谷【ごうこく】

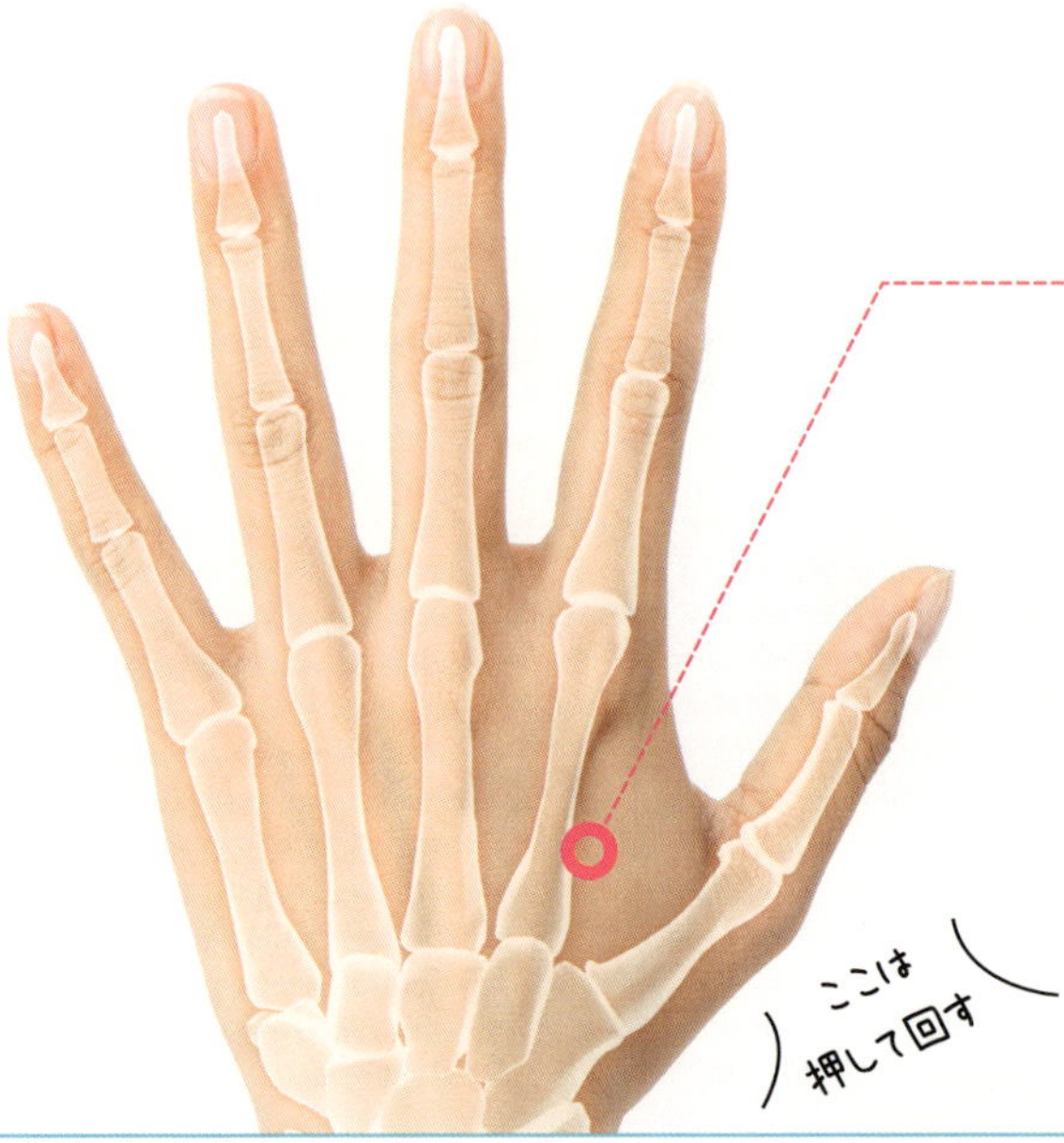

ツボの位置

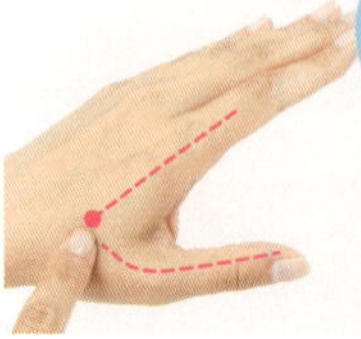

手の甲の人さし指と親指の間の骨のくぼみ。

ツボの刺激法

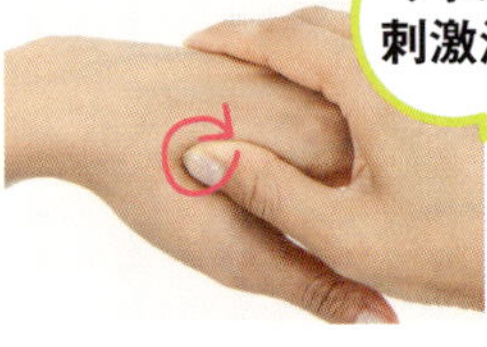

反対の手の親指で時計回りに押しながら回す。または、第一関節の骨で押して動かす。

万能ポイント

ストレス緩和

風邪のひきはじめの諸症状改善

風邪のひきはじめや目、鼻、歯の痛みなど首から上の症状に効果的。ほかにも肩こり、ストレスの緩和にもつながる万能なツボです。

2 湧泉【ゆうせん】

ここは押して流す

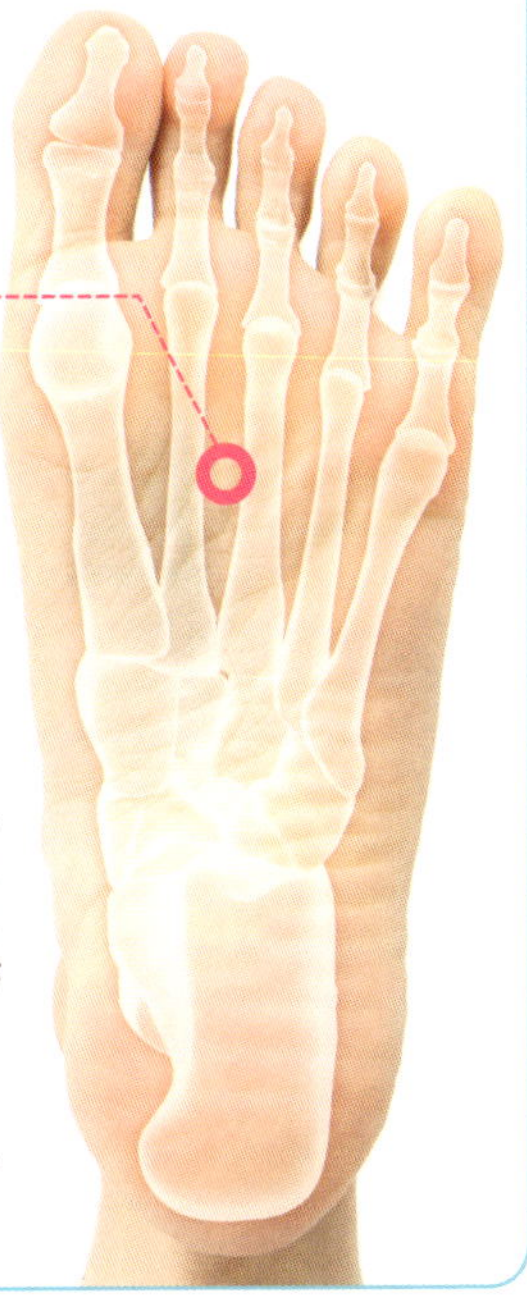

万能ポイント

疲労回復

血行促進

首のこりをほぐし、頭の血行を良くしてくれる湧泉は、体のだるさや疲れを取るツボとされています。また、足の冷えを取り、不眠症にも効果的です。

ツボの位置

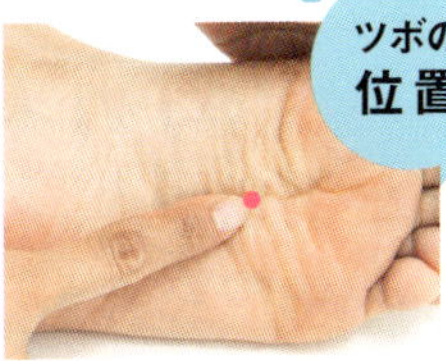

足裏の中央より少し上にある、くぼんでいる部分。

ツボの刺激法

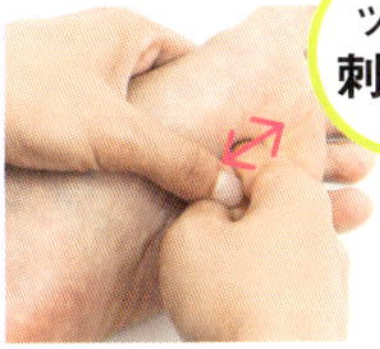

人さし指の第二関節をツボに当て、反対の手の親指を人さし指に重ねて上下に押して流す。

3 足三里【あしさんり】

ここは叩く

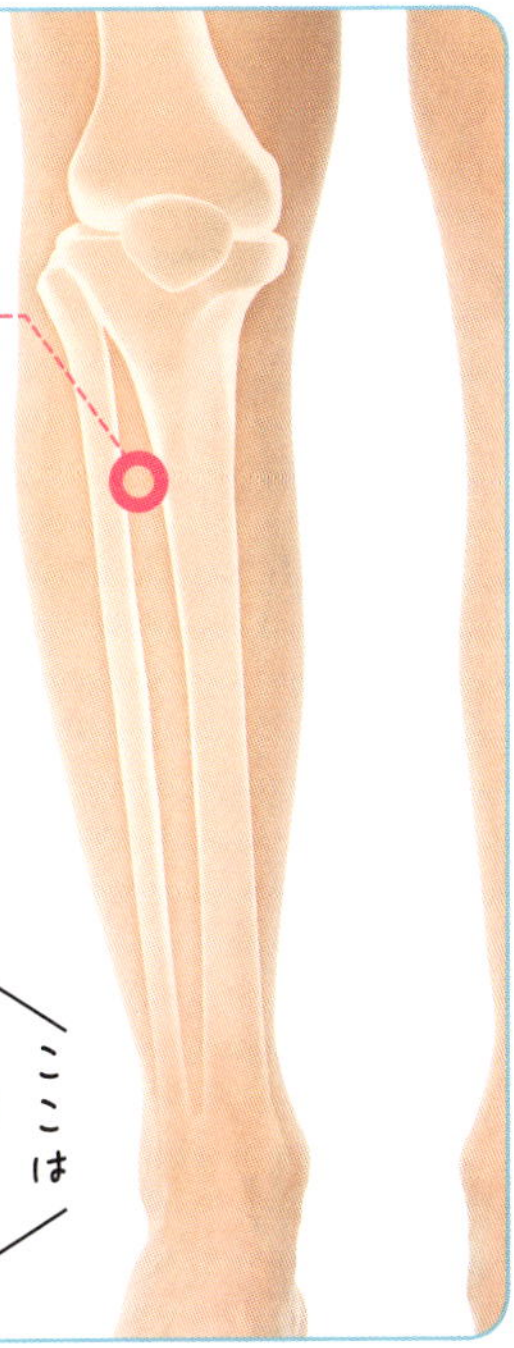

万能ポイント

胃の調子を整える

体力増強

健康の源は食事から。その食事をサポートする胃の調子を整えるのが足三里です。他にも体全体の気のめぐりを良くし、体の調子を整えてくれます。

ツボの位置

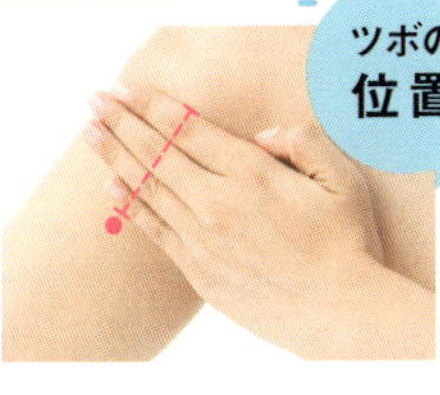

膝の外側で、お皿の下のくぼみから指幅4本分下。

ツボの刺激法

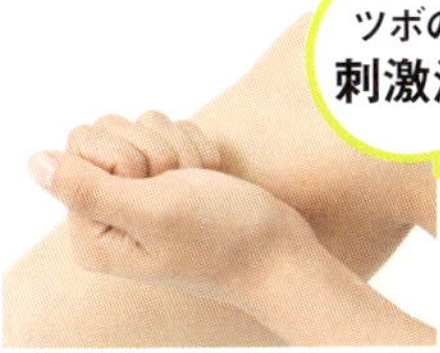

握った小指の付け根の骨で叩く。または、親指の腹で押しながら回す。

体の不調

肩こり

1 後谿【こうけい】

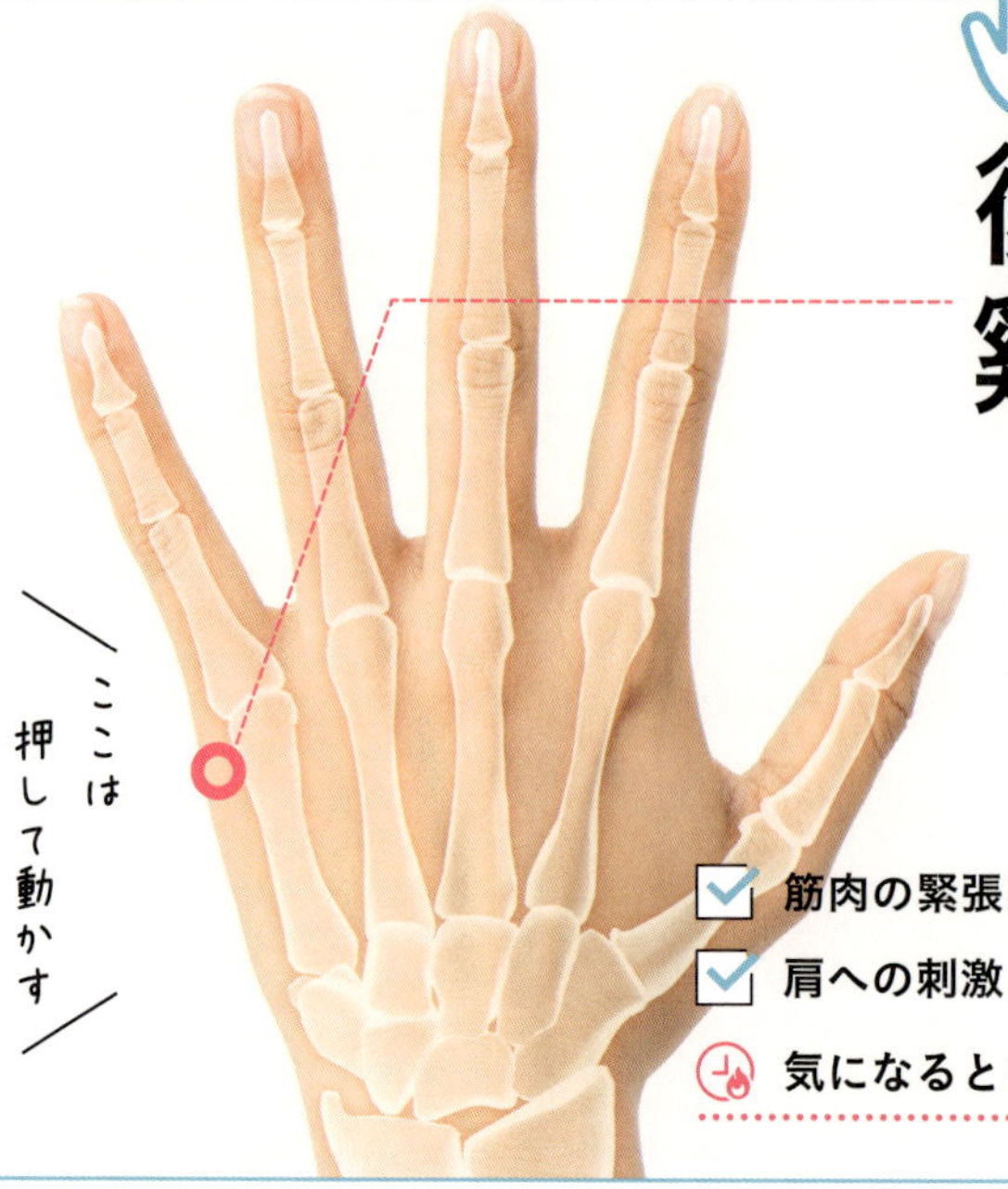

- 筋肉の緊張ほぐし
- 肩への刺激
- 気になるときに

ツボの刺激法

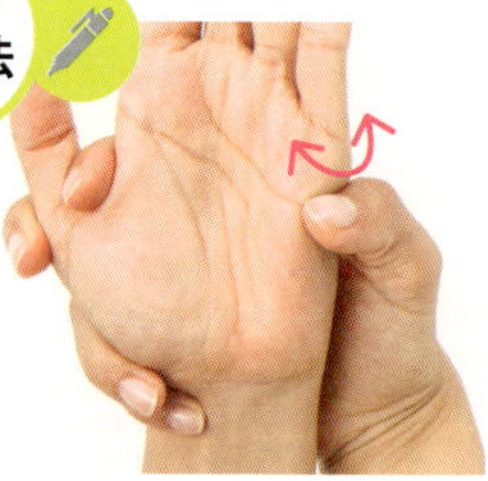

反対の手で写真のように掴み、親指の第一関節を当てて前後に動かす。

ツボの位置

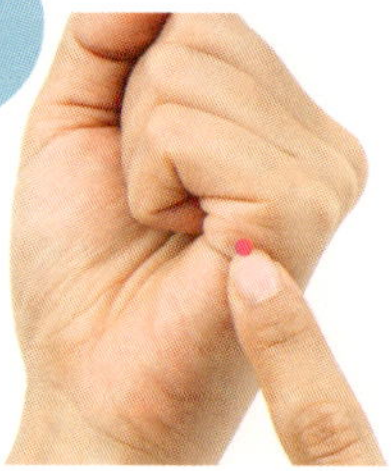

握った手の小指の付け根の側面の出っ張った骨の真下のくぼみ。

肩がパンパン&ガチガチ…慢性的なこりを解決するには？

デスクワークや同じ姿勢の作業、家事、育児、運動不足、ストレスなどさまざまな要因から起こる肩こり。とくに日本人は欧米人と比べて筋肉量が少なく、骨格的にも肩がこりやすいと言われています。そこで、仕事中や通勤電車、家事の合間など、気づいたときに後谿や僧帽筋の反射区を押しましょう。固まった筋肉が柔らかくなり、疲れがスッと和らぎます。また、陽陵泉も日常的に押すと、慢性的な肩こりの解消につながります。

改善方法

目が疲れると、肩こりの大きな原因に。スマートフォンの長時間の使用は避け、休憩時間を作りましょう。

2 僧帽筋の反射区

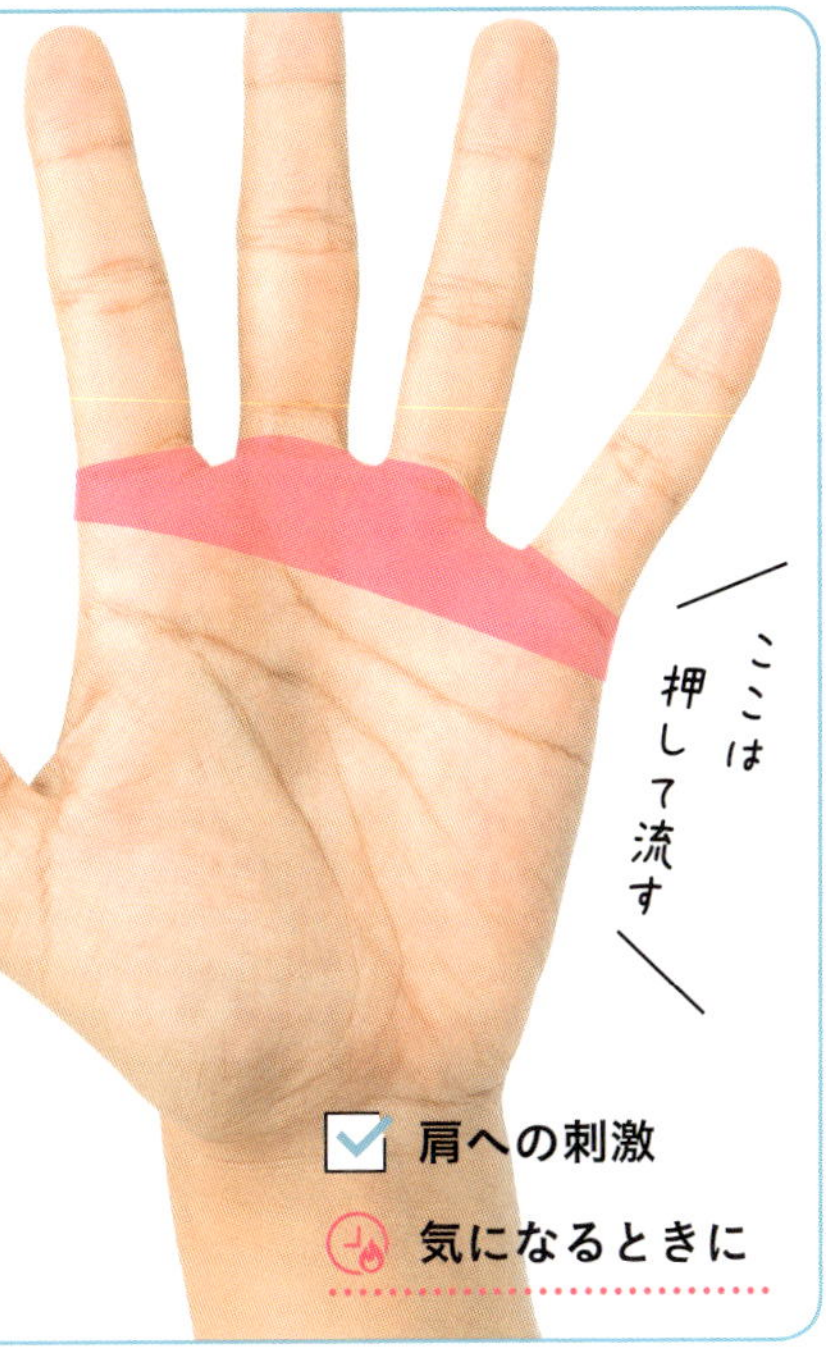
ここは押して流す

- 肩への刺激
- 気になるときに

反射区の刺激法

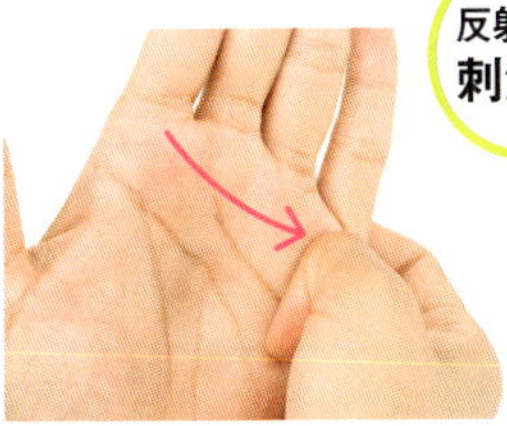

手の人さし指〜小指の付け根の骨の上を、親指の第一関節で強く押すようになぞる。肩こりの原因となる僧帽筋（首から肩、背中にある筋肉）をほぐす。

その他のツボ

同じ姿勢を続けたことによる肩こりには、足の肩の反射区(→ P.32)も効果的。こり固まった筋肉を首から肩にかけて改善することで、全体が楽になります。

1 陽陵泉【ようりょうせん】

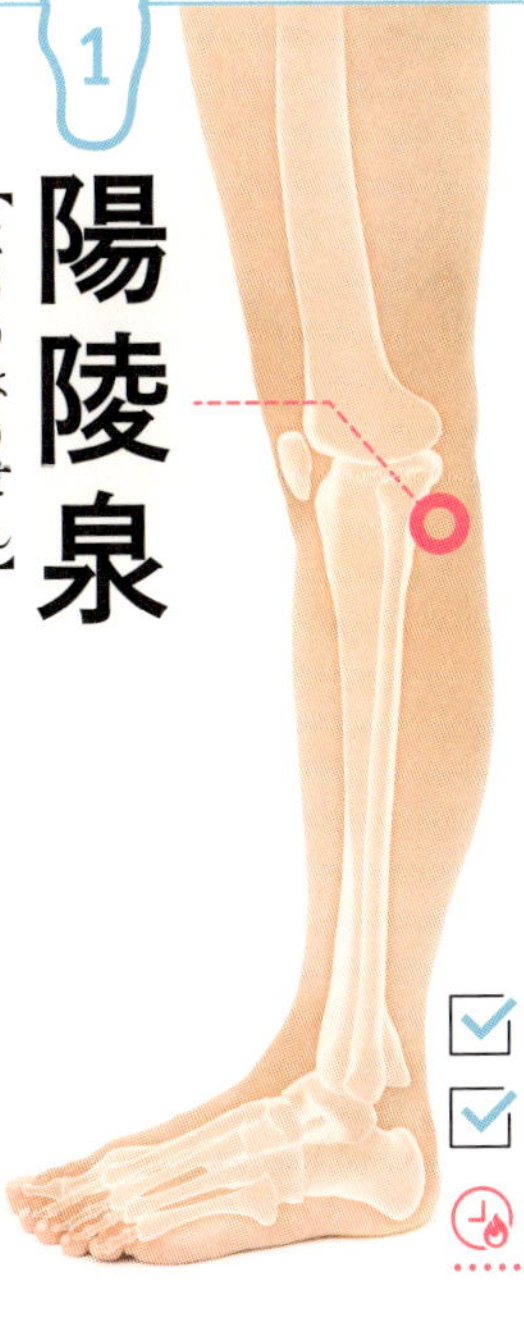
ここは押して動かす

- 痛みの緩和
- 血行促進
- 気づいたときに

ツボの位置

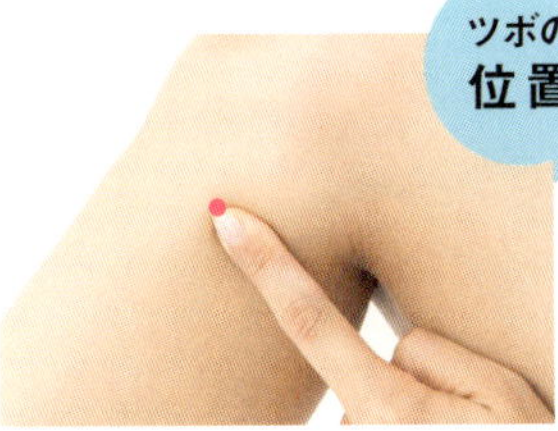

膝下の外側にある出っ張っている骨の下。

ツボの刺激法

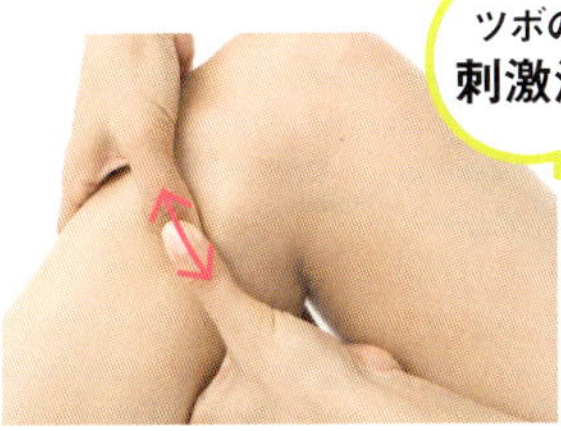

両手の親指を重ね、押して左右に動かす。または、握った手の小指の付け根の骨で叩く。

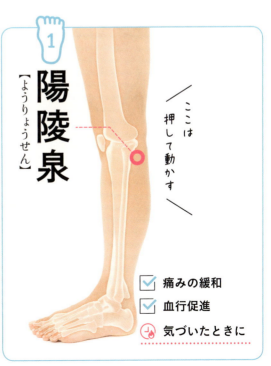

目の疲れ

見えづらい、ピントが合わないなど つらい眼精疲労がスッキリ！

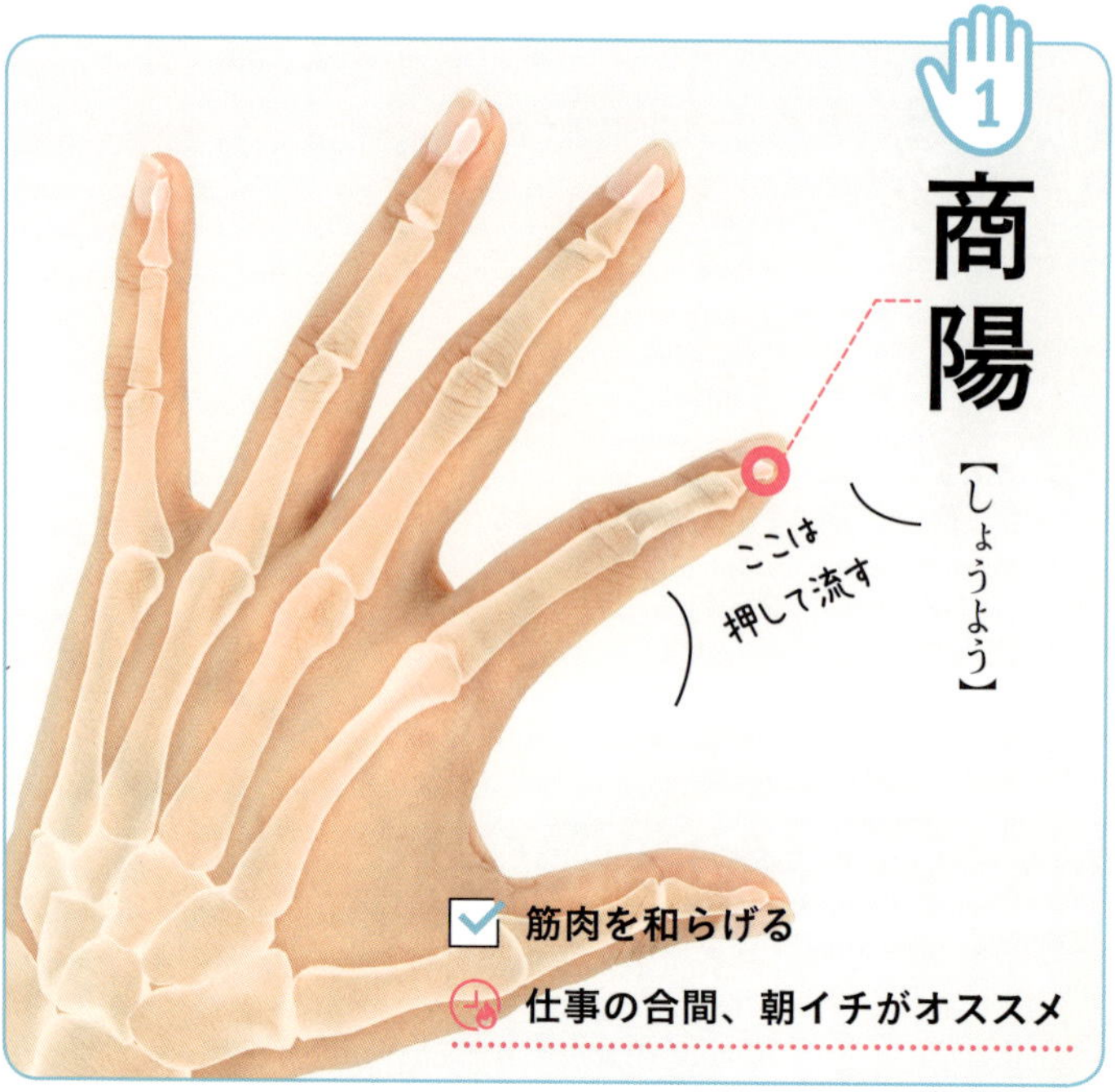
1
商陽
【しょうよう】
ここは押して流す
筋肉を和らげる
仕事の合間、朝イチがオススメ

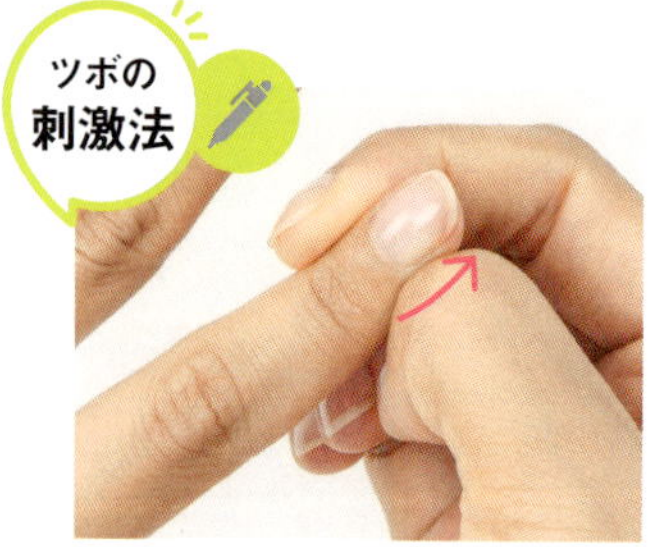
ツボの刺激法
反対の手の親指の第一関節を当て、指先に向かって押して流す。

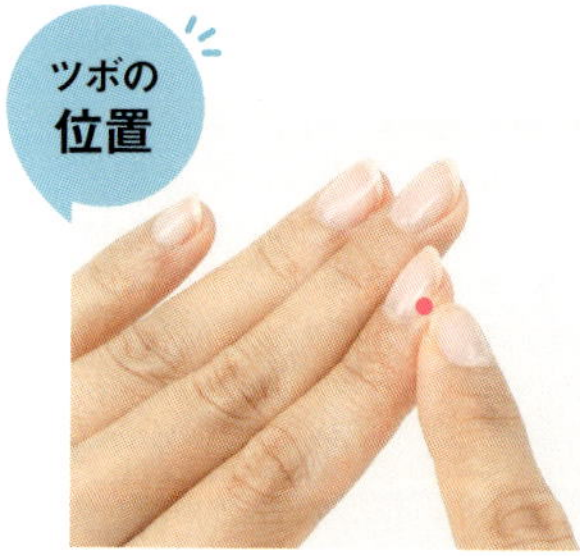
ツボの位置
手の人さし指の親指側の爪の横。

パソコンやスマートフォンを日常的に使用する現代人を悩ませるのが、眼精疲労。一定の距離で目のピントを合わせ続けることで、眼球を支える筋肉が固くなるほか、同姿勢による血行不良、ブルーライトによる刺激などが原因と言われています。作業の合間に時間を作り、商陽や少沢のツボ、目の反射区を押し、目の周りの筋肉の緊張をほぐしましょう。視界がクリアになり、目の疲れがじんわりと和らぐのを実感するはずです。

改善方法

目のビタミンとよばれる「ビタミンA」（卵、チーズ、うなぎ、ブロッコリーなど）を積極的に摂りましょう。

2 少沢【しょうたく】

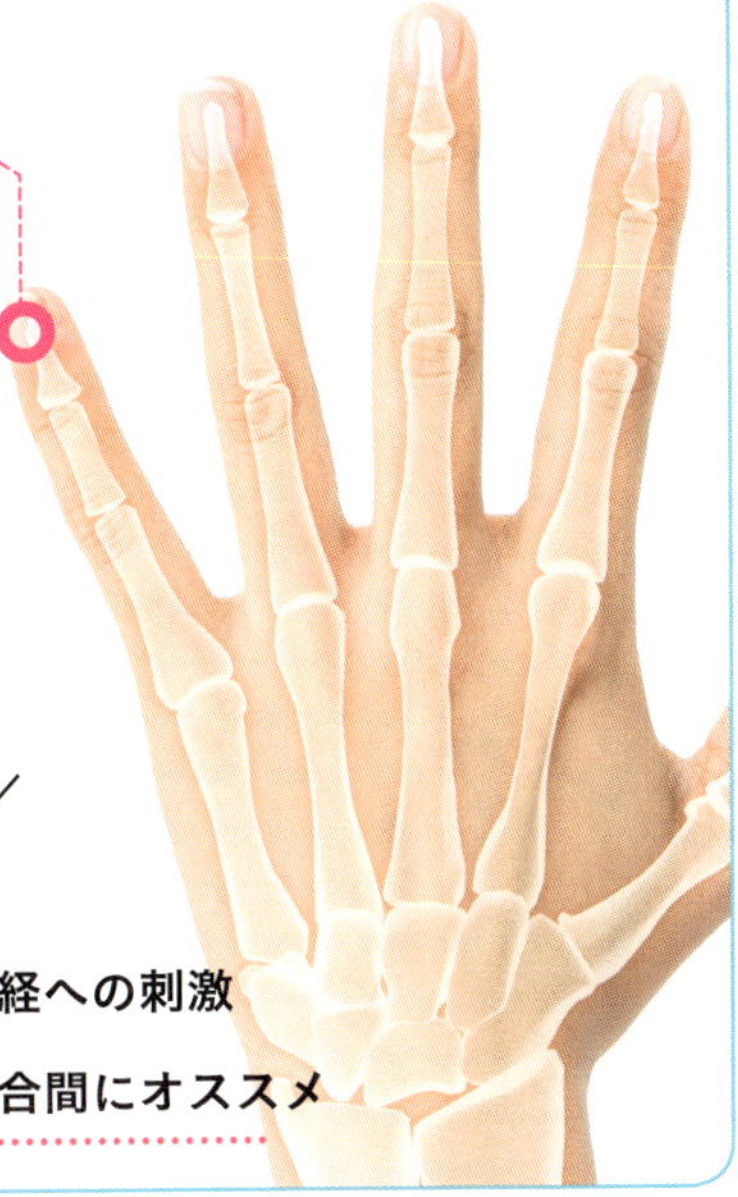
ここは押して動かす

☑ 自律神経への刺激

仕事の合間にオススメ

ツボの位置

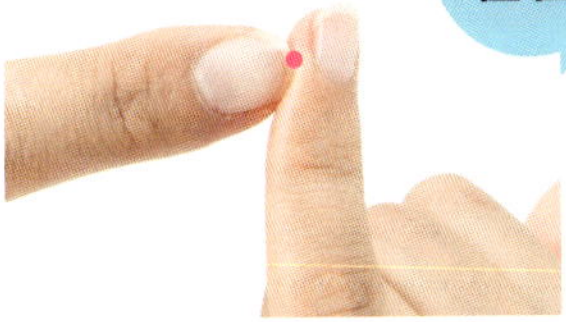

手の小指の外側。爪の横。

ツボの刺激法

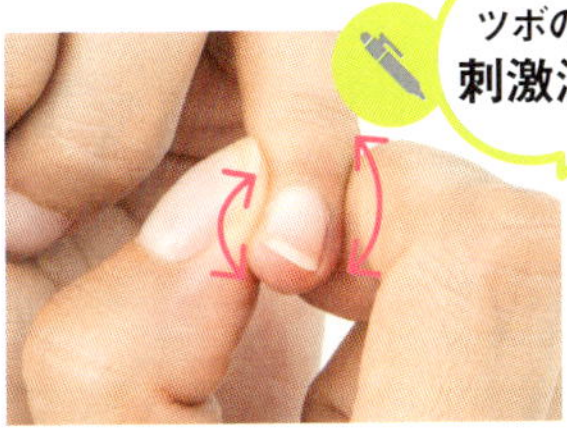

反対の手の人さし指の第一関節を当てて親指でつまみ、押しながら上下に動かす。

1 目の反射区

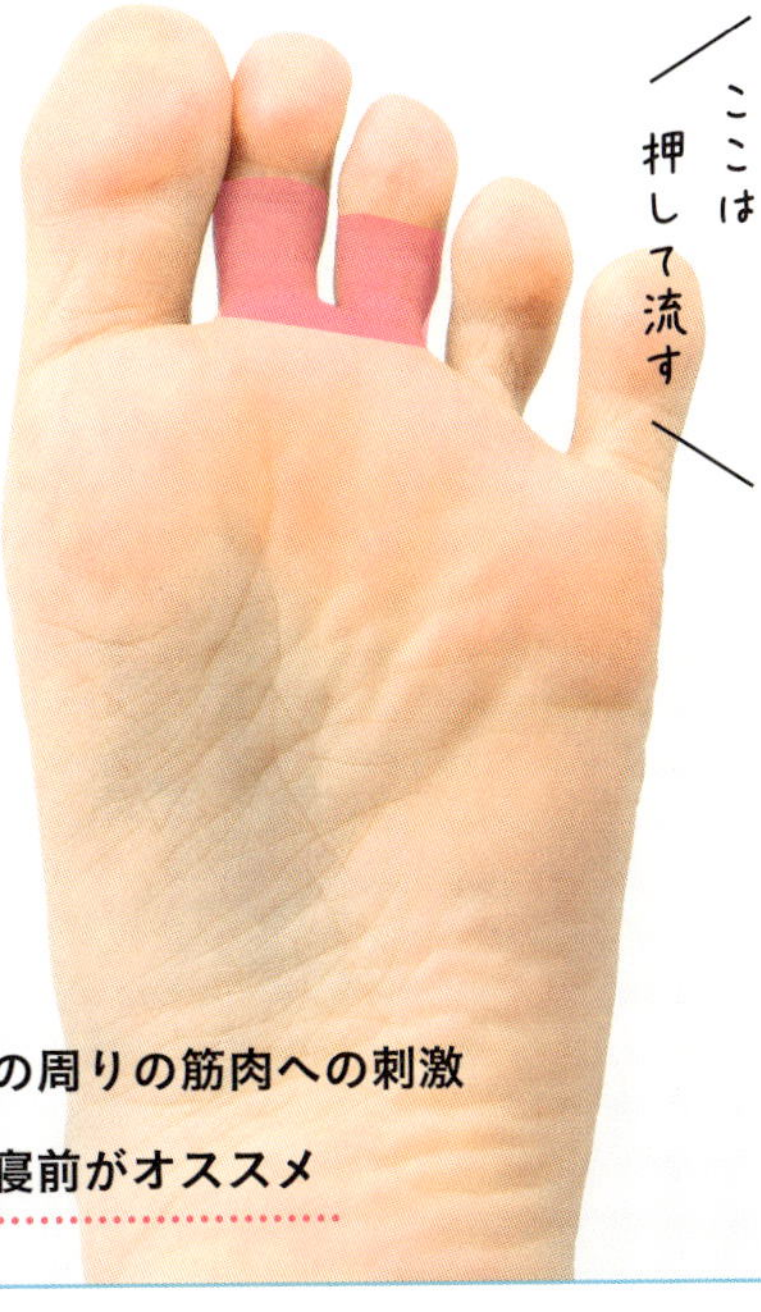
ここは押して流す

☑ 目の周りの筋肉への刺激

就寝前がオススメ

反射区の刺激法

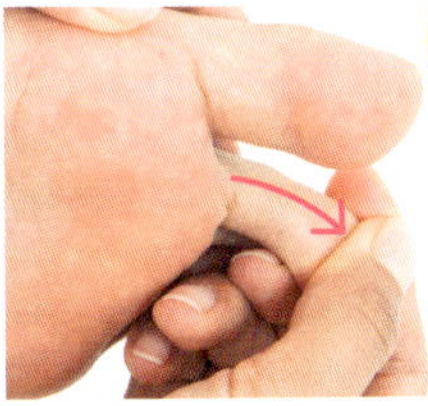

足の人さし指と中指の第二関節のあたりを、手の親指の腹で押しながら流す。

反射区の刺激法

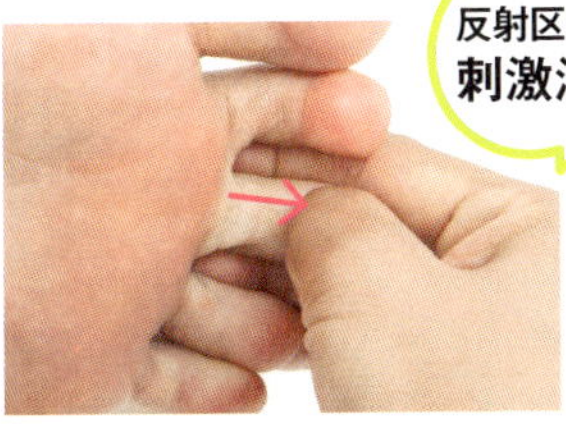

足の人さし指と中指の第二関節のあたりを、手の親指の第一関節を当てて押しながら流す。

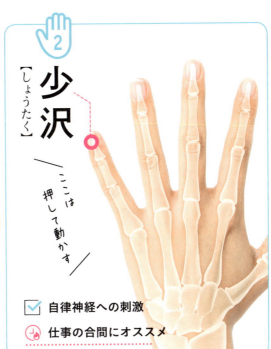

体の不調

頭の疲れ

ボーッとして集中力が続かない…
シャキッと気分をスッキリさせたい！

仕事や子育てに追われていたり、悩み事が多いと脳が疲労し思考回路が低下。すると、脳を最大限に働かせることができなくなり、覚えていたことを思い出せなかったり、仕事の効率が低下する原因に。ただでさえ情報量の多い現代では、意識して脳を休めることが必要です。頭が回らないと感じたときは、自律神経を整える列缺を押し、脳をリラックスさせましょう。憂鬱な気分も解消し、リフレッシュ効果も期待できます。

改善方法

2時間に1度、3分間目を閉じ、外からの情報をシャットダウン。何も考えない時間を作り、脳の休息を。

1

列缺【れっけつ】

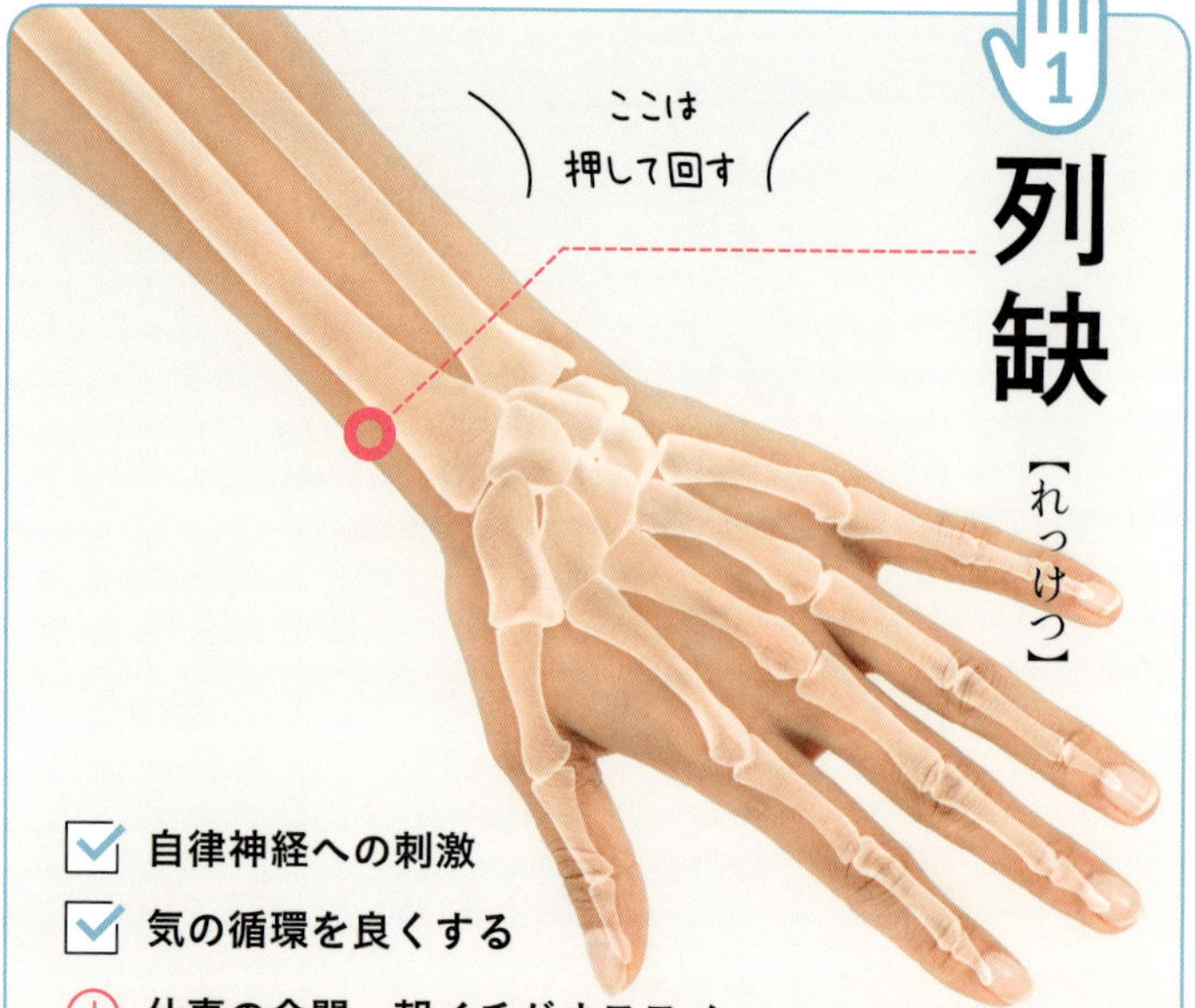

- 自律神経への刺激
- 気の循環を良くする
- 仕事の合間、朝イチがオススメ

ツボの刺激法

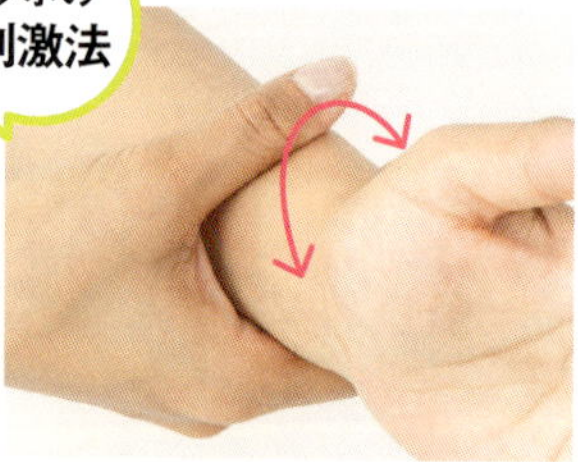

反対の手の親指の第一関節を押し当て、腕を左右に動かす。

ツボの位置

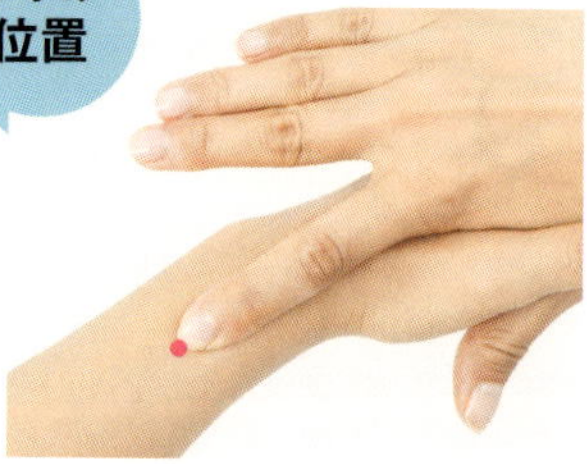

両手の親指と人さし指の股を重ね、人さし指の先が当たる部分。

体の不調

首の疲れ

回らないほどこり固まった首
ツボ押しなら、揉み返しなく解消

1

関衝
【かんしょう】

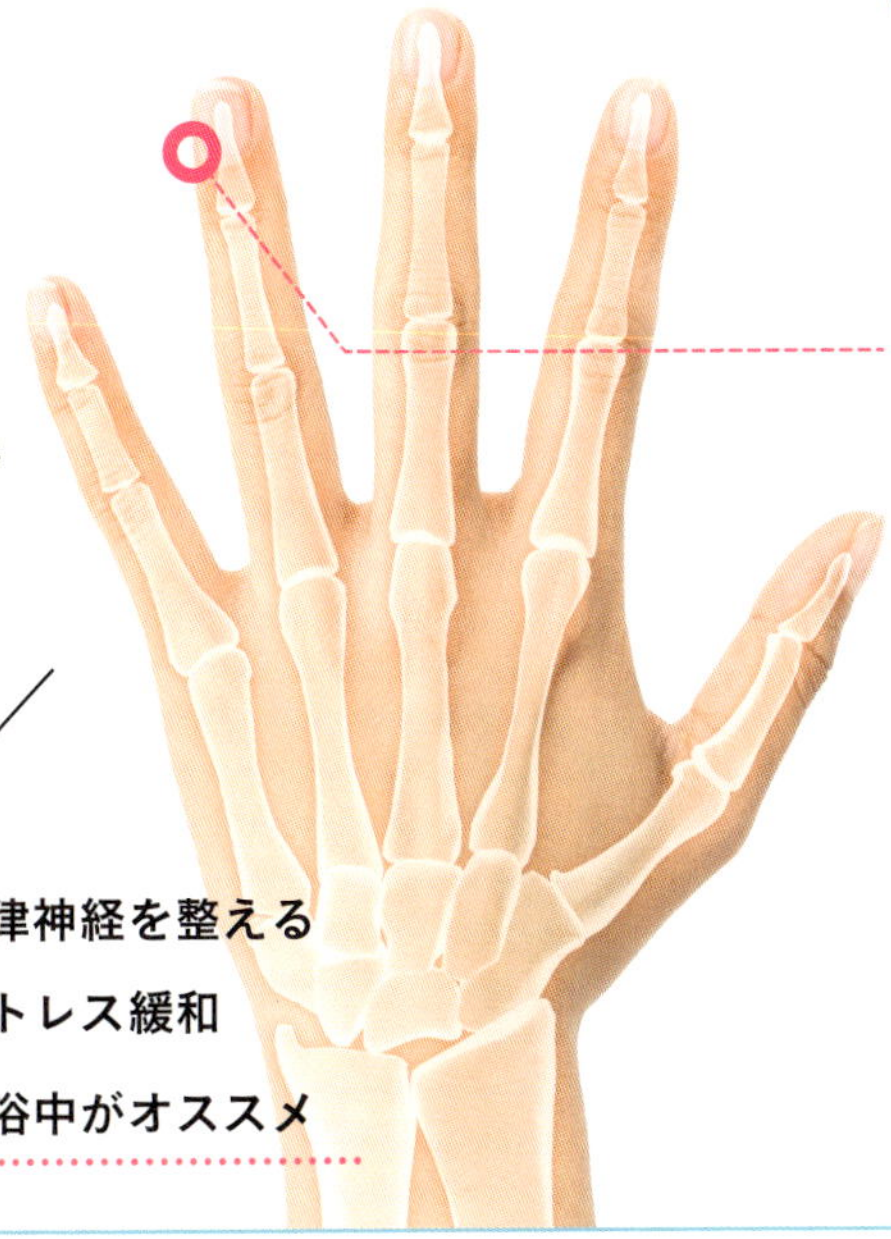

- 自律神経を整える
- ストレス緩和
- 入浴中がオススメ

ツボの刺激法

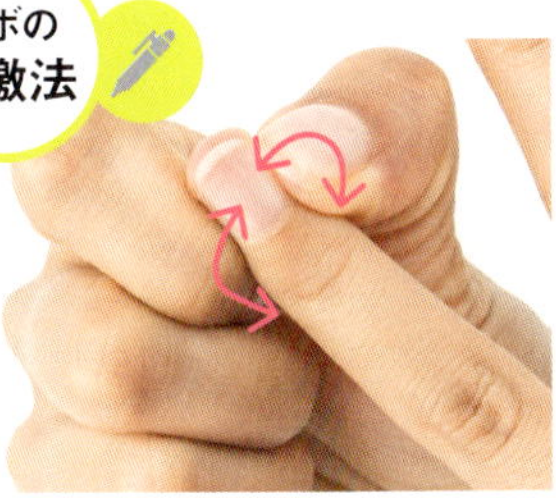

反対の手の人さし指の第一関節を押し当て、親指でつまみ上下に動かす。

ツボの位置

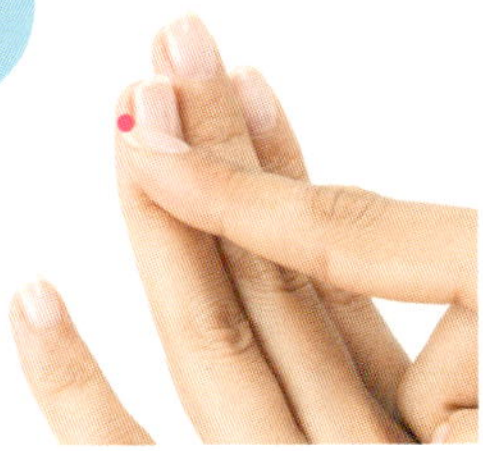

手の薬指の小指側の爪の横。

人の頭の重さは約5キロあり、それを支えている首は、常に疲れやすい状態にあります。さらに、デスクワークや家事など日常生活では下を向いて行う動作が多く、一日中、首を酷使することに。首の筋肉のこりや血行不良が続くと椎間板が圧迫され、頸椎ヘルニアの原因にもなるので、ツボ押しで予防を。首の疲れを感じたら、関衝を押しましょう。こりを解消するほか、めまいや食欲不振にも有効です。

改善方法

仕事や家事の合間に首を回してストレッチを。自分の首の高さに合わせた枕を使うことも大切です。

体の不調

腰の疲れ

日常的に腰が重くだるい…
放置すると下半身太りの原因に！

1 労宮【ろうきゅう】

ここは押して流す

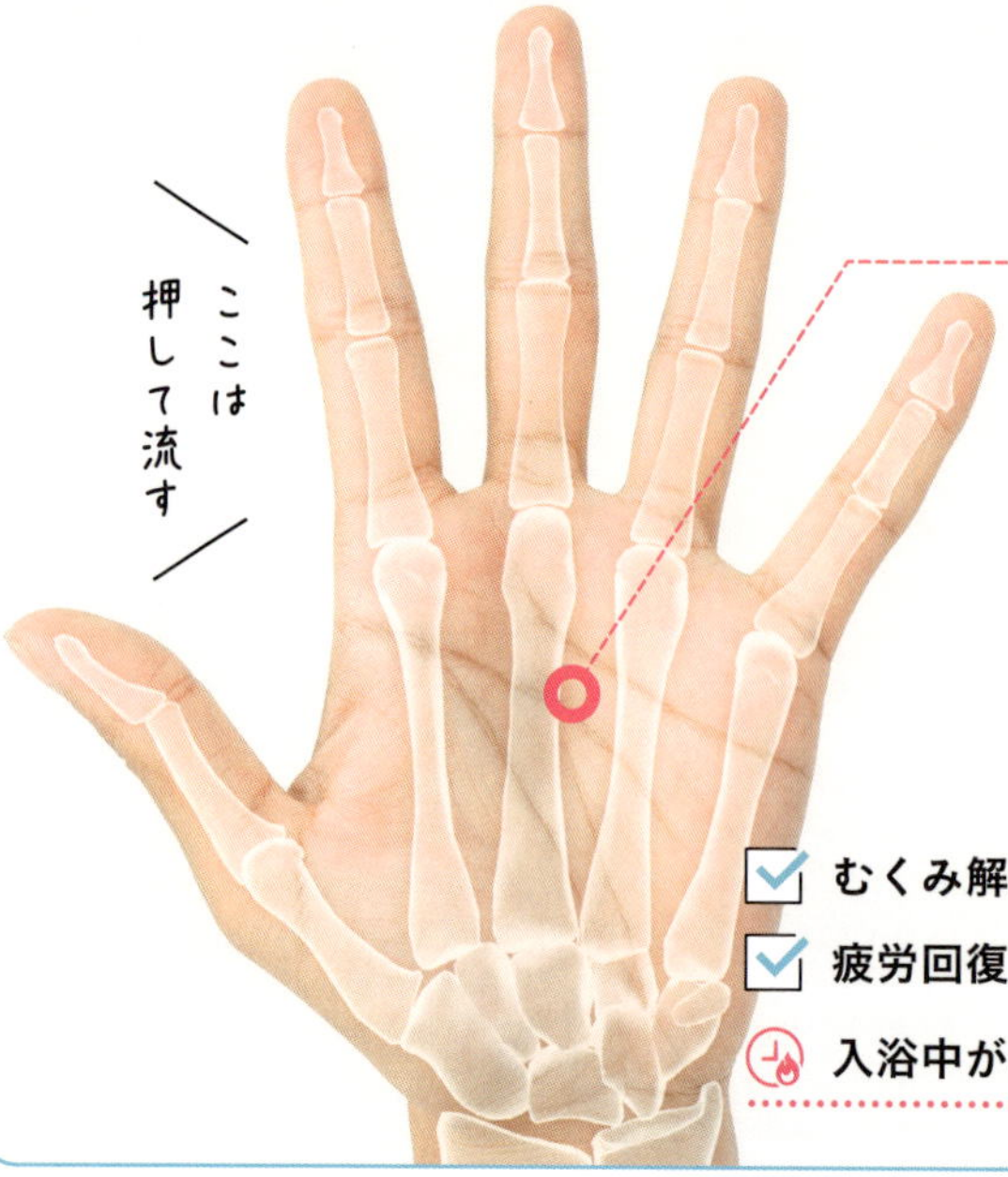

- むくみ解消
- 疲労回復
- 入浴中がオススメ

ツボの刺激法

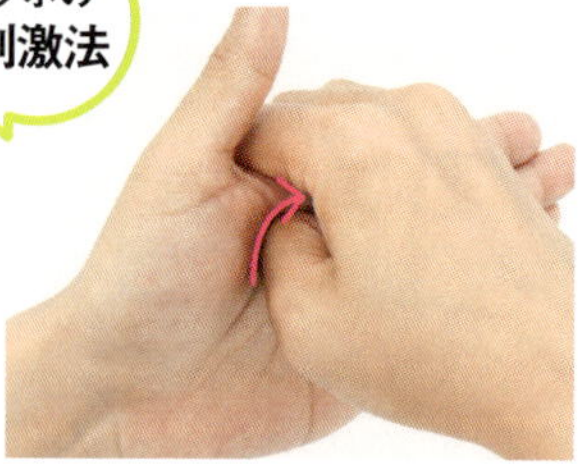

反対の手の親指の第一関節で、指先に向かって押して流す。

ツボの位置

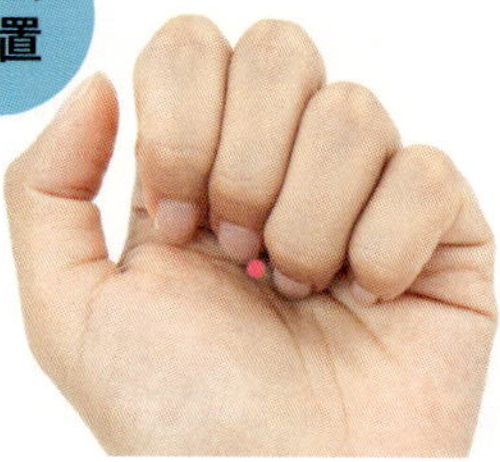

手をグーにしたときに中指の先が当たる位置のくぼみ。

座りっぱなしやデスクワーク、無理な姿勢の作業が続くと、下半身の筋肉が圧迫されてカチカチに。固くなった筋肉に血管が押されて血行不良になり、腰が重くだるくなります。放っておくと、ぎっくり腰や、お尻や太ももなど下半身が太くなる原因になるので、マメに解消をしましょう。即効性があるのは、腰回りのだるさを緩和させる労宮と腰腿点。下半身全体のむくみもスッキリ解消します。陽輔のツボは、腰痛改善にも。

改善方法

暑い時期でもシャワーで済ませず、浴槽のお湯につかり、全身の血流を促進させましょう。

2 腰腿点【ようたいてん】

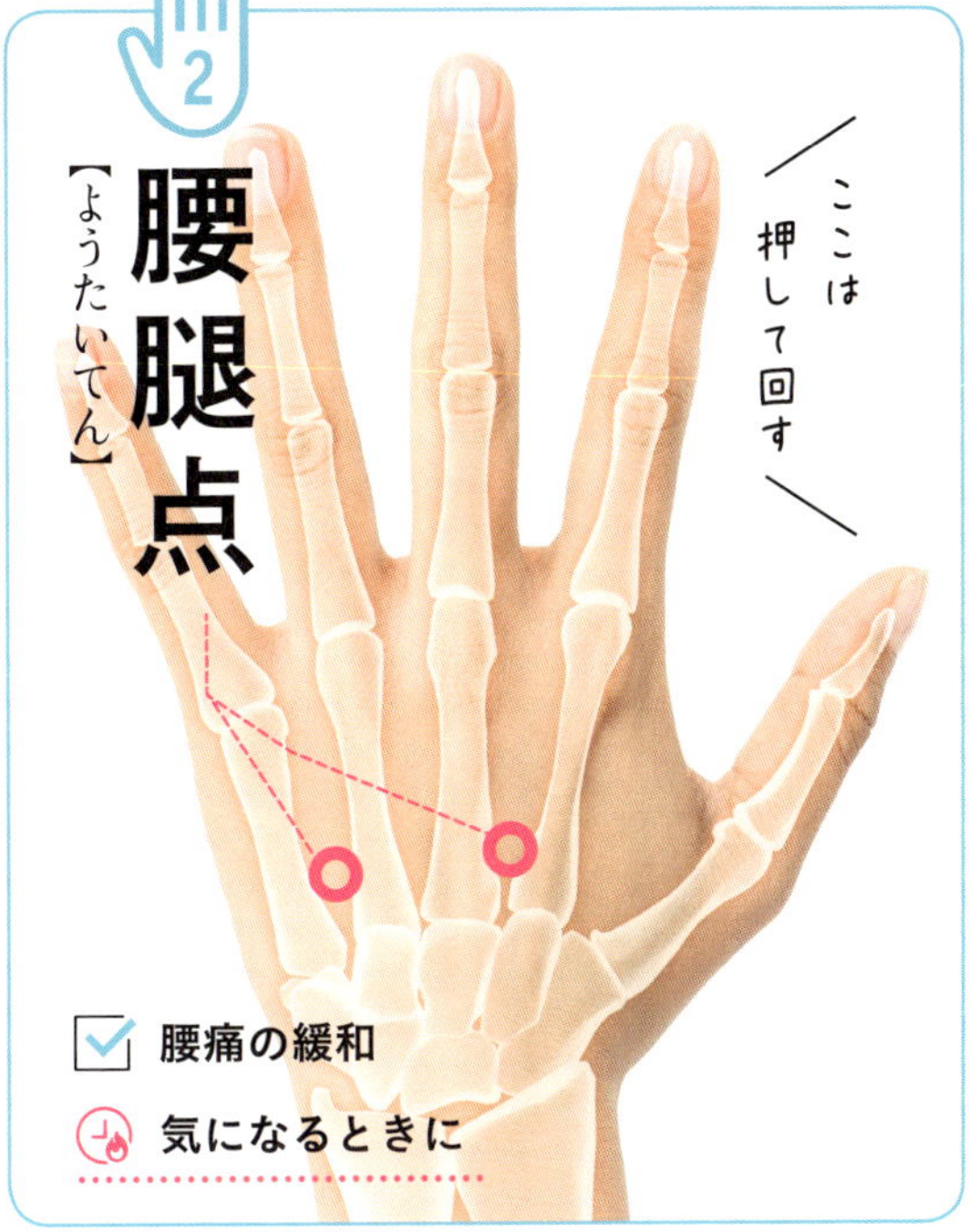

- 腰痛の緩和
- 気になるときに

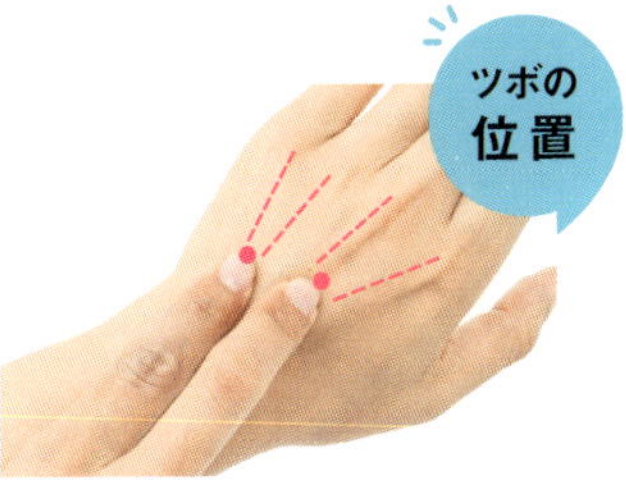

小指と薬指の骨の付け根のくぼみと、中指と人さし指の骨の付け根のくぼみ。

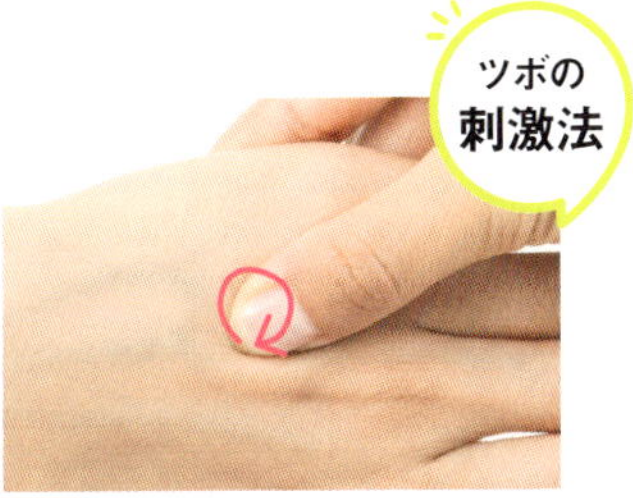

反対の手の親指で時計回りに押して回す。

1 陽輔【ようほ】

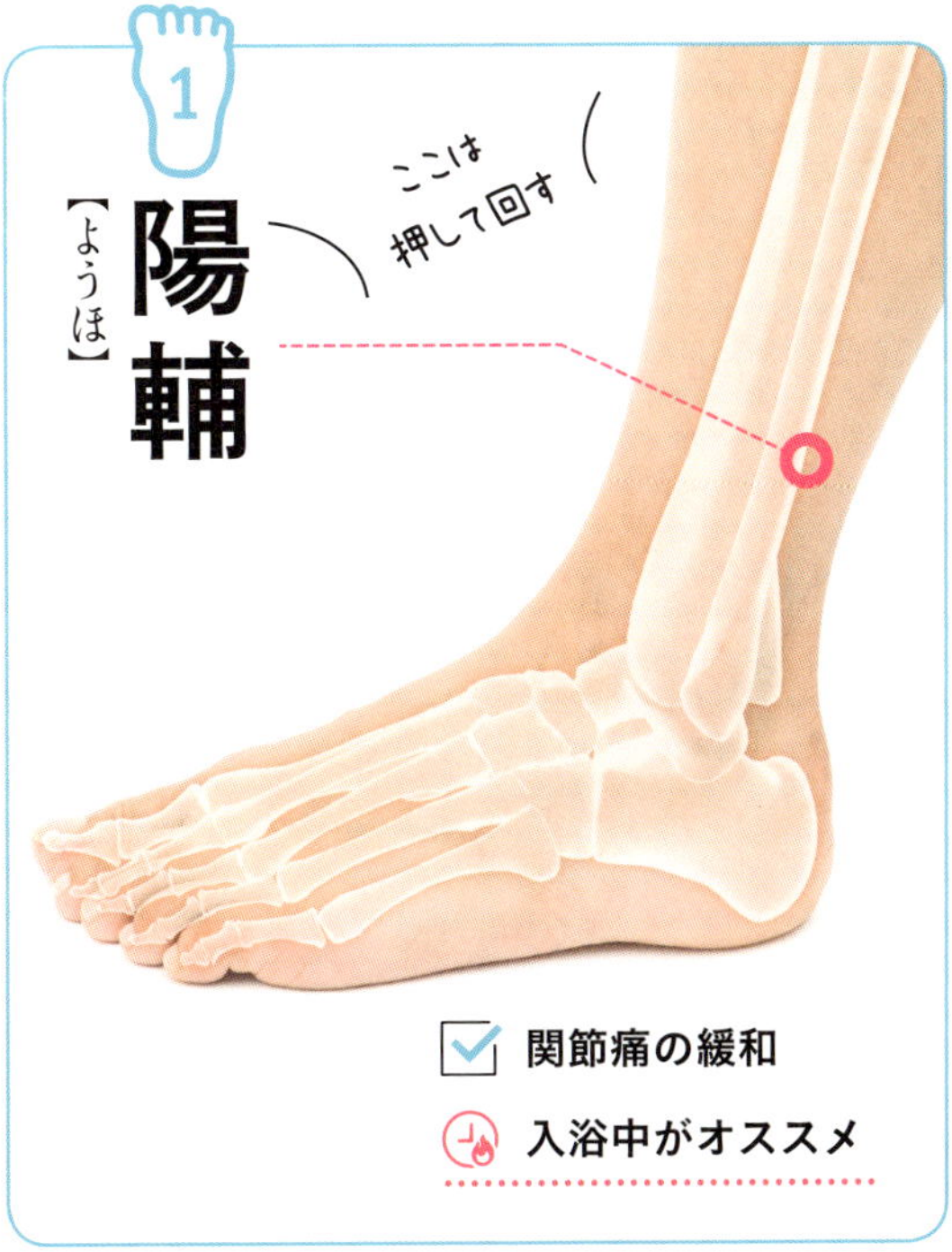

- 関節痛の緩和
- 入浴中がオススメ

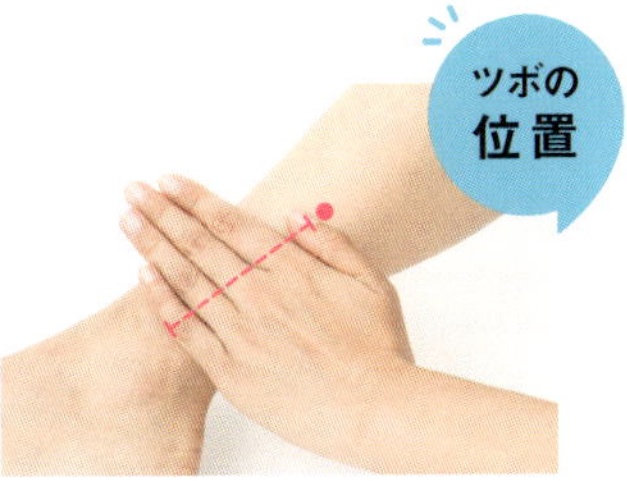

足のくるぶしの外側の大きな骨の上から、指幅５本分上の骨の上。

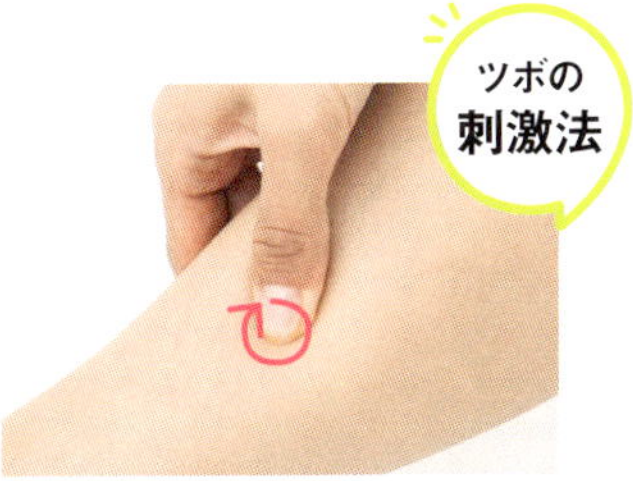

手の親指で押しながら回す。

足の疲れ

ふくらはぎや太ももがパンパン
ゾウのようにむくんだ足には?

長時間の立ち仕事や外回りなどで足を酷使すると、筋肉が固くなり、血流やリンパの流れが低下。重だるさやむくみを引き起こします。足の疲れを放っておくと老廃物が脂肪とともに蓄積し、セルライトの原因になるのでその日のうちに解消を。湧泉や足三里は身体の老廃物や水分を排出し、全身の循環を促します。また、陽池は冷えによるむくみに効果的なので、3箇所をセットで押し、多方面から足の疲れにアプローチしましょう。

改善方法

フットバスで血流を促すと、足の疲れが和らぎます。また、室内でも靴下を履き、足元を冷やさない工夫を。

1 湧泉【ゆうせん】

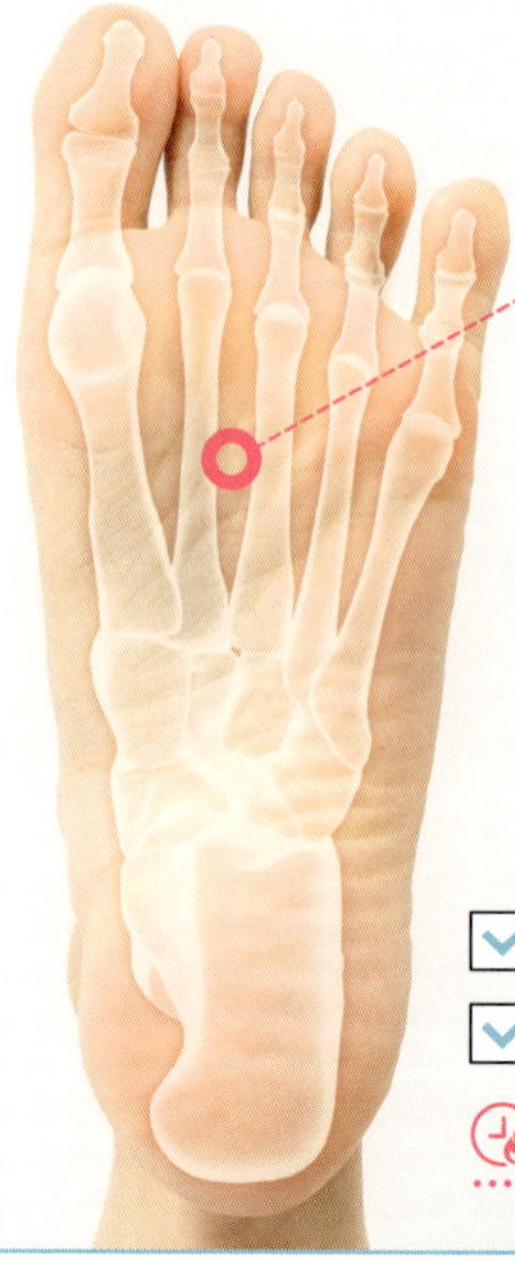

- 老廃物を流す
- 血行促進
- 朝イチがオススメ

ツボの刺激法

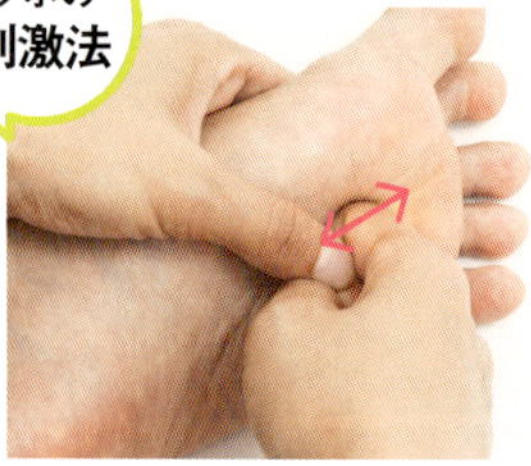

人さし指の第二関節を当て、反対の手の親指を重ね、上下に押して流す。

ツボの位置

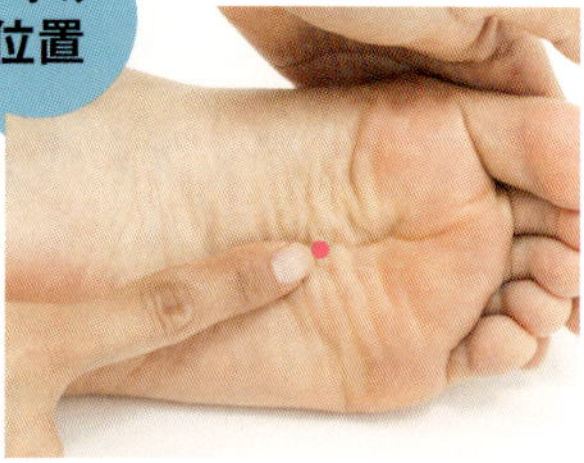

足裏の中央より少し上にある、くぼんでいる部分。

2 足三里【あしさんり】

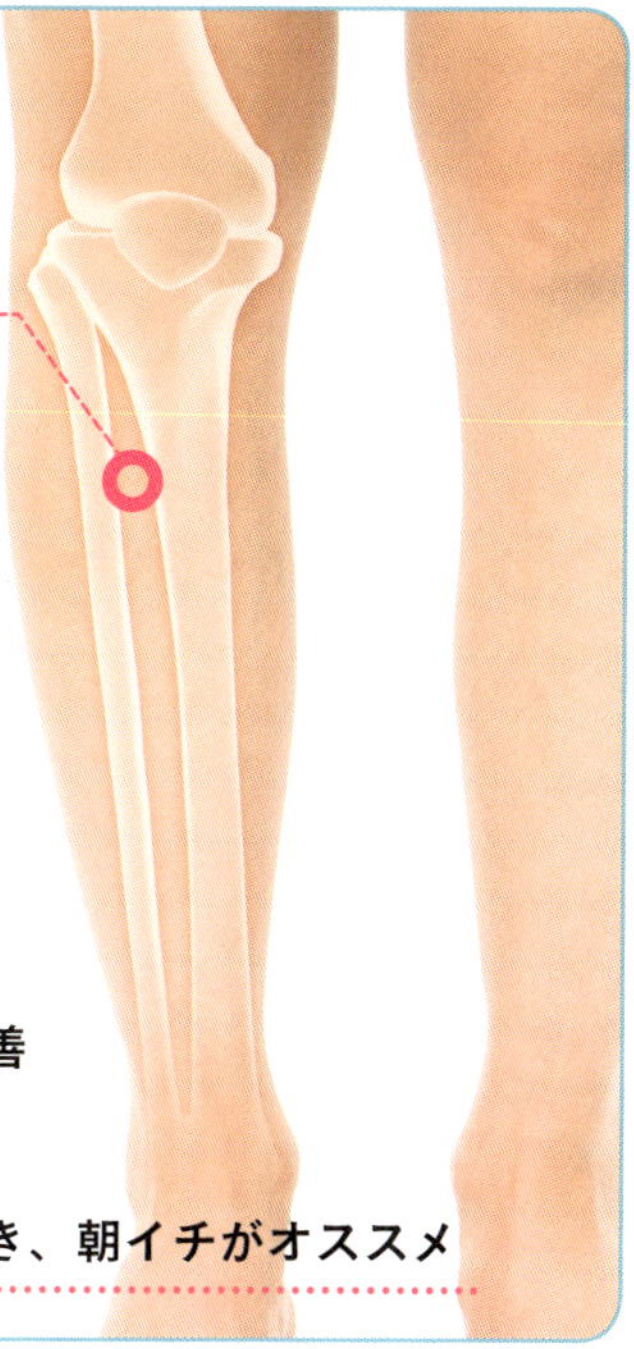

ここは叩く

- ☑ 足の不調改善
- ☑ 血行促進

気になるとき、朝イチがオススメ

ツボの位置

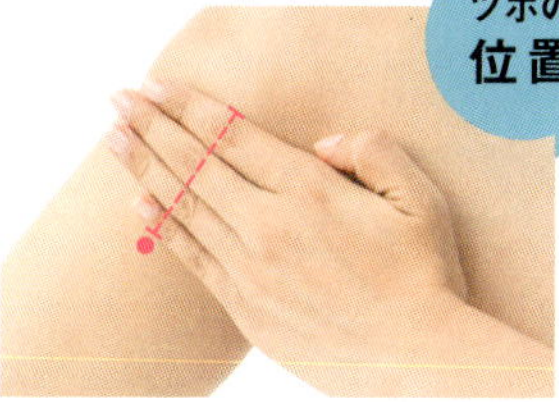

膝の外側で、お皿の下のくぼみから指幅４本分下。

ツボの刺激法

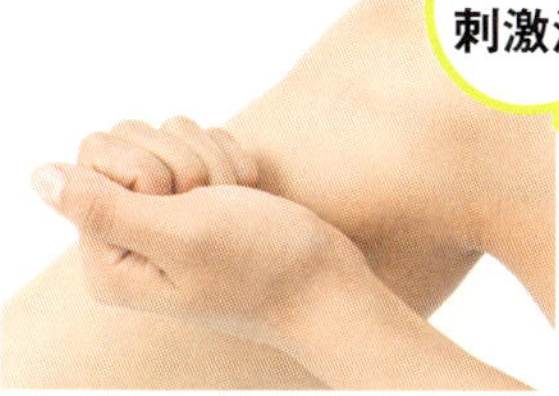

握った手の小指の付け根の骨で叩く。または、親指の腹で押しながら回す。

1 陽池【ようち】

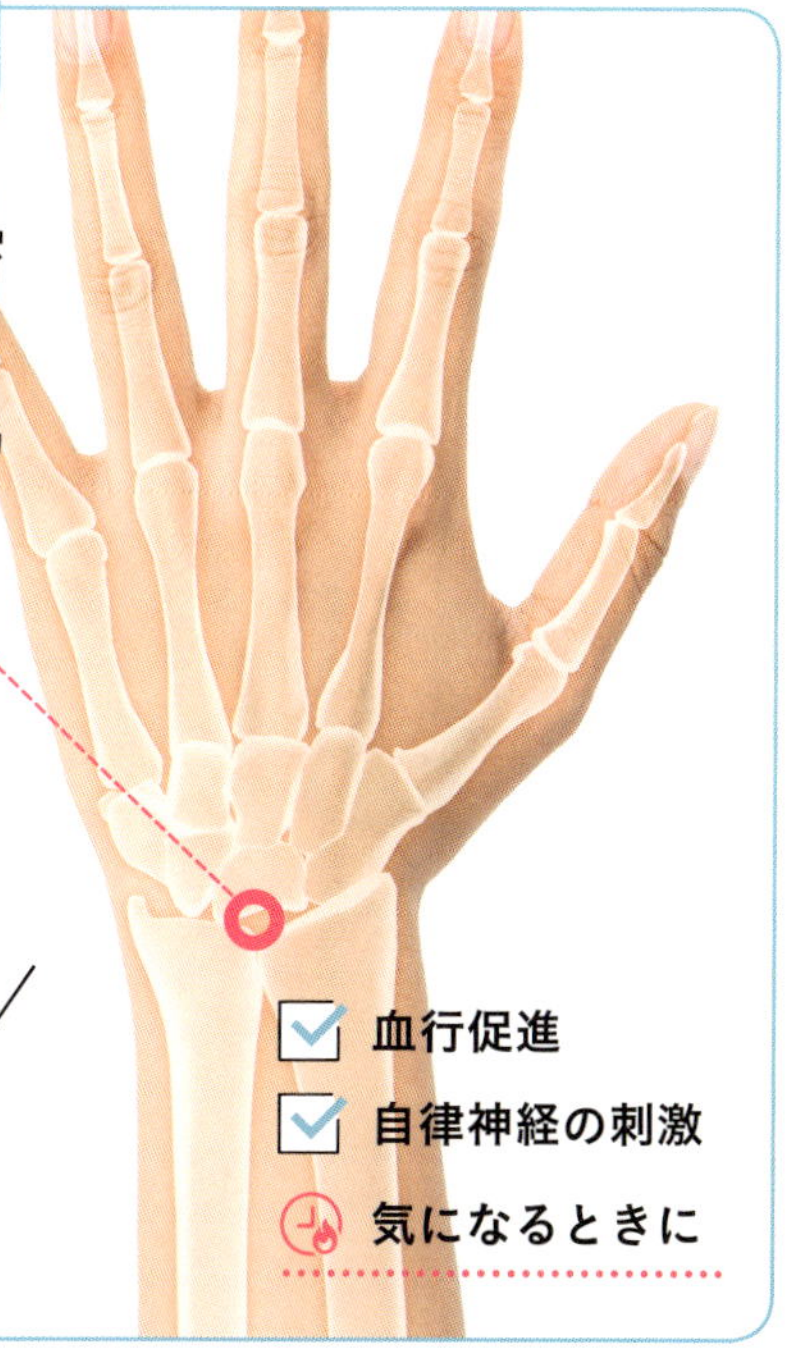

ここは押し上げる

- ☑ 血行促進
- ☑ 自律神経の刺激

気になるときに

ツボの位置

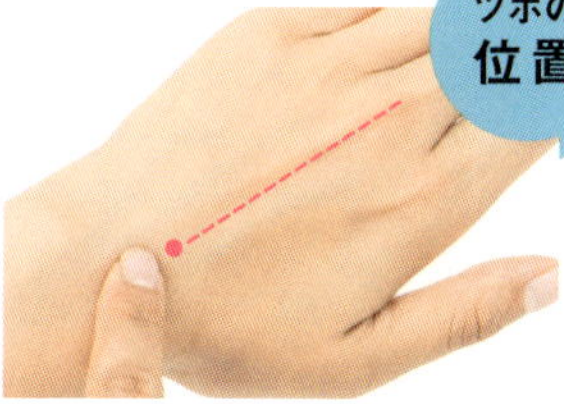

中指の延長線上にある、手首の骨のくぼみ。

ツボの刺激法

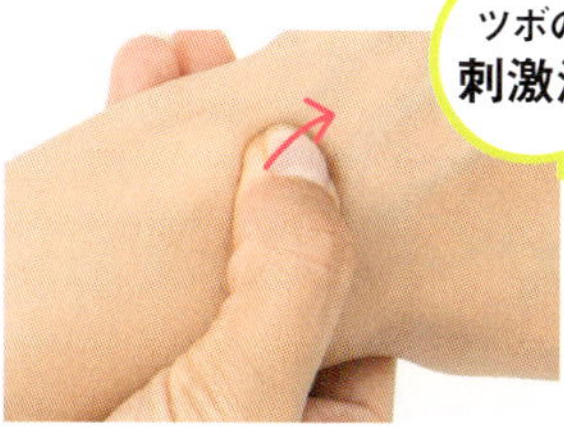

反対の手の親指で指先に向かって押し上げる。

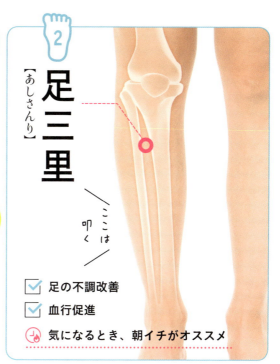

体の不調

便秘・下痢

お腹の不調を感じたら
ツボ押しで腸の働きを活性化

1 膀胱・小腸の反射区

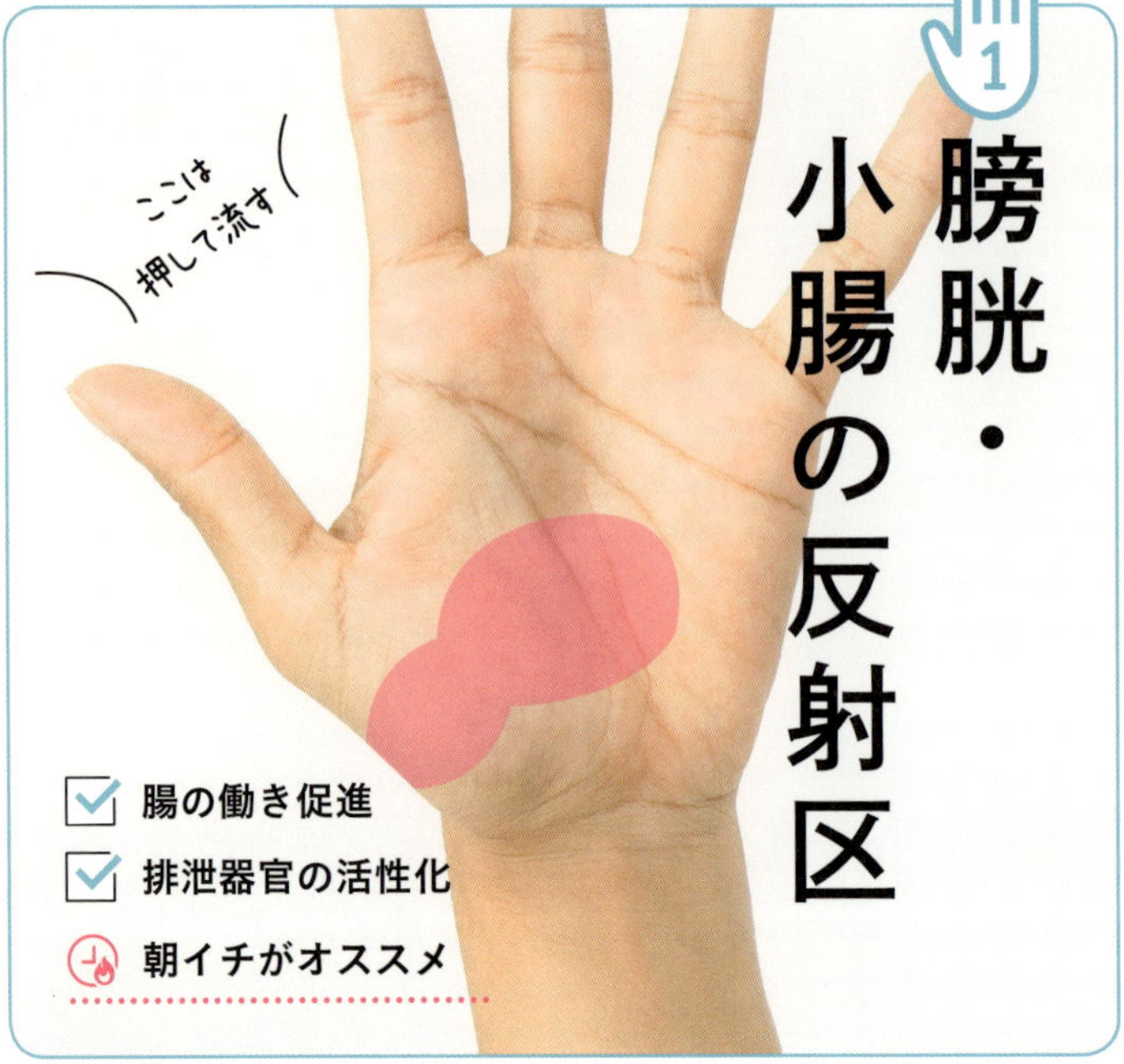

- 腸の働き促進
- 排泄器官の活性化
- 朝イチがオススメ

反射区の刺激法

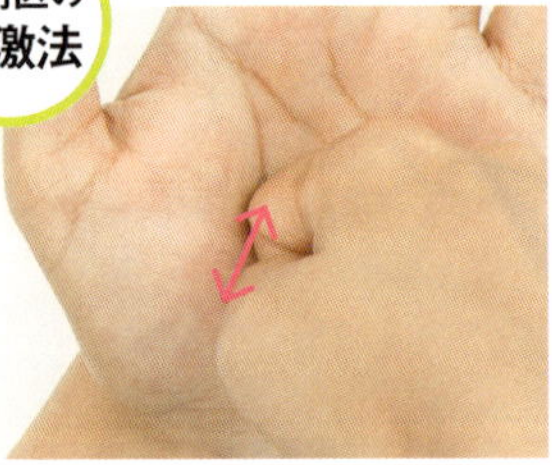

反対の手の人さし指の第二関節を押し当て、上下に流す。

反射区の刺激法

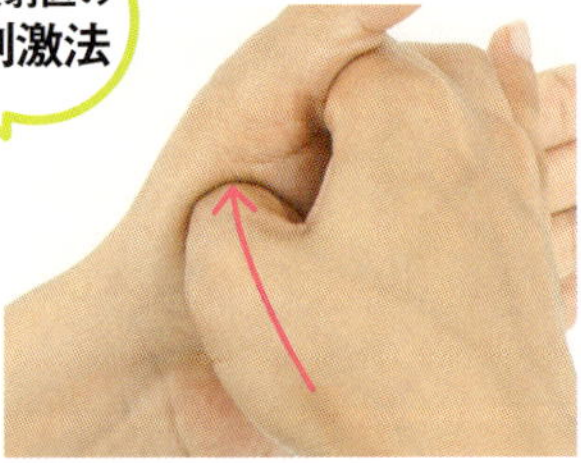

反対の手の親指の第一関節を押し当てながら横に流す。

便秘も下痢も、どちらとも腸内環境の乱れが原因で起きています。便秘はバランスの悪い食生活や運動不足、冷えによるもの、下痢は食あたりやストレスなど原因はさまざまですが、腸のリズムを整えることで改善へ導きます。まずは、溜まったものを出すために、膀胱と小腸の反射区を刺激し、腸内環境を整えましょう。とくに便秘に即効性があるのは、消化を促進する公孫。下痢を止めたいときは、下痢点を刺激します。

改善方法

消化を促す効果のある乳酸菌を摂りましょう。味噌や納豆、ぬか漬けなどの発酵食品がオススメです。

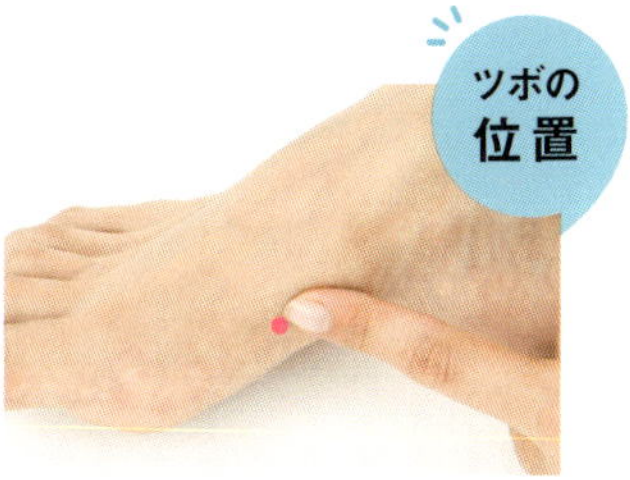
ツボの
位置

足の親指の付け根の骨からかかと側にある土踏まずの少し外側。

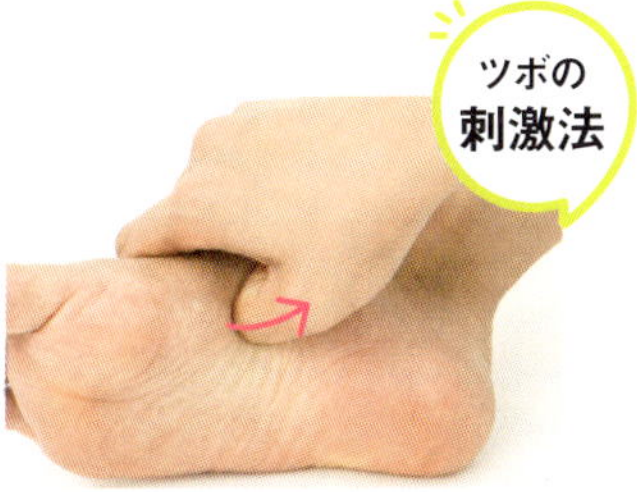
ツボの
刺激法

手の親指の第一関節で押して引く。

公孫【こうそん】

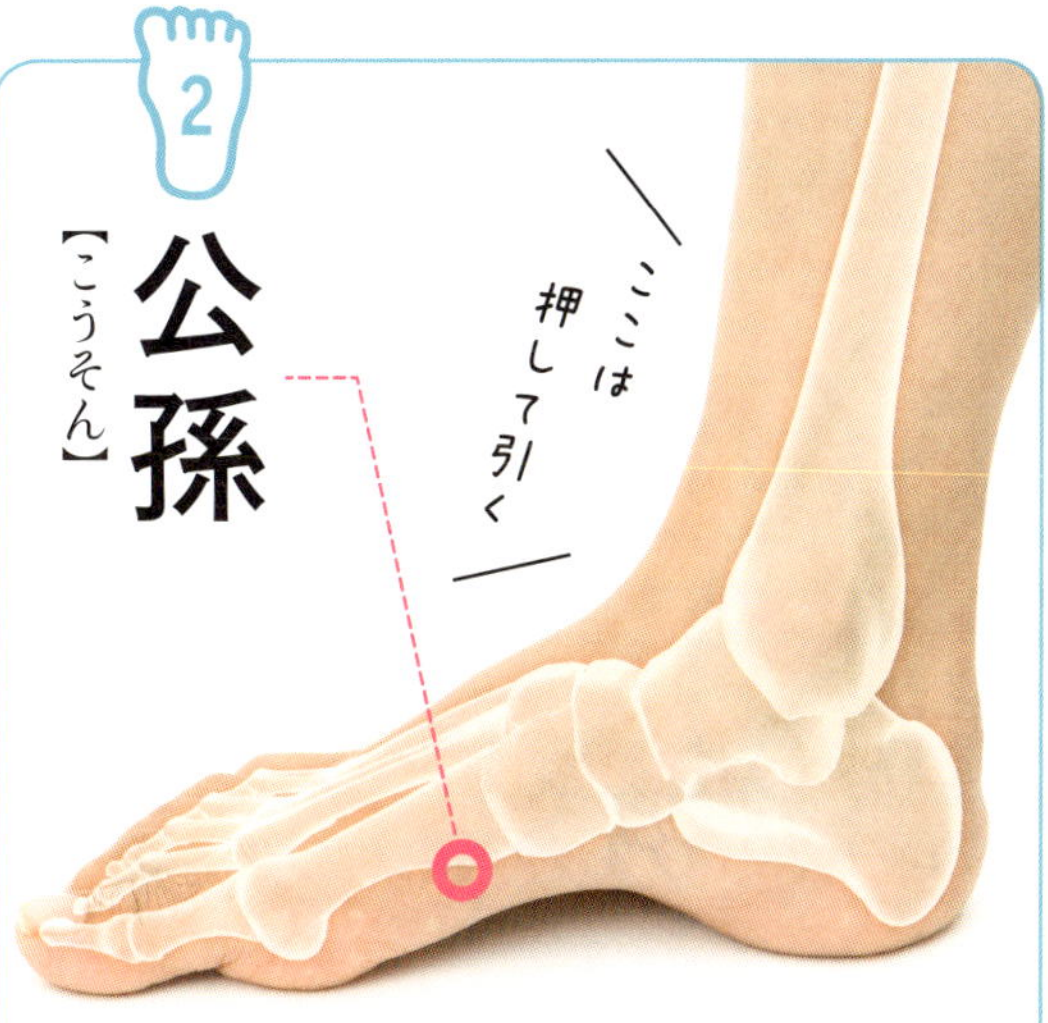
2
ここは押して引く

- 消化の促進
- 胃腸の働きを良くする
- 食後がオススメ

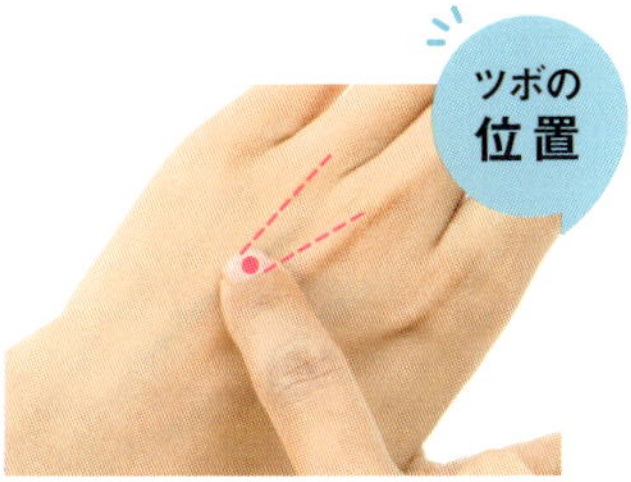
ツボの
位置

中指と薬指の延長線上で交わった部分より指先側のくぼみ。

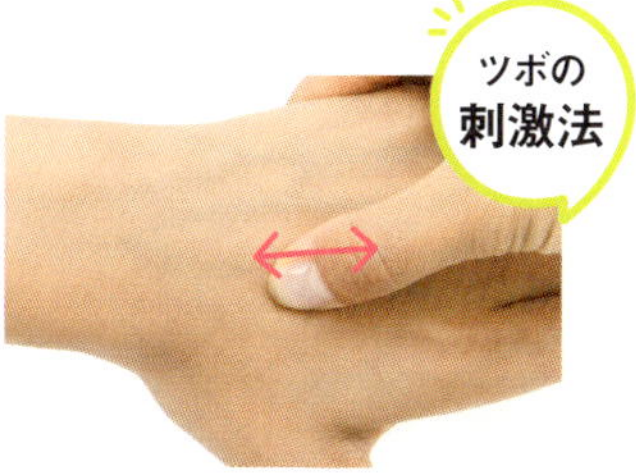
ツボの
刺激法

親指の先で上下に押しながら動かす。

下痢点【げりてん】

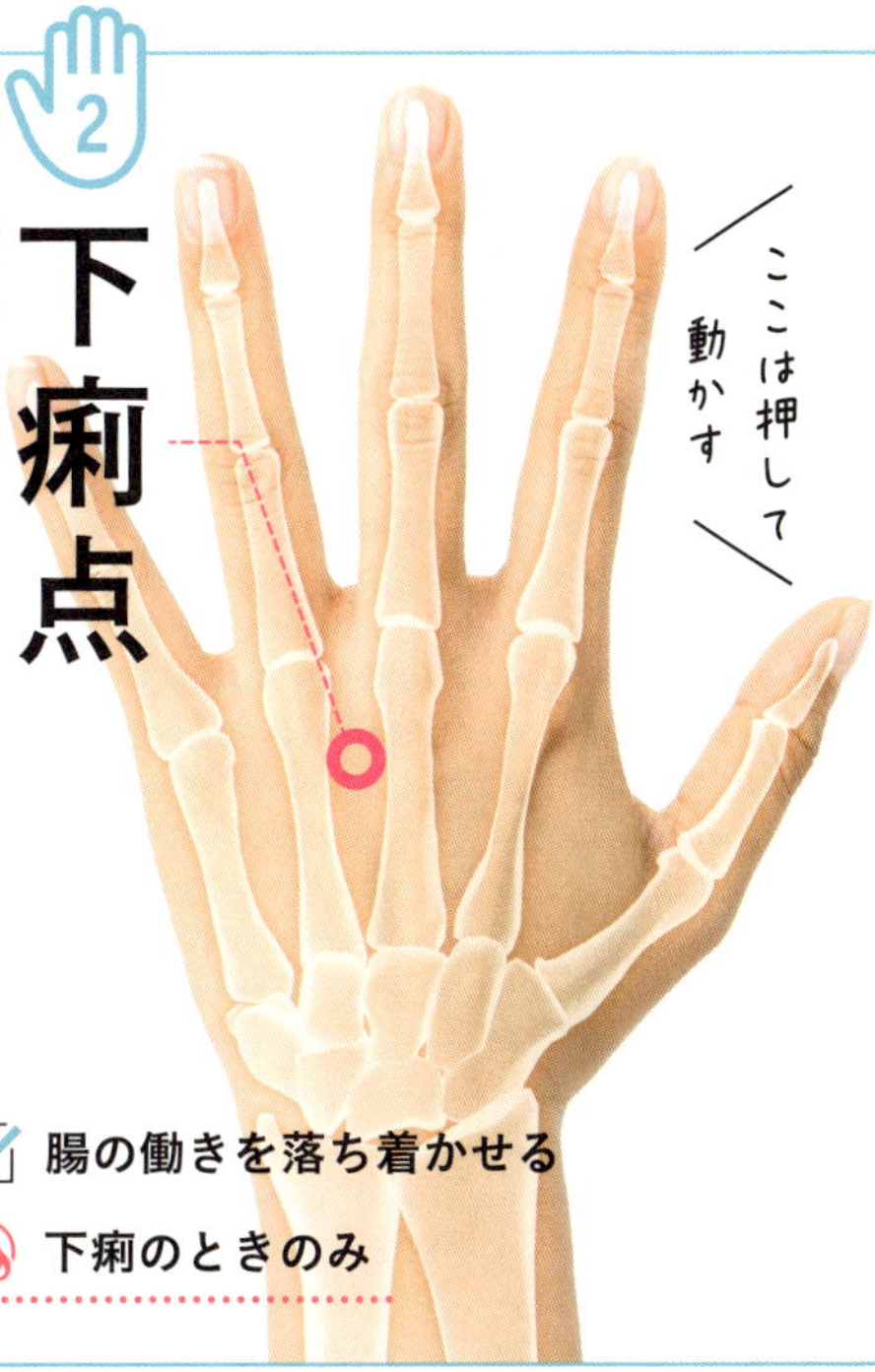
2
ここは押して動かす

- 腸の働きを落ち着かせる
- 下痢のときのみ

喉の不調・咳

喉の痛みや咳が止まらない！悪化する前に改善したい

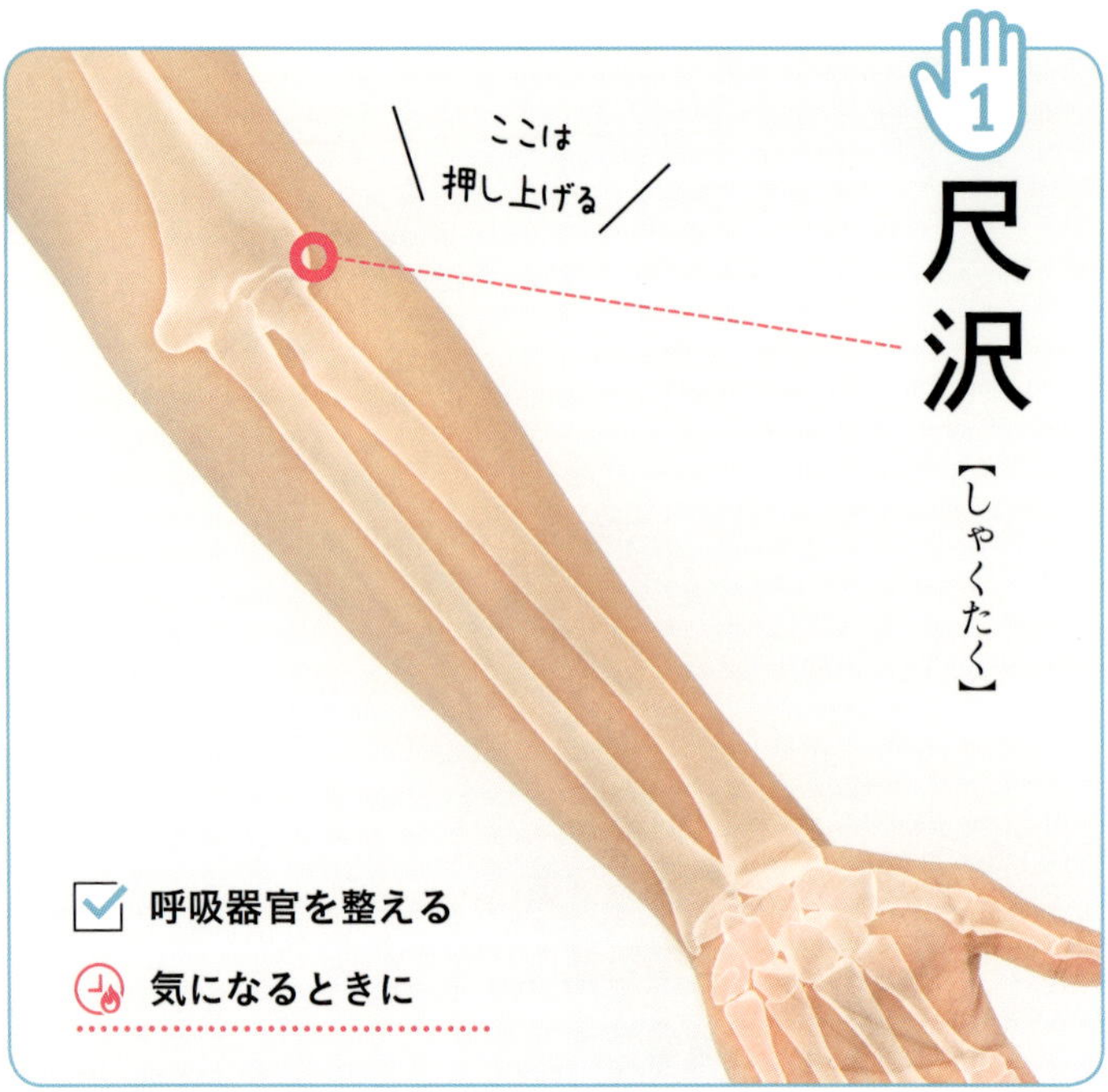
1
尺沢
【しゃくたく】
ここは押し上げる
呼吸器官を整える
気になるときに

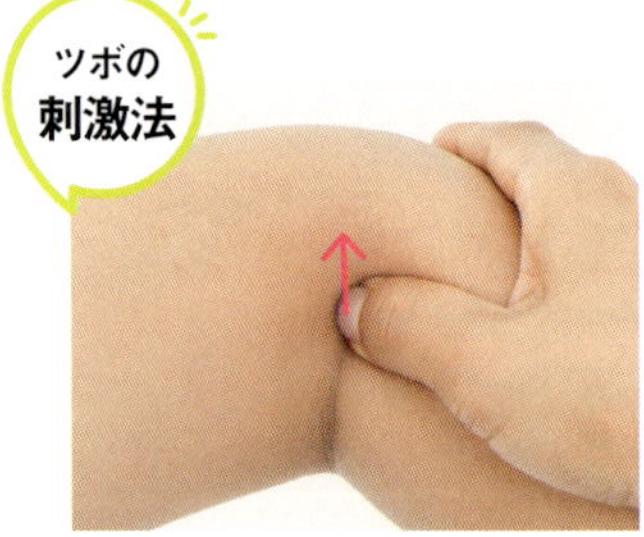
ツボの刺激法

反対の手の親指で肘の外側に押し上げるか、小指の付け根の骨で叩く。

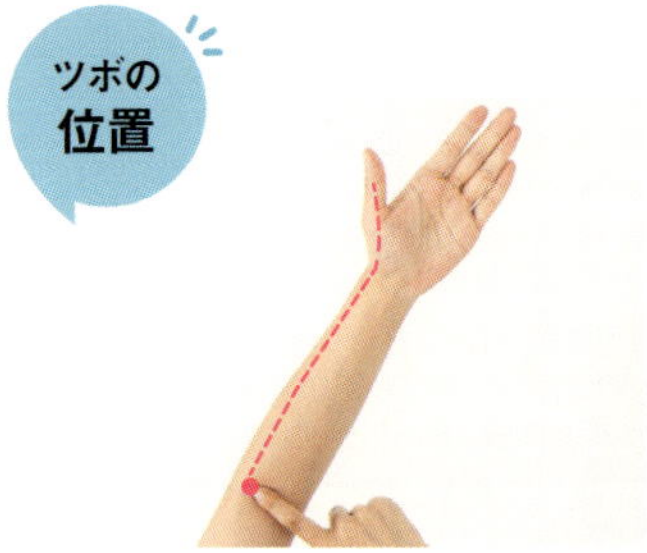
ツボの位置

肘を曲げたときにできる内側のシワの上で、親指の延長線上。

喉の痛みは、乾燥やウイルスにより扁桃腺が炎症を起こして腫れたときによく起こります。また、風邪などで咳が出るのはウイルスや細菌などの異物を痰とともに外に出そうとする防御反応のひとつ。ひどくなると声が出なくなる場合もあるので、早めに対処しましょう。即効性のあるツボは尺沢で、別名「扁桃のツボ」とも呼ばれています。咳止めの効果もあるので、会議中や、夜中に咳が止まらないときに押すと効果を発揮します。

改善方法

喉にいいとされる食材に大根やはちみつがあります。喉に不調を感じたら積極的に摂取してみましょう。

体の不調

風邪

頭痛、喉が痛い、だるい…
風邪の症状を和らげたい！

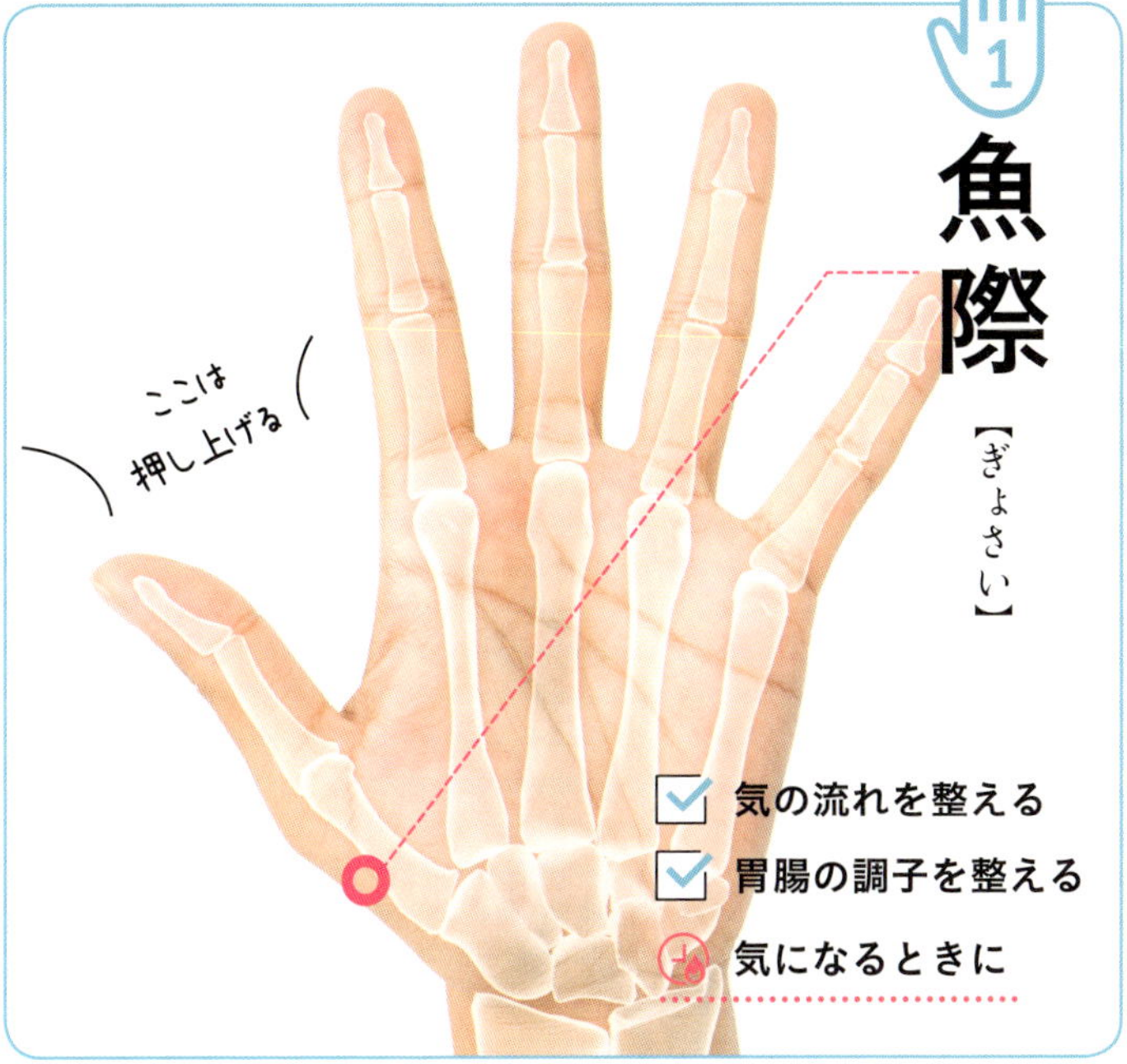
1
魚際【ぎょさい】
ここは押し上げる
気の流れを整える
胃腸の調子を整える
気になるときに

ツボの刺激法

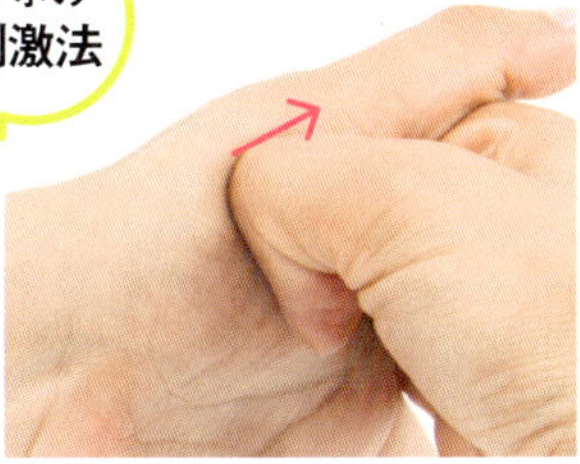

反対の手の親指の第一関節を当て、上に向かって押し上げる。

ツボの位置

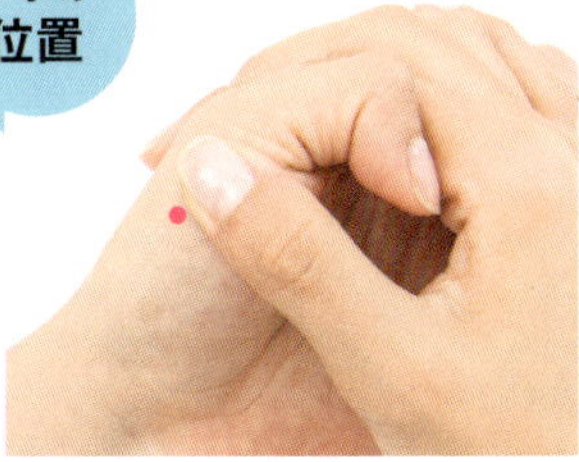

手の親指の付け根の骨の下。

風邪を引くと、悪寒や発熱などの症状があります。これは、東洋医学では「邪気が侵入した」状態で、体内の気のめぐりが悪くなった状態。初期なら、ツボ押しで気の流れを整え、十分に休息することが特効薬がわりになります。手の平の母子球が魚腹に似ていることからこの名前がついた魚際のツボは、咽頭や気管などの風邪の諸症状を和らげる効果が。また、全身の気の流れを整え、健康状態を良好に保ちます。

改善方法

熱で体力が落ちている場合は、滋養強壮効果のあるくず湯がオススメ。生姜を加えるとさらに有効。

体の不調

鼻水・鼻づまり・鼻炎

鼻のぐずぐずで集中力が低下
ツボと反射区でスッキリ改善！

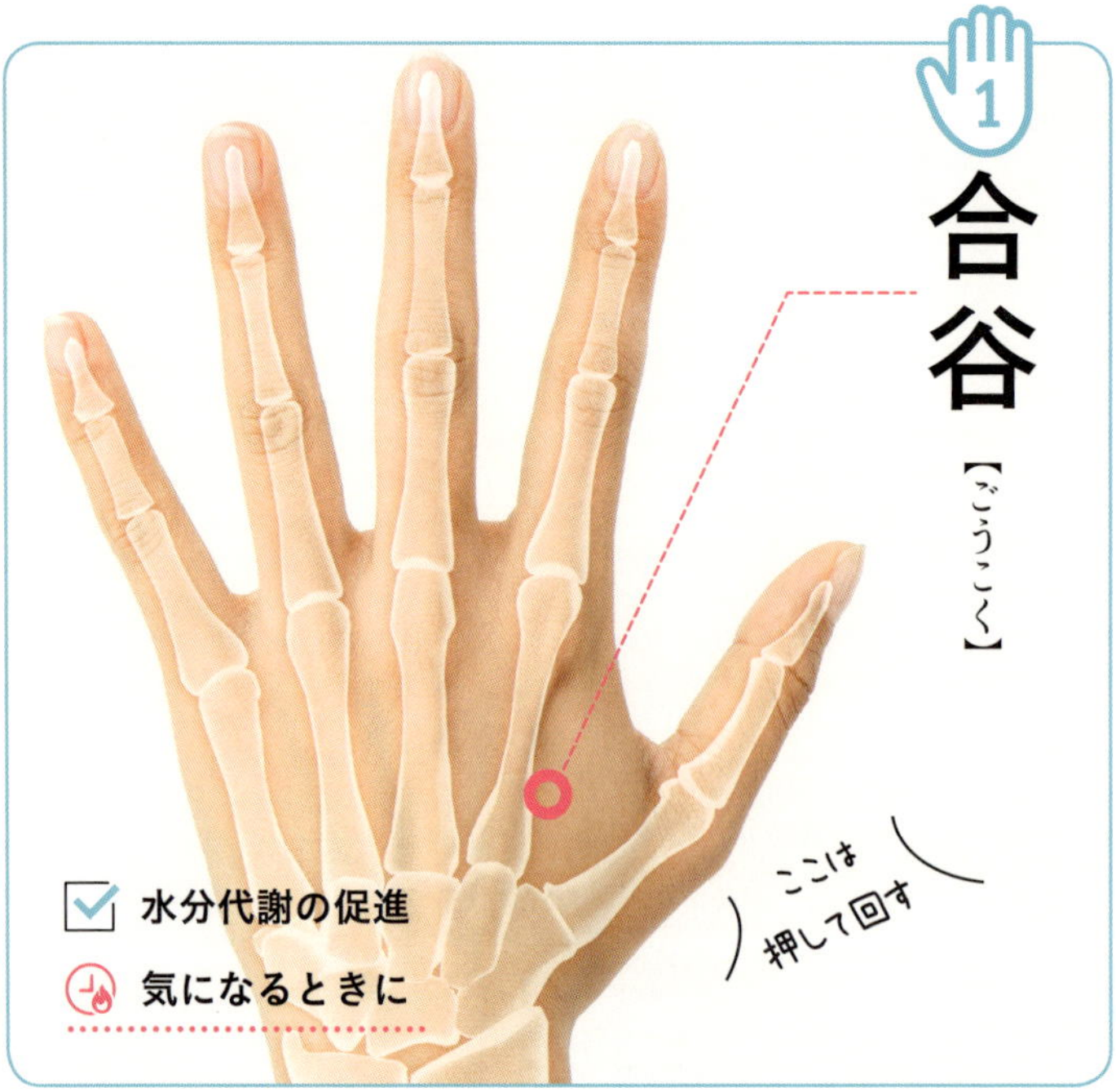
1
合谷
【ごうこく】
水分代謝の促進
気になるときに
ここは
押して回す

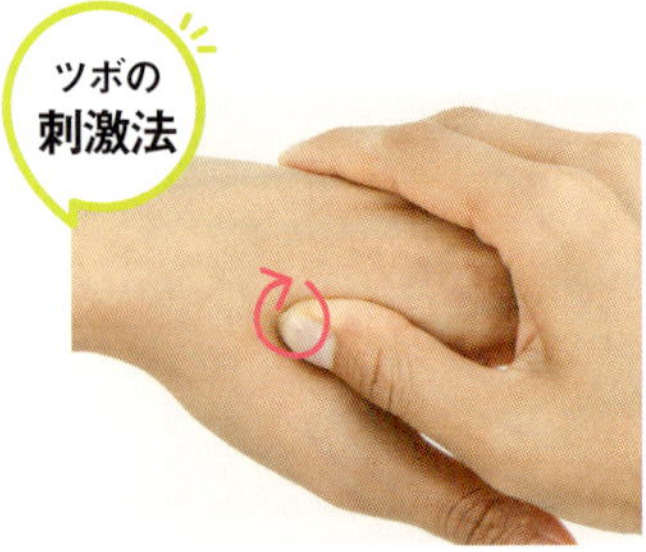
ツボの
刺激法

親指で時計回りに押しながら回す。または、第一関節の骨で押して動かす。

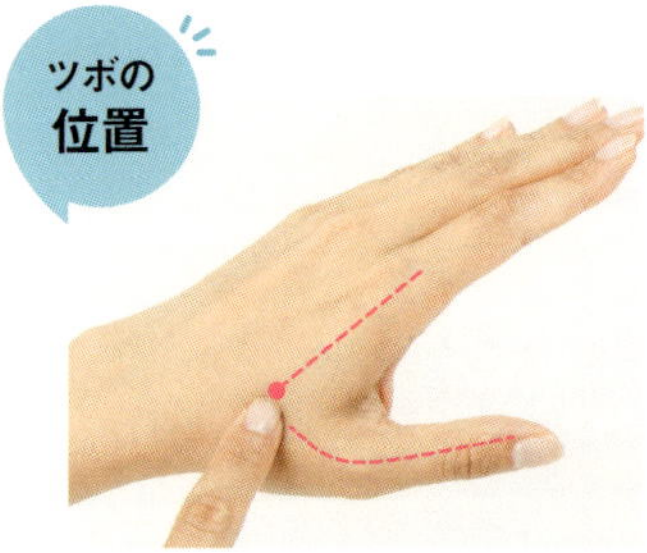
ツボの
位置

手の甲の人さし指と親指の間の骨のくぼみ。

鼻の症状を東洋医学で考えると、体内の水分代謝が滞り、肺が冷えている状態。鼻水や鼻づまりがあるときは、肺に対応している大腸のツボである合谷や曲池を押しましょう。顔の前面の滞りを解消し、水分代謝をスムーズにする効果があり、不快な症状を緩和します。また、風邪だけでなく、アレルギーなどの慢性的な鼻炎の場合は、こまめに鼻の反射区の刺激を。こり固まった部分がほぐれていくと、鼻づまりもラクになります。

改善方法

ユーカリやミントの精油は、鼻の症状を改善する効果が。マスクの内側に垂らして使うと気分も爽やかに。

2 曲池【きょくち】

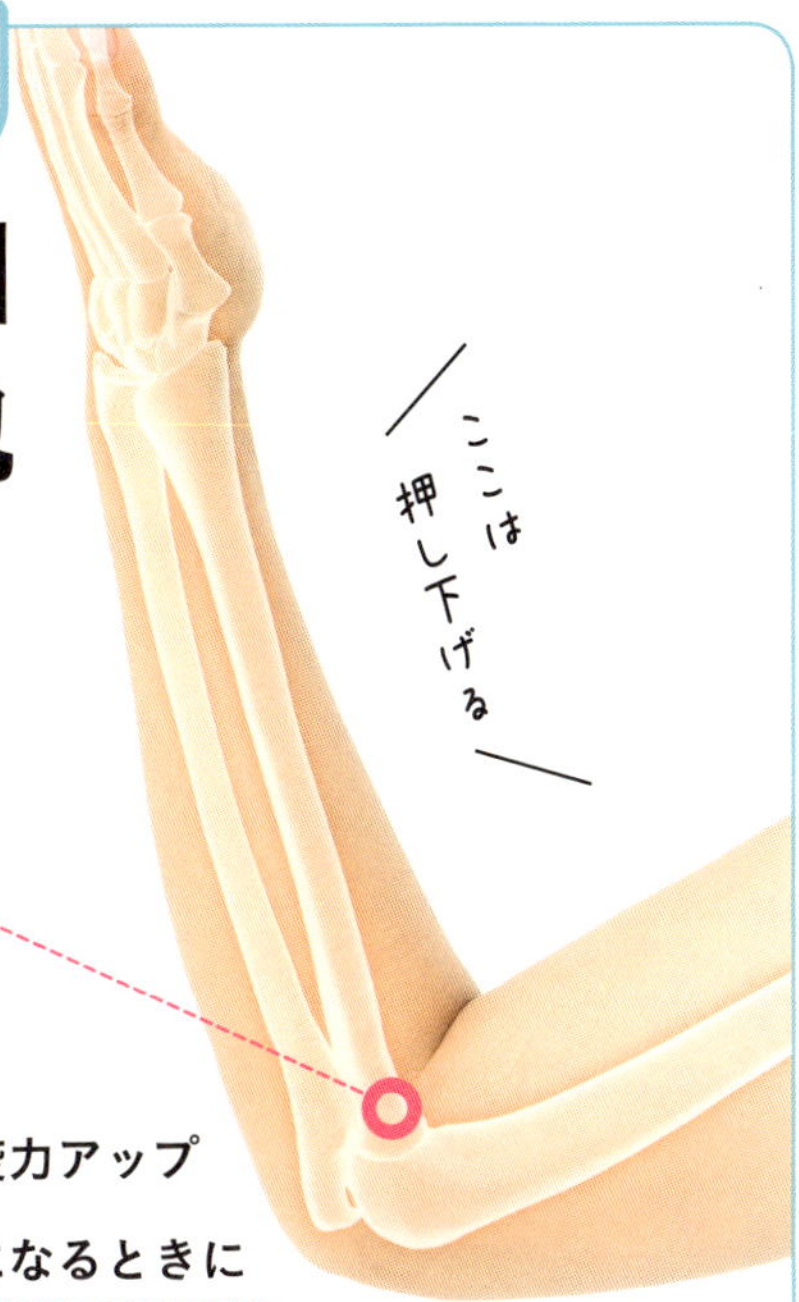
ここは押し下げる

- 免疫力アップ
- 気になるときに

ツボの位置

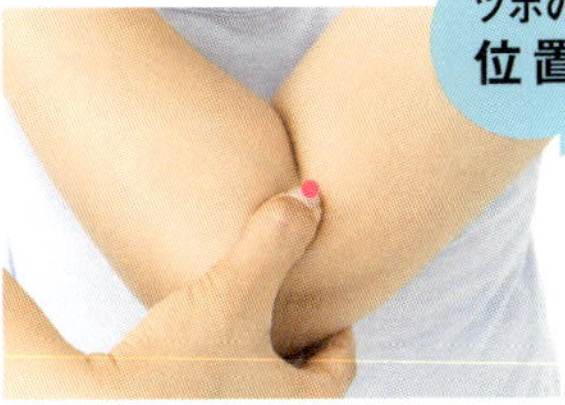

肘を曲げたときにできる横ジワの端。

ツボの刺激法

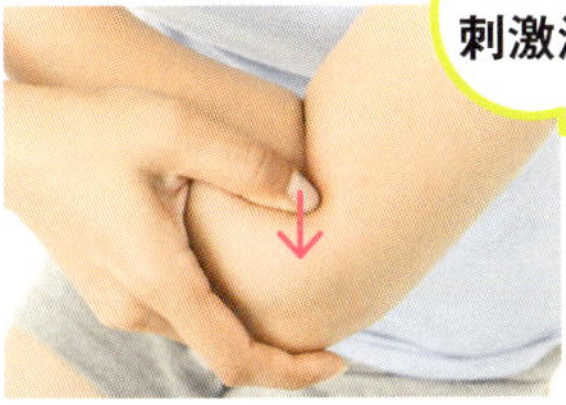

反対の手の親指で、肘の外側に向かって押し下げる。または、握った手の小指の付け根の骨で叩く。

3 鼻の反射区

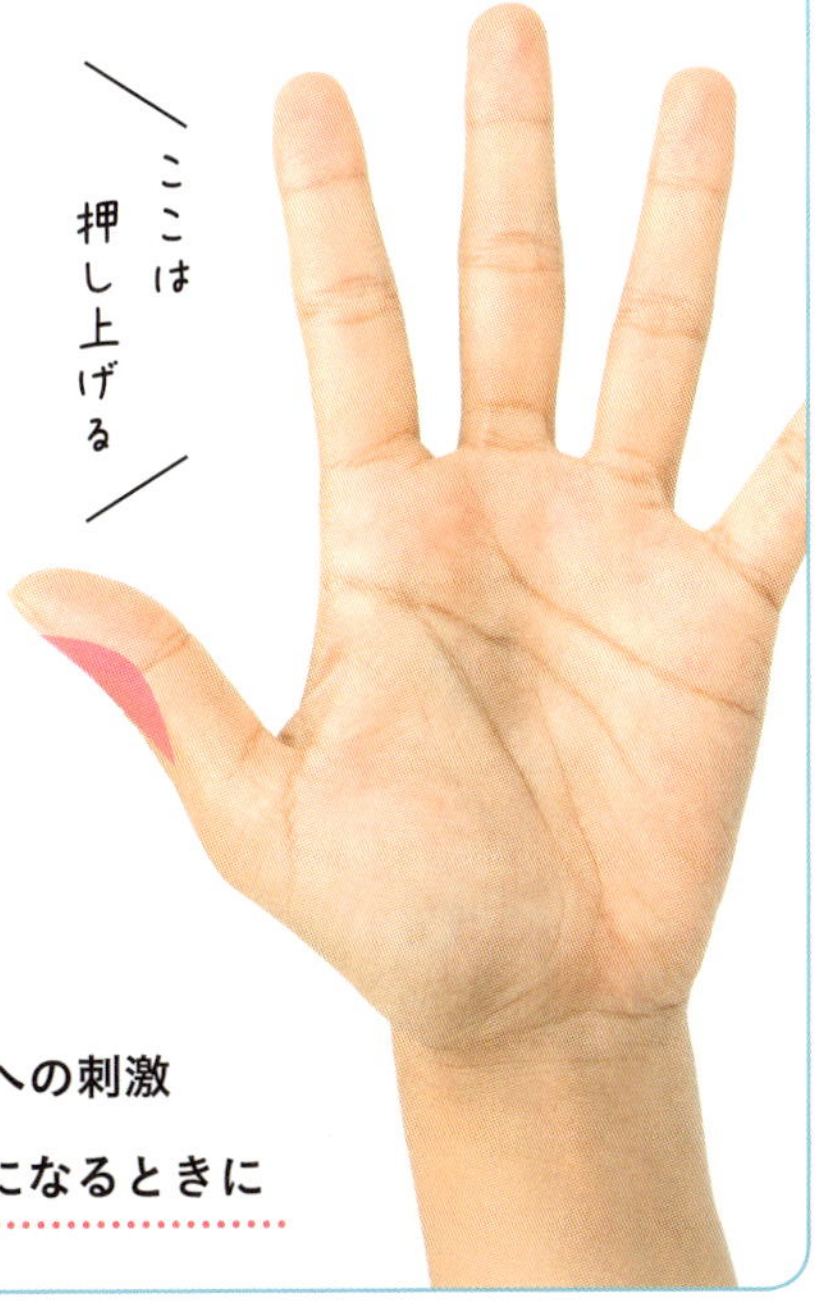
ここは押し上げる

- 鼻への刺激
- 気になるときに

反射区の刺激法

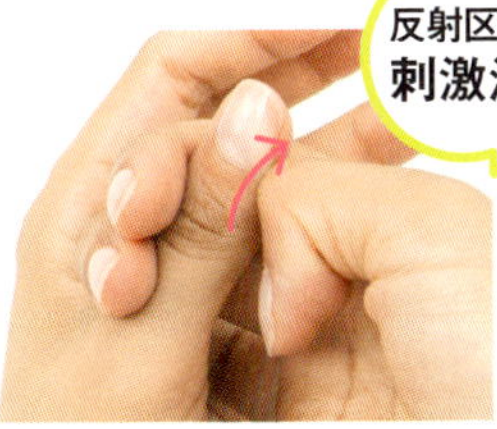

反対の手の人さし指と中指を引っ掛けて、親指の第一関節の骨で、指先に向かって押し上げる。

その他のツボ

足にある鼻の反射区（→ P.32）は親指の側面です。鼻づまりなどでなかなか寝付けないときなどにオススメです。

体の不調

花粉症

鼻水、目のかゆみ…
毎年辛い花粉症を抑えたい！

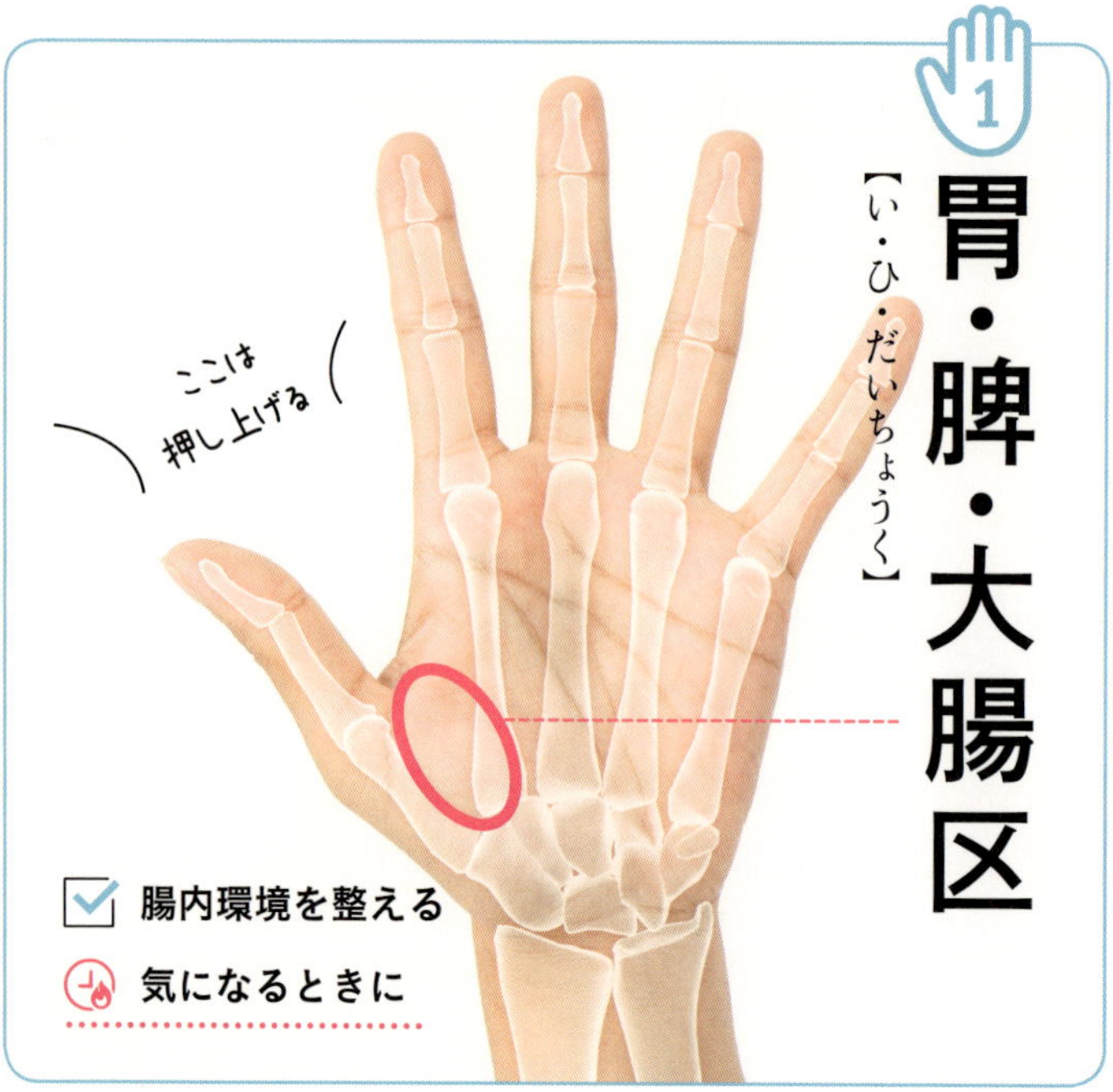
1
胃・脾・大腸区
【い・ひ・だいちょうく】
ここは押し上げる
腸内環境を整える
気になるときに

ツボの刺激法

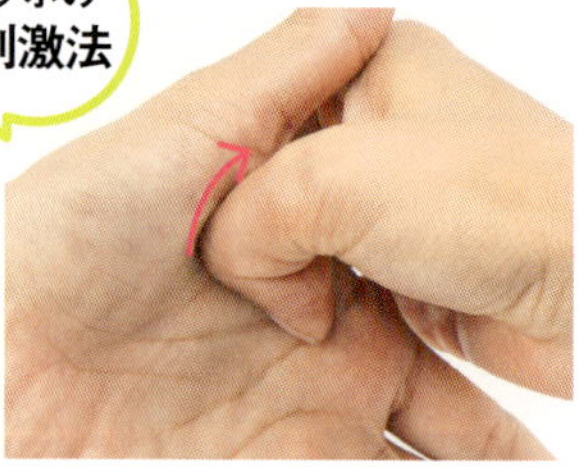

反対の手の親指の第一関節を当て、押し上げる。

ツボの位置

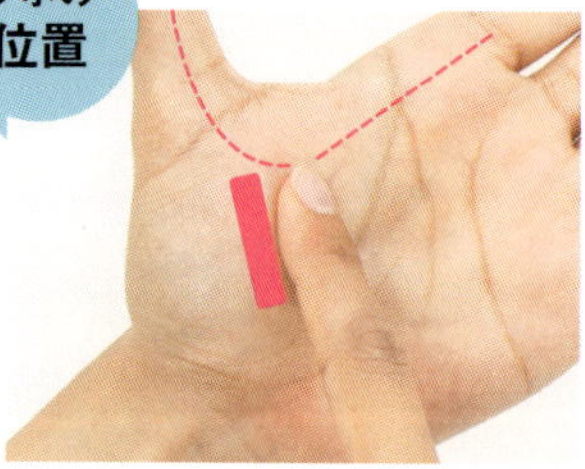

手の人さし指と親指が交差した、ふくらみの脇。

花粉の季節に、多くの人を悩ませる鼻のムズムズやくしゃみ、目のかゆみや肌荒れ。これらの症状は、アレルギーと関係が深く、免疫機能が過剰に反応するのが原因です。そこで、免疫機能の7割を司る腸内環境を整え、花粉症を予防しましょう。オススメは、腸を活性化させるツボ。積極的に押すことで花粉症の症状を緩和し、アレルギーに負けない腸に整えることができます。また、デトックス効果も期待できます。

改善方法

ビフィズス菌は腸内のバランスを整えます。良質なサプリメントやヨーグルトを味方につけましょう。

体の不調

耳鳴り

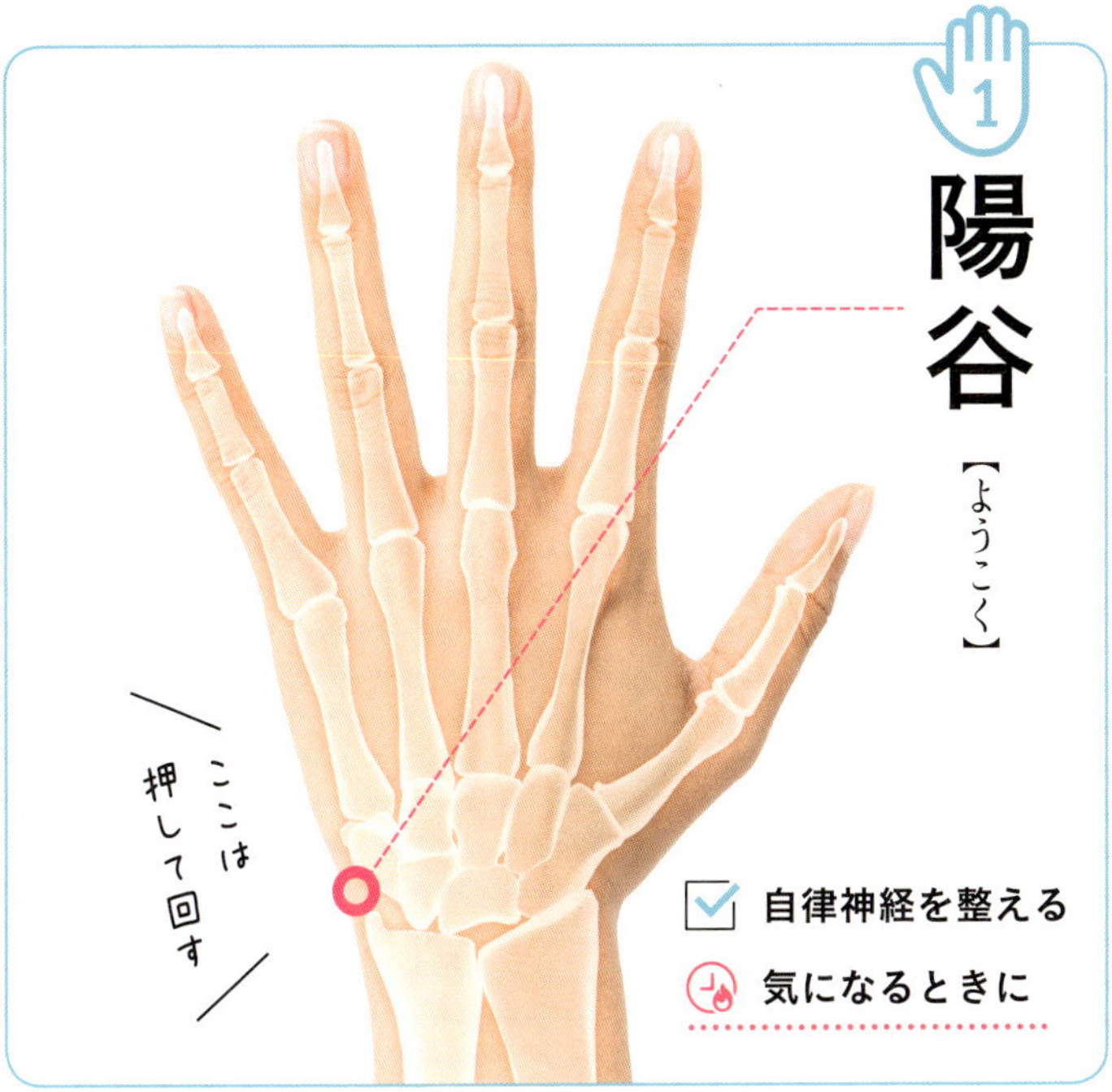
1
陽谷
【ようこく】
ここは押して回す
自律神経を整える
気になるときに

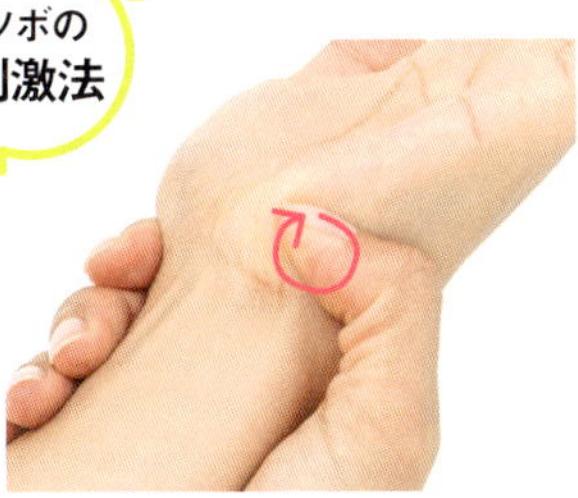
ツボの刺激法

反対の手の親指の側面を当て、時計回りに押して回す。

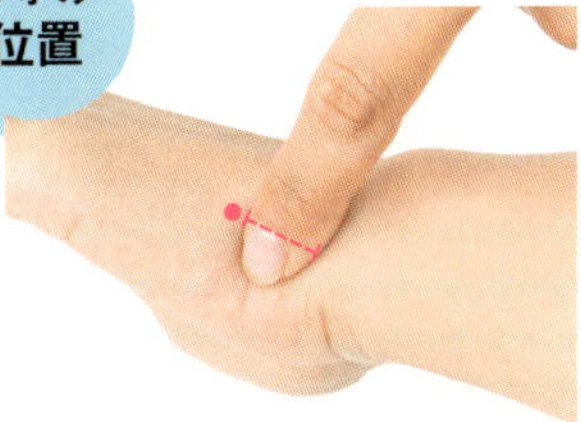
ツボの位置

小指側の手首の出っ張った骨より指1本分上のくぼみ。

「キーン」「ジー」などの耳鳴りストレスが原因のときには？

耳鳴りの原因は、脳神経や鼓膜の異常などの病気と関わりがあるもの、もしくは、ストレスや疲れなどによる自律神経のバランスの乱れからきているものがあります。一時的な耳鳴りの場合は、自律神経や肩、首のこりが関係していることが多く、ツボ押しが効果的。手首にある陽谷は、耳鳴りのほかに、めまい、吐き気、肩や首のこりを緩和するツボといわれています。気力が低下しているときにも有効です。

改善方法

耳鳴りは、生活習慣とも密接な関係が。十分な睡眠、バランスの良い食生活など、生活習慣を見直して。

体の不調

胃もたれ・食べ過ぎ

暴飲暴食して胃がムカムカする…
少し食べ過ぎてしまったときに

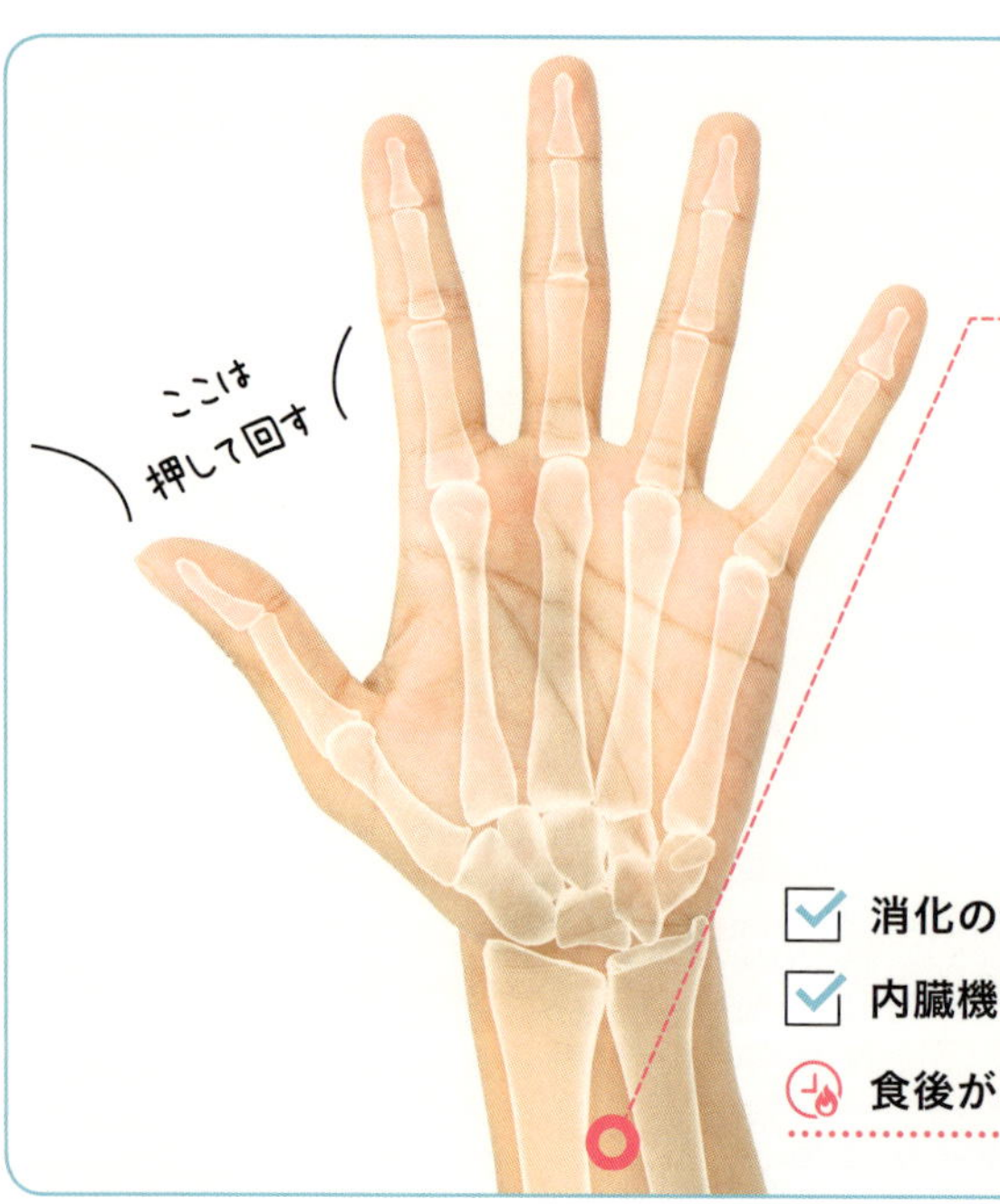

内関【ないかん】

- 消化の促進
- 内臓機能の向上
- 食後がオススメ

ツボの刺激法

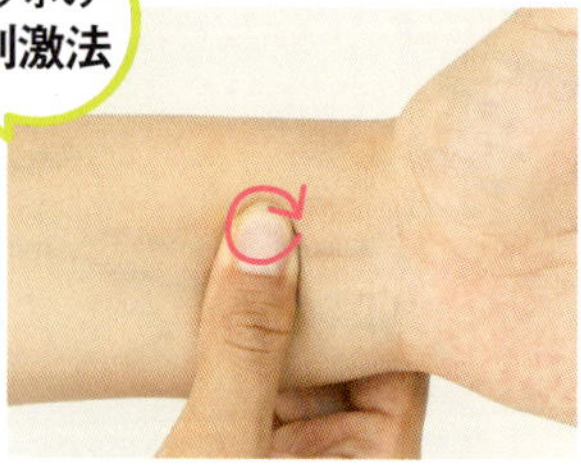

反対の手の親指を当て、時計回りに押して回す。

ツボの位置

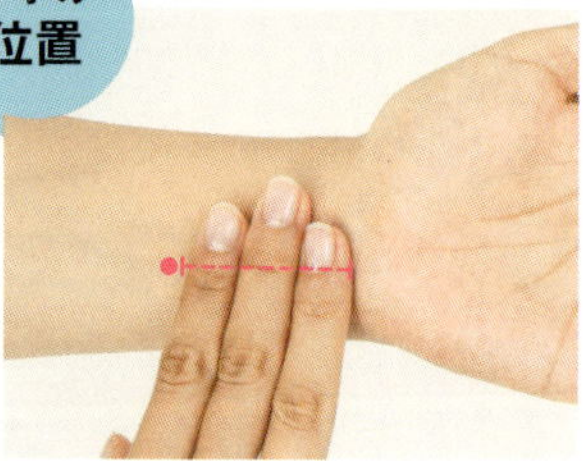

手首を曲げたときにできるシワから指幅３本分下。

つい食べ過ぎてしまって胃が気持ち悪い、お腹が張る、吐き気がするなどの症状は、多くの人が経験があるでしょう。通常は、胃に入った食べ物は2～3時間ほどで消化しますが、暴飲暴食をすると胃の働きが低下し、消化が追いつかない状態に。そこで、消化を促す内関のツボと、胃腸の働きを整える足三里をセットで押しましょう。胃がスッキリするはずです。また、吐き気がするときは、三陰交のツボを押すと即効性があります。

改善方法

胃がもたれているときは大根おろしがオススメ。酵素のアミラーゼやプロテアーゼが消化を促進します。

1 足三里【あしさんり】

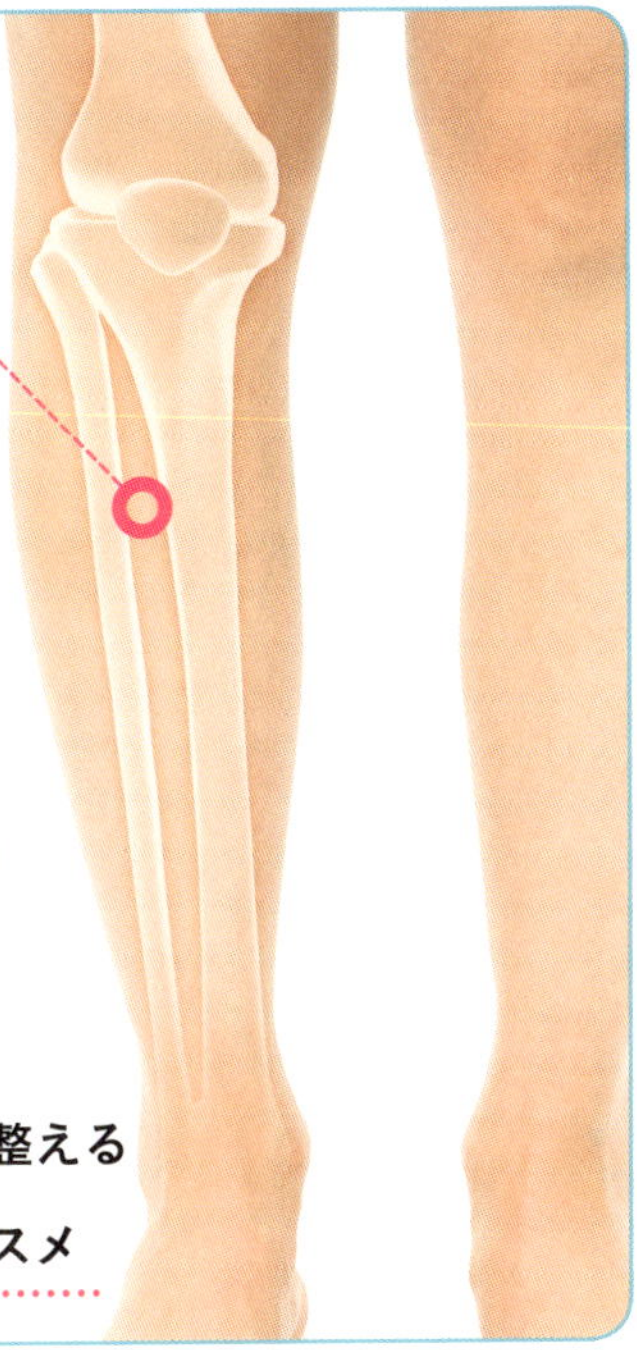

☑ **胃の調子を整える**

食後がオススメ

ツボの位置

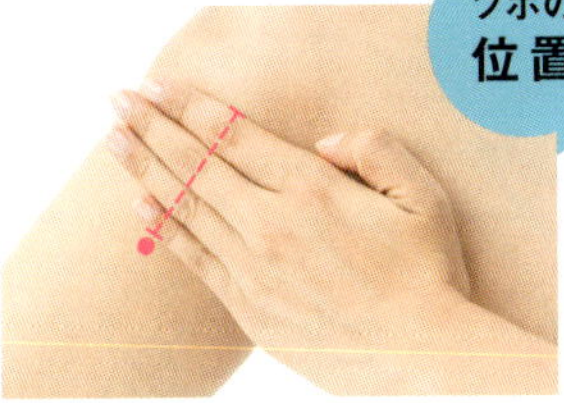

膝の外側で、お皿の下のくぼみから指幅４本分下。

ツボの刺激法

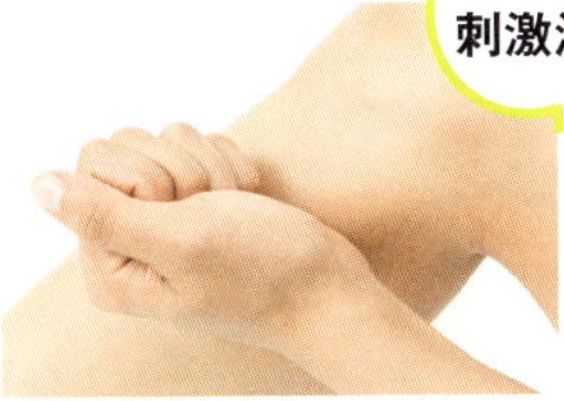

握った手の小指の付け根の骨で叩く。または、親指の腹で押しながら回す。

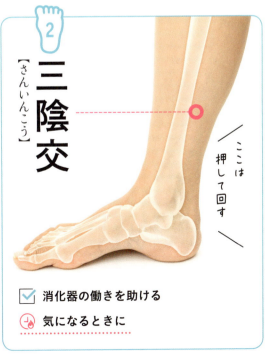

2 三陰交【さんいんこう】

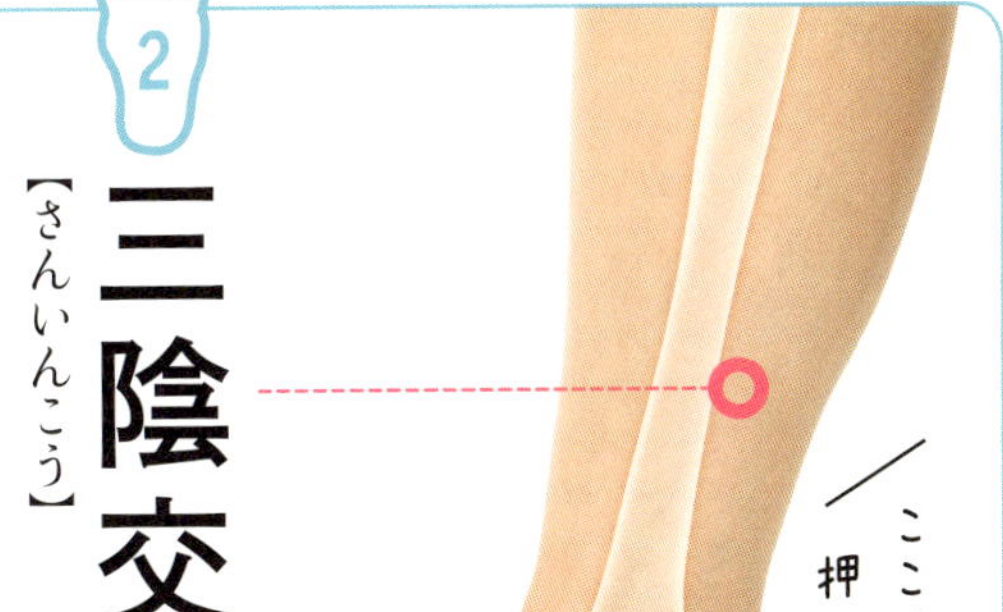

☑ **消化器の働きを助ける**

気になるときに

ツボの位置

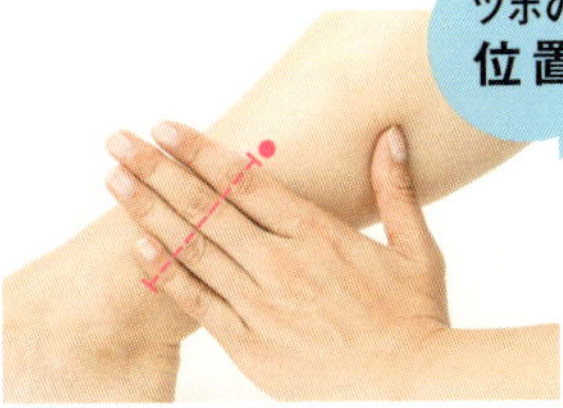

くるぶしの内側の大きな骨の上から指幅４本分上。

ツボの刺激法

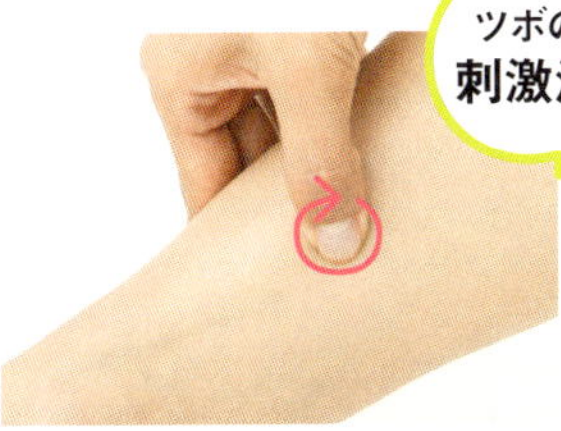

手の親指で時計回りに押して回す。

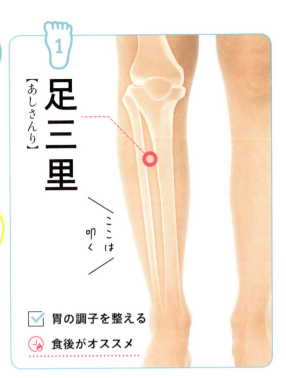

体の不調

二日酔い

飲み過ぎによる吐き気に頭痛…
二日酔いで辛い朝を何とかしたい

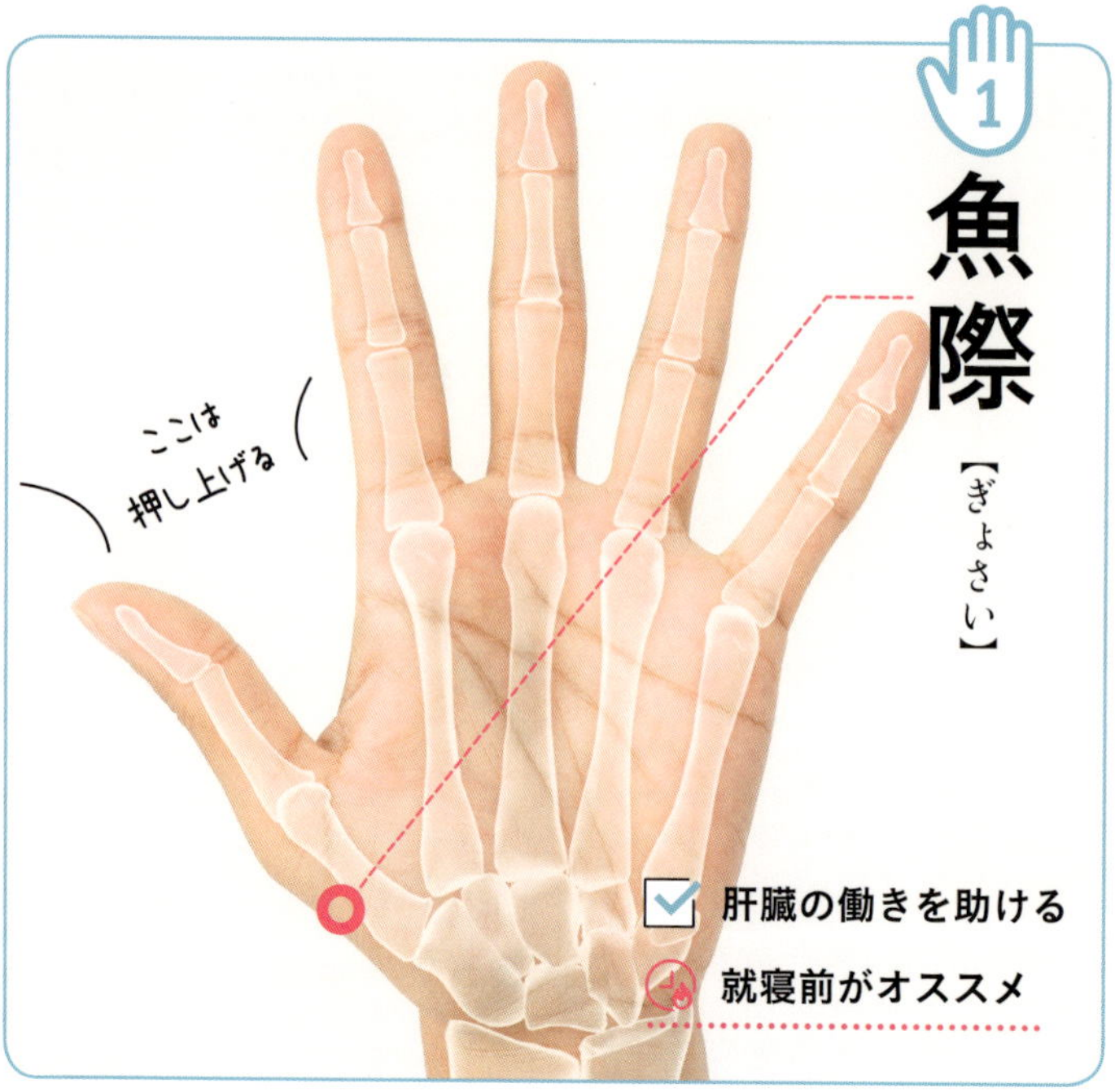

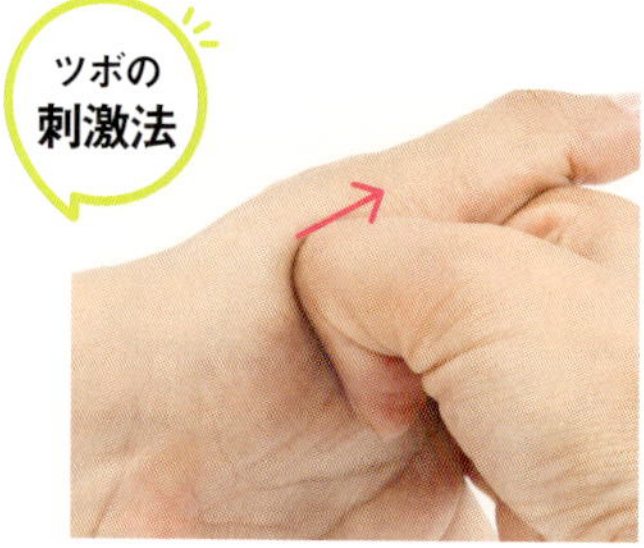

反対の手の親指の第一関節を当て、上に向かって押し上げる。

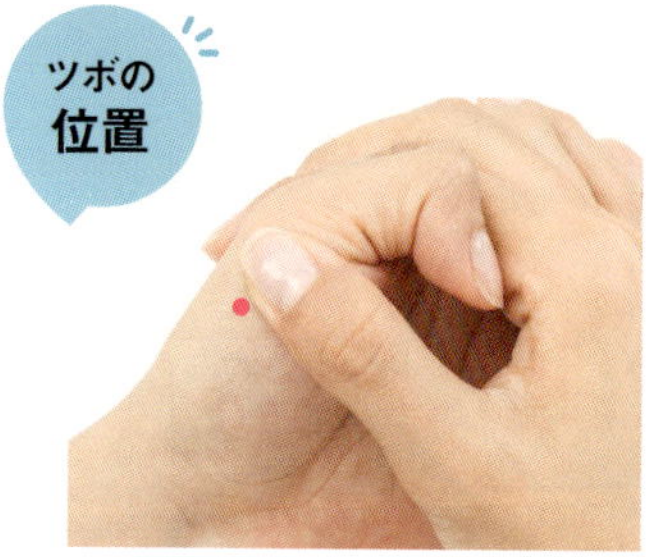

手の親指の付け根の骨の下。

アルコールは肝臓で分解されますが、摂取し過ぎると有害物質アセトアルデヒドの血液濃度が上がり、さまざまな二日酔いの症状を引き起こします。そんな辛い症状を落ち着かせたいときに効果的なツボが、アセトアルデヒドの分解を促進させる魚際。親指の骨の付け根の下の手のひら側にあります。両手のツボを触って痛みを感じる方を積極的に押しましょう。吐き気を鎮める効果もあるので、通勤途中の電車内や会議中にもオススメ。

改善方法

二日酔いの朝は肝臓の解毒作用を助けるシジミの味噌汁がオススメ。体質に合ったお酒選びも必要です。

体の不調

酔い止め

乗り物酔いやつわりによる吐き気には自律神経を整えるツボで対処を！

1

内関【ないかん】

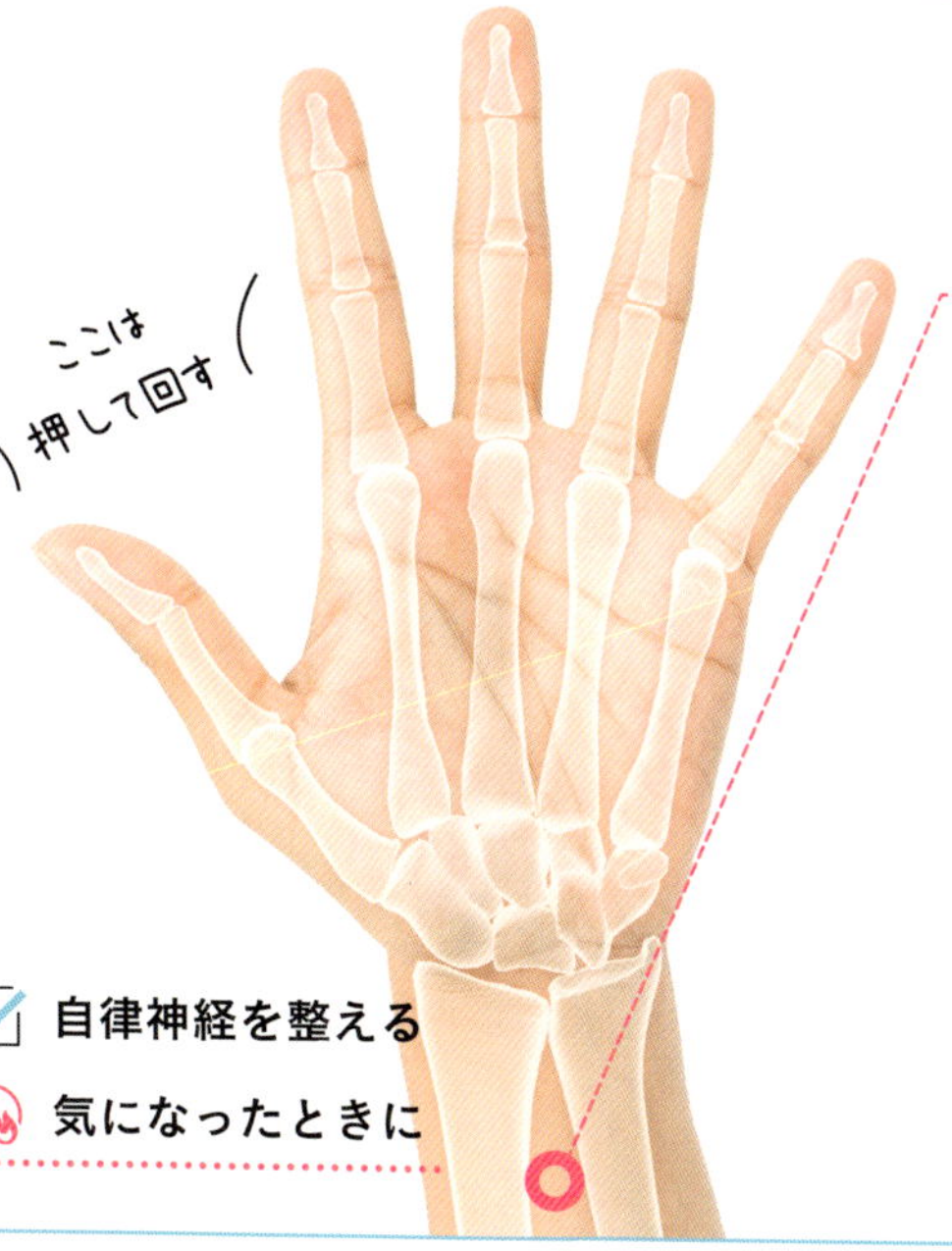

自律神経を整える

気になったときに

ツボの刺激法

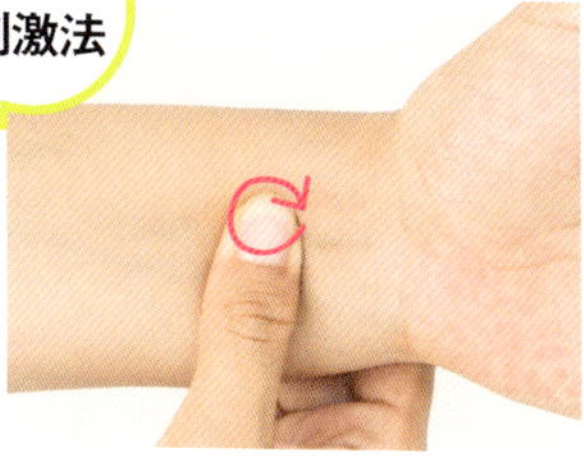

反対の手の親指を当て、時計回りに押して回す。

ツボの位置

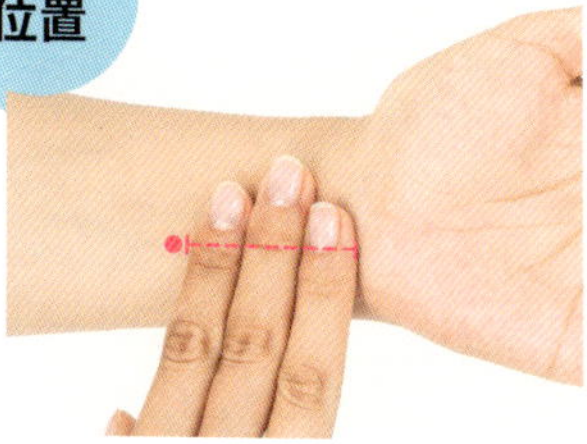

手首を曲げたときにできるシワから指幅３本分下。

車やバス、飛行機などの揺れによる吐き気や胃のムカムカはとても辛いもの。これは、不規則な揺れで内耳にある三半規管が刺激され、自律神経や平衡感覚が乱れて引き起こされると言われています。酔いそうだと思ったら、内関のツボを押しましょう。自律神経のバランスを整え、酔いによる症状を緩和します。また、つわりによる強い吐き気を和らげたり、ストレスやイライラ、不安を鎮める効果も期待できます。

改善方法

電車に乗るときにつり革につかまらず立つ訓練を。バランス感覚が鍛えられます。

動悸・息切れ

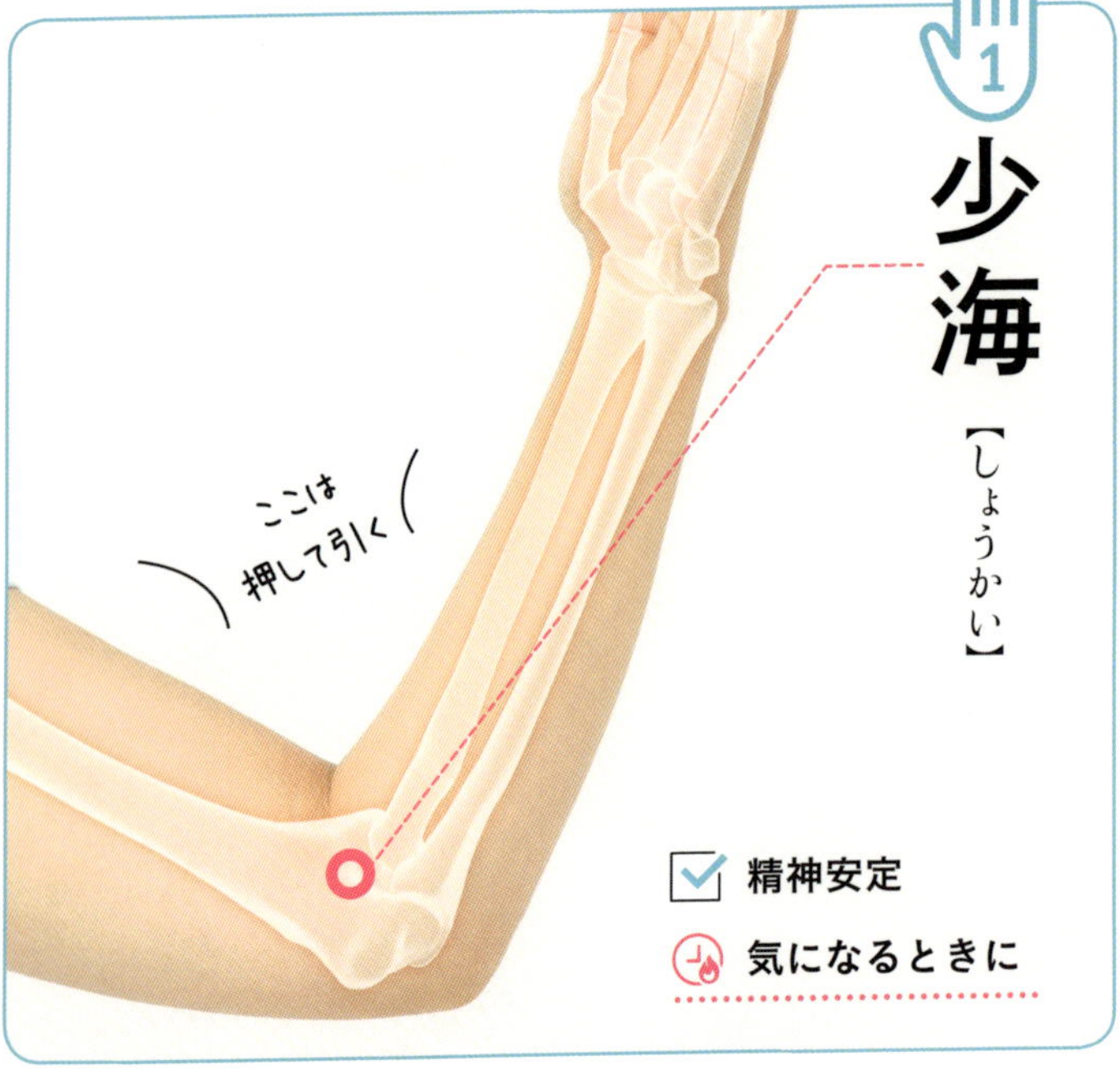
1
少海
【しょうかい】
ここは押して引く
精神安定
気になるときに

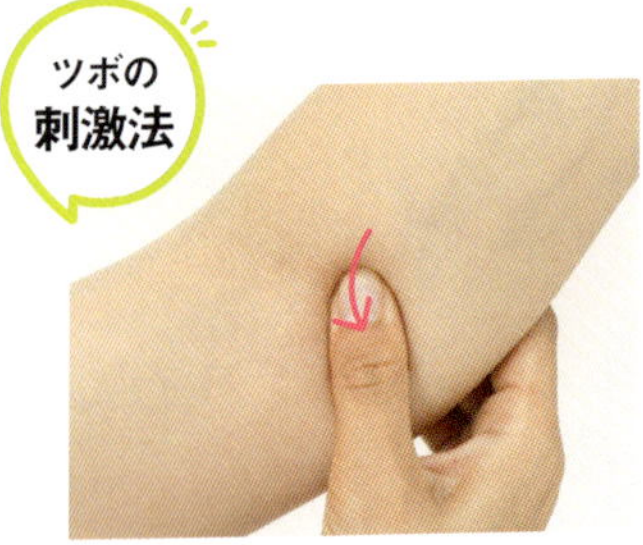
ツボの刺激法

親指で肘の内側方向に押して引くか、握った小指の付け根の骨で叩く。

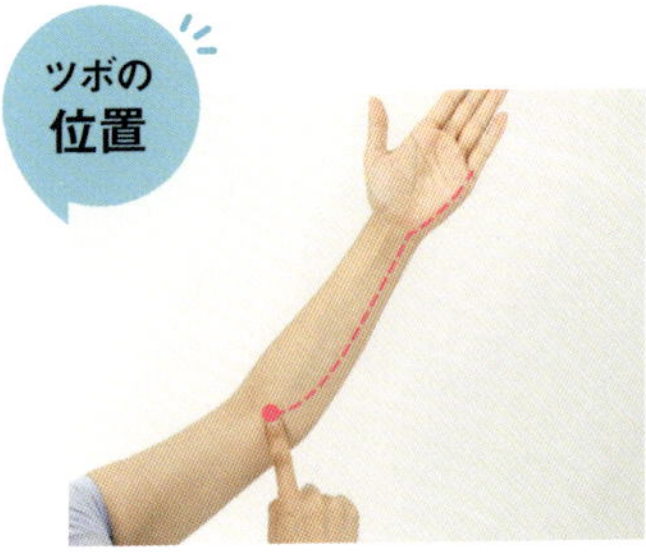
ツボの位置

腕を曲げたときにできるシワの上で、小指の延長線上。

原因がわからない動悸や息切れは自律神経の乱れが原因かも

階段を駆け上ったり、激しい運動をしたときは誰でも呼吸が荒くなるものですが、平常時に息切れや動悸がするときは、心臓の働きが低下している場合があります。病院で検査して何も異常がないのなら、ストレスによる自律神経の乱れが考えられます。息苦しくなったときは、少海のツボを押してみましょう。副交感神経が優位になり、心拍を安定させる効果が。また、心臓の反射区は心疾患の予防に効果が期待できます。

改善方法

ストレスが原因の場合は、自律神経を落ち着かせるために、ゆっくりと入浴をする時間を作りましょう。

1

心臓の反射区

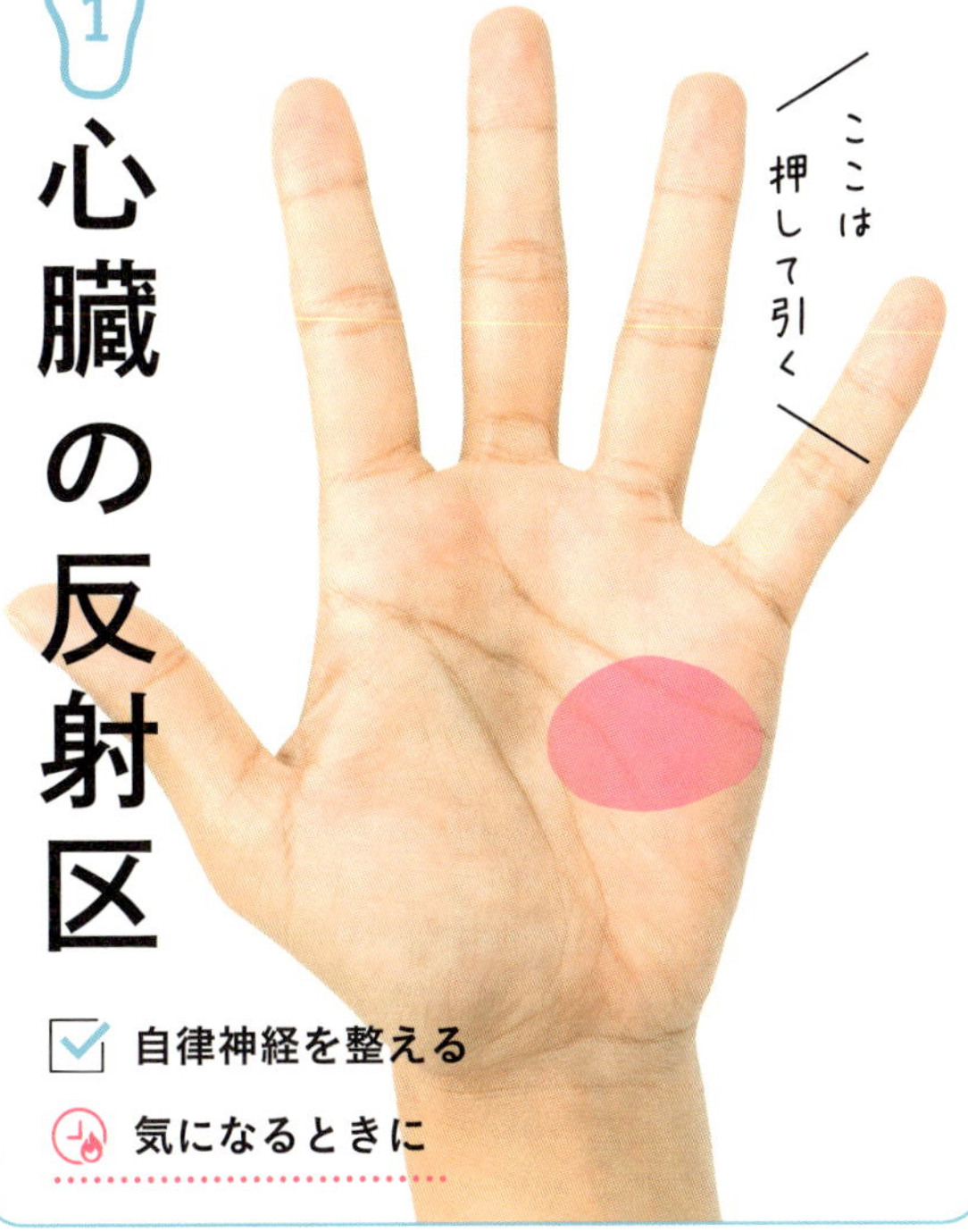

☑ 自律神経を整える

気になるときに

その他のツボ

心の平穏を維持する心包経のツボも、症状緩和に期待ができます。 内関（→ P.27）は精神を落ちつかせる効果と、肝機能をサポートする効果があるのでオススメです。

反射区の刺激法

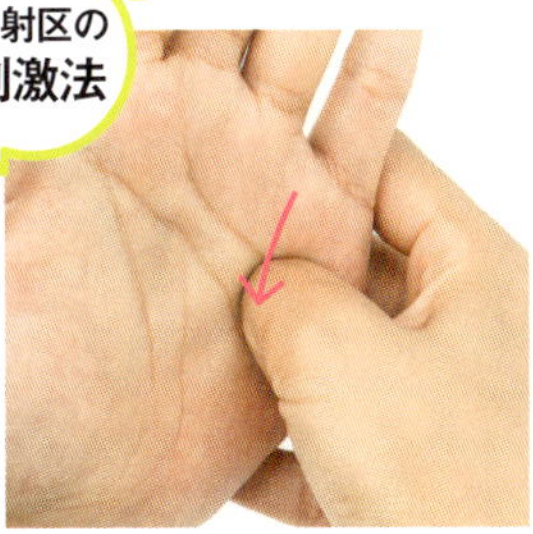

反対の手の親指の第一関節を当て、押しながら手首側へ引く。

お助け反射区

急なしゃっくりを止めたいときの救世主

食べ過ぎや飲み過ぎ、しゃべり過ぎたときなどに、横隔膜が痙攣して起こるのがしゃっくり。すぐに止めたいときは、足の甲にある横隔膜の反射区（→ P.32）を刺激してみましょう。

体の不調

不眠

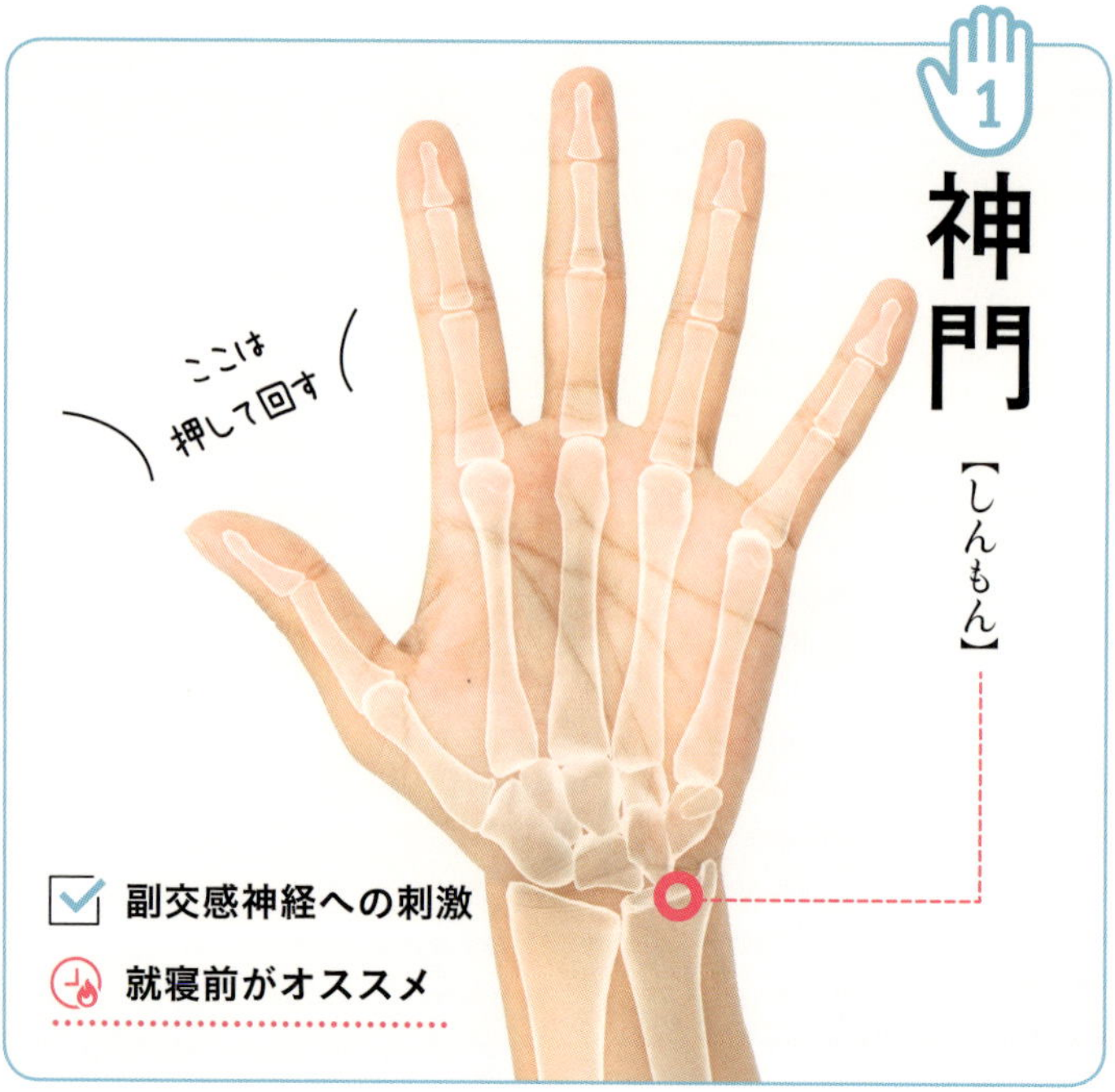

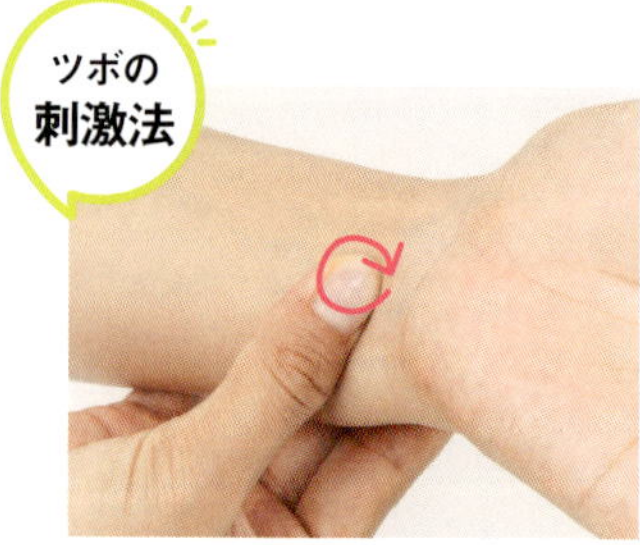

反対の手の親指の側面を当て、時計回りに押して回す。

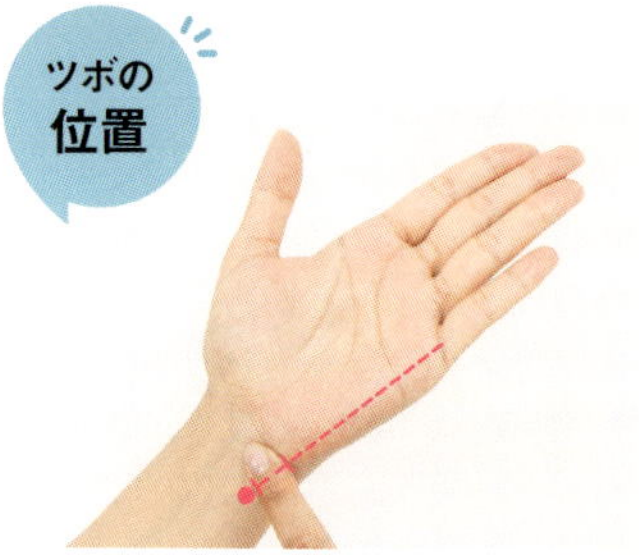

手の小指の延長線上で、手首のシワのから指幅１本分下。

寝付きが悪い、眠りが浅い…不眠の悩みにはツボ押しが有効！

眠っても夜中に起きてしまう、寝ても疲れが取れないなど、精神面でも体調面でも大きく疲労を感じるのが不眠。主な原因として、自律神経のひとつで、活動を司る交感神経が優位になっていることが考えられます。そこで、神門のツボを押し、休息の自律神経である副交感神経のスイッチを入れてリラックスしましょう。また、女性の場合は手足の冷えが原因になることもあるので、照海を押して血流を促進させましょう。

改善方法

ブルーライトも不眠の原因に。就寝前の1時間はパソコンやスマートフォンを見ないようにしましょう。

1

照海【しょうかい】

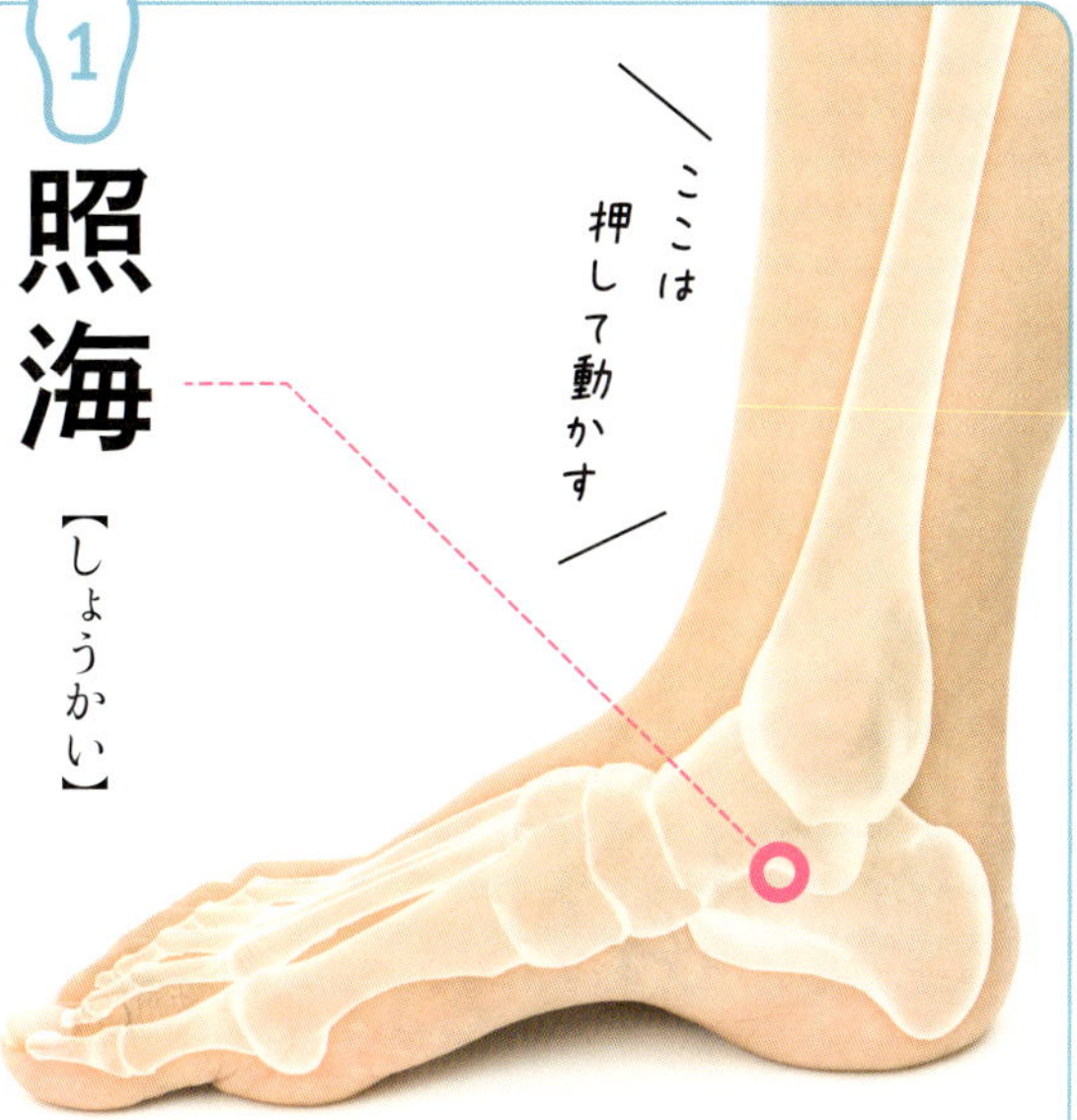

血流促進

就寝前がオススメ

その他のツボ

手の中指のツメの横にある中衝（→P.26）と、くるぶしの内側にある大きな骨から指幅４本分上にある三陰交（→P.30）も、不眠に即効性のあるツボ。全身をリラックスさせ、深く質の良い睡眠に導きます。

ツボの位置

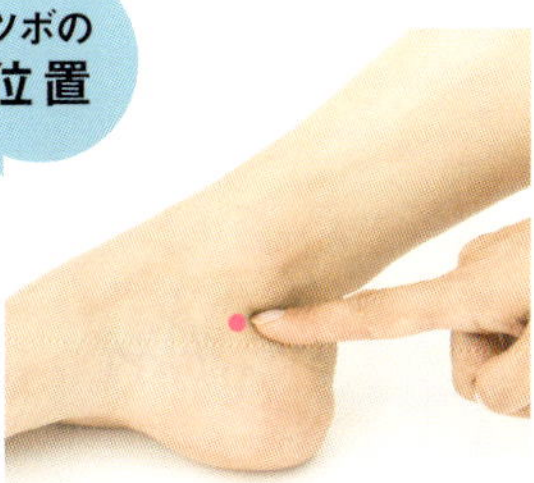

くるぶしの内側にある、大きな骨の下。

ツボの刺激法

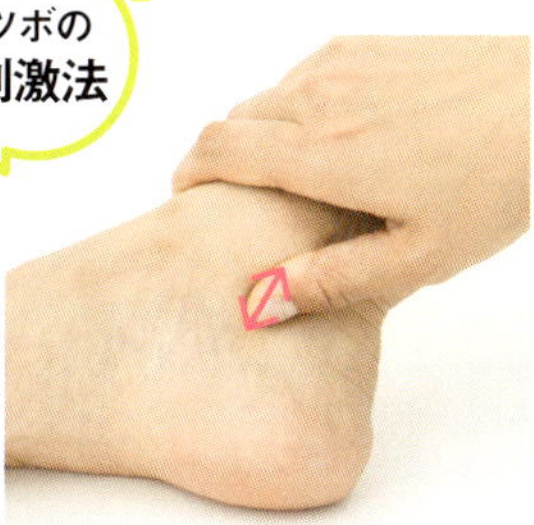

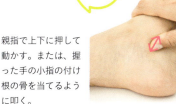

親指で上下に押して動かす。または、握った手の小指の付け根の骨を当てるように叩く。

お助けツボ

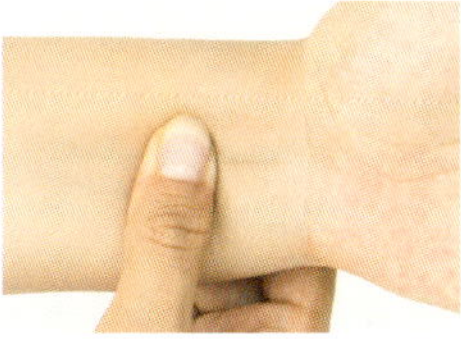

いびきがうるさくて困る！家族のいびき対処法

家族や恋人のいびきがうるさくて眠れない！　というときは、相手の手首にある内関（→P.27）のツボをそっと刺激してみましょう。または、手の親指の側面をなぞってあげるのも、いびきの改善に有効。

体の不調

めまい

ふらつきを感じたら、自律神経を安定させて症状を緩和

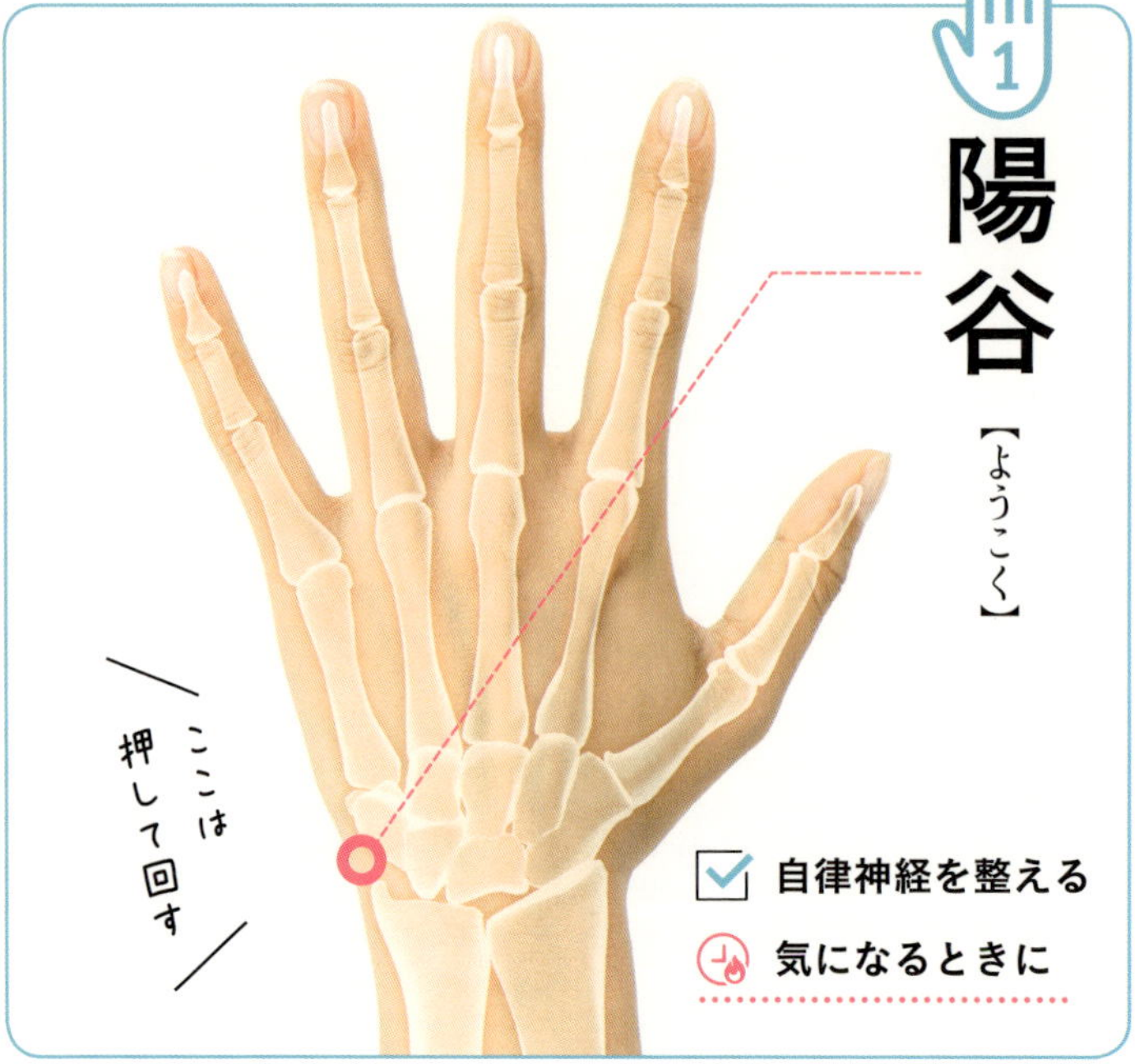

ツボの刺激法

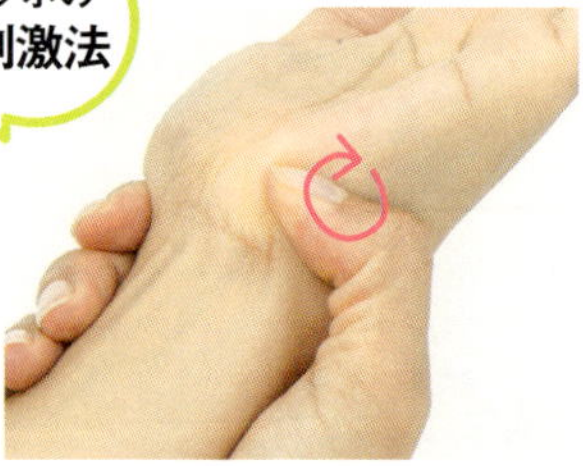

反対の手の親指の側面を当て、時計回りに押して回す。

ツボの位置

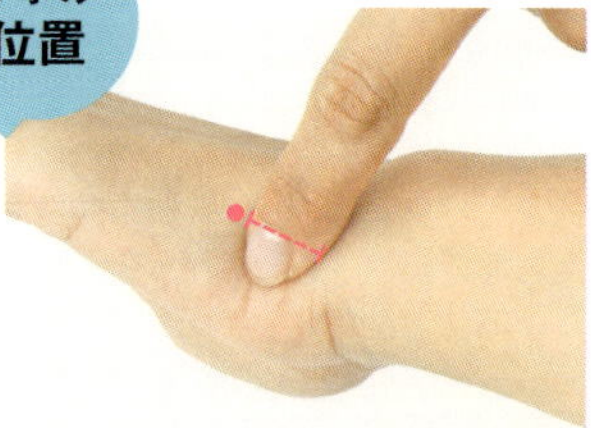

小指側の手首の出っ張った骨より指1本分上のくぼみ。

めまいの多くは、ぐるぐると目が回るもの、ふわふわと宙に浮いているようなもの、立ちくらみの3種類があります。まずは医療機関で原因をつきとめ、治療と同時にツボ刺激を行いましょう。陽谷はめまいの大きな要因となる自律神経のバランスを整え、併発しやすい耳鳴りにも効果的。また、耳と目の反射区を一緒に刺激することで、三半規管の働きを正常にします。ストレスが原因の場合は、三叉神経の反射区への刺激も有効です。

改善方法

女性のめまいに多いのが、貧血によるもの。レバーやカツオ、イワシなど鉄分の多い食材を摂りましょう。

2 耳、目の反射区

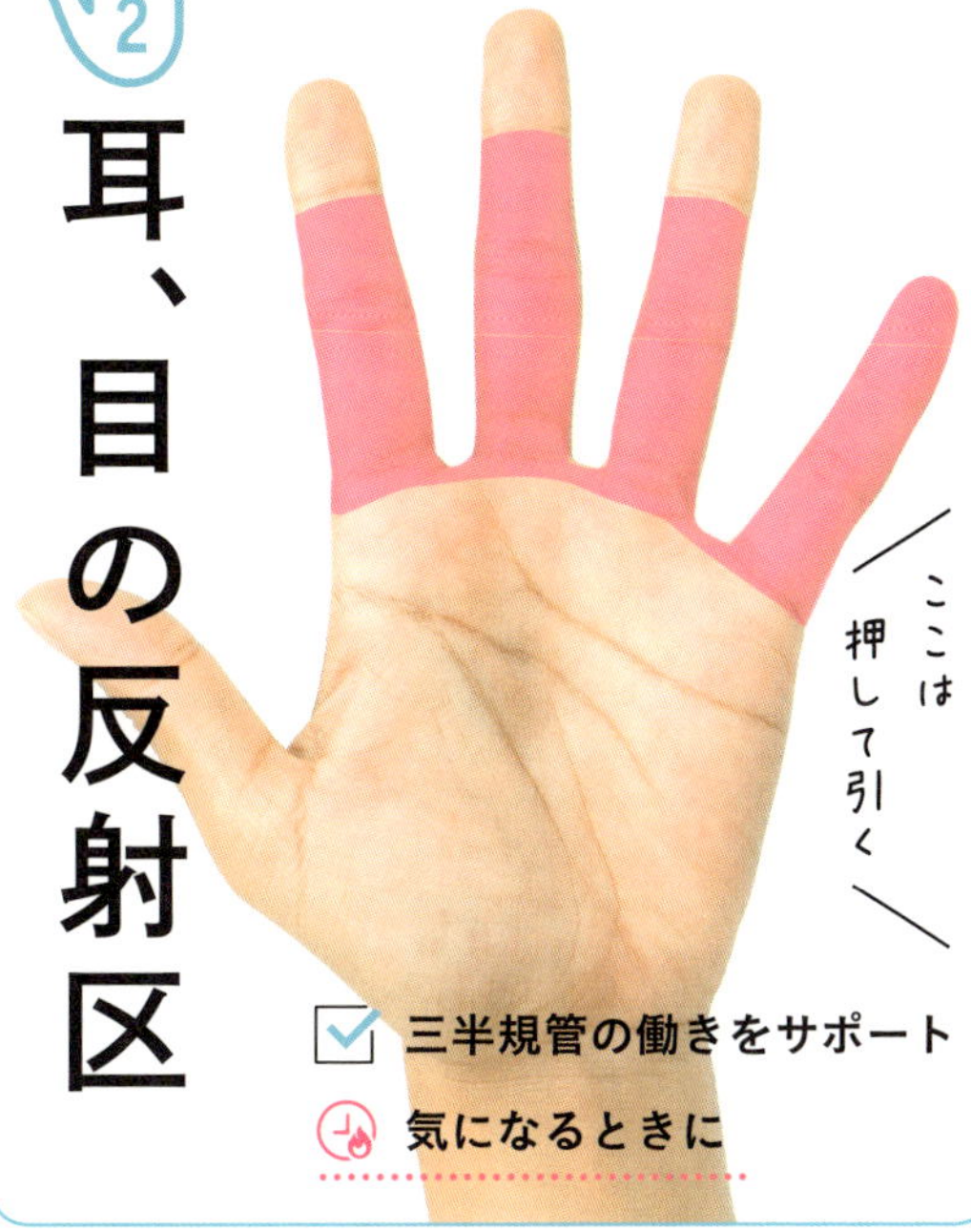
ここは押して引く

☑ 三半規管の働きをサポート

気になるときに

反射区の刺激法

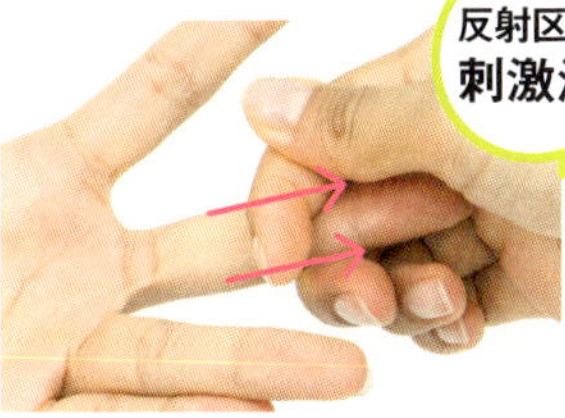

人さし指または中指を反対の手の人さし指と中指で挟み、第一関節を押し当てながら指先に向かって引く。

反射区の刺激法

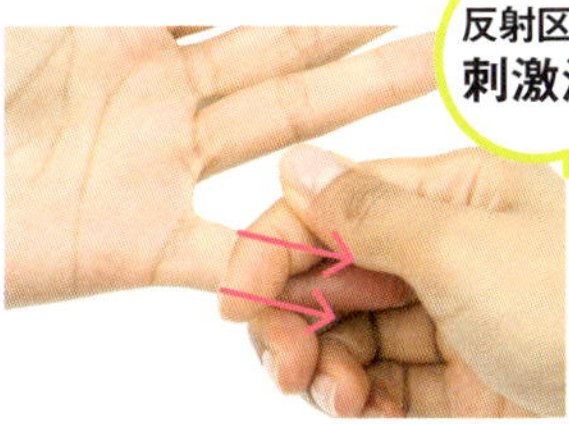

薬指または小指を反対の手の人さし指と中指で挟み、第一関節を押し当てながら指先に向かって引く。

1 三叉神経の反射区

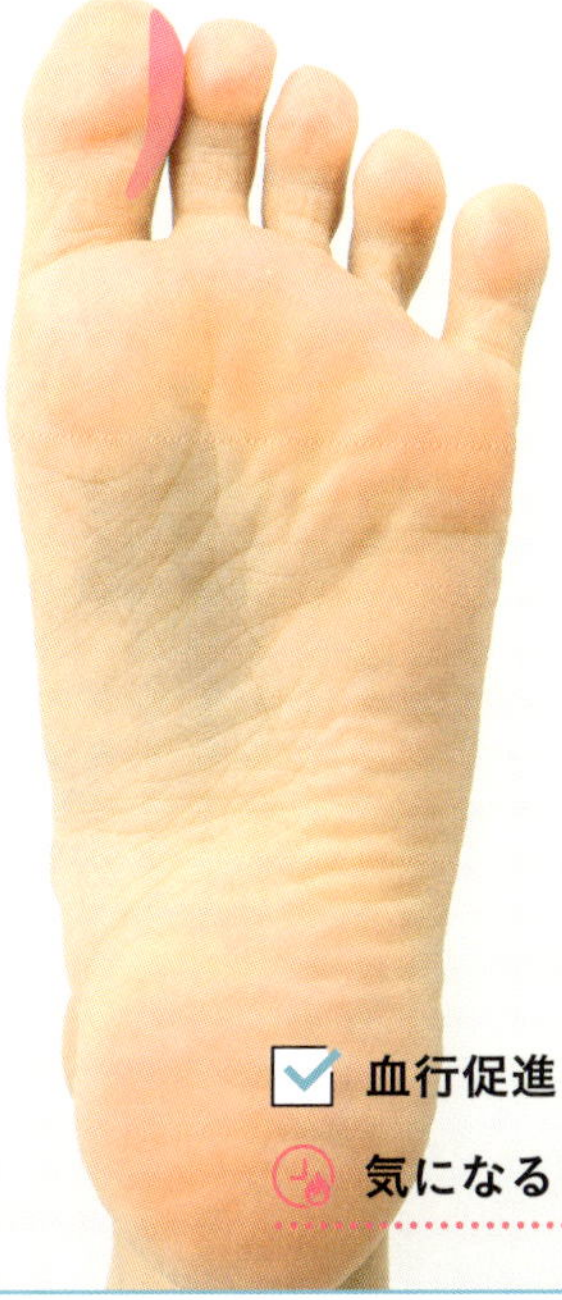
ここは押して流す

☑ 血行促進

気になるときに

反射区の刺激法

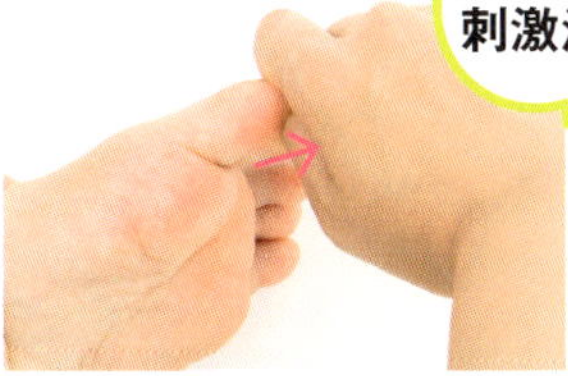

親指の第一関節を当て、指先に向かって押して流す。

その他のツボ

急なめまいのときは、手にある頭の反射区（→ P.28）を刺激しましょう。細かく意識せず、親指全体をさするだけでも OK です。

体の不調

痔

1 胃・脾・大腸区【い・ひ・だいちょうく】

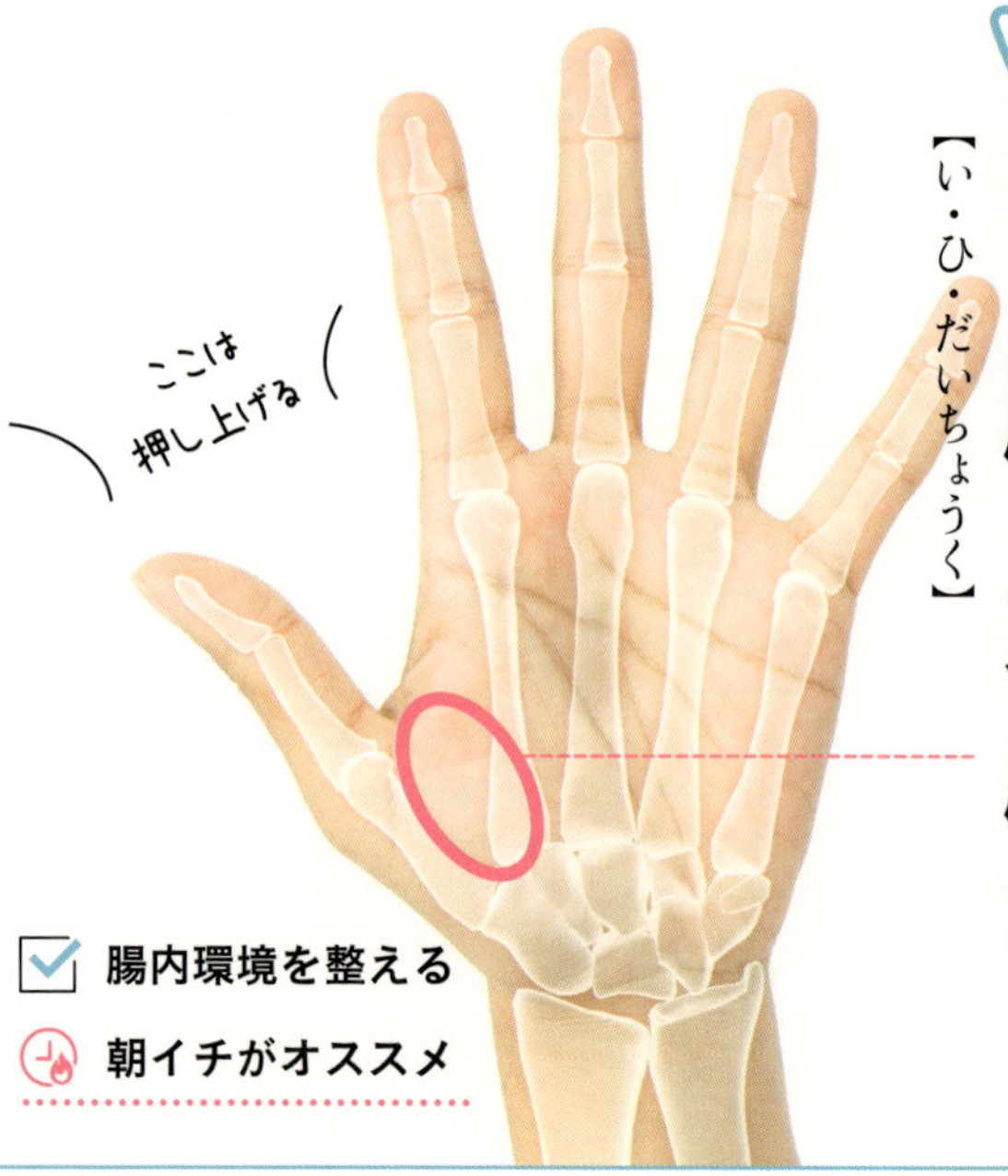

腸内環境を整える

朝イチがオススメ

ツボの刺激法

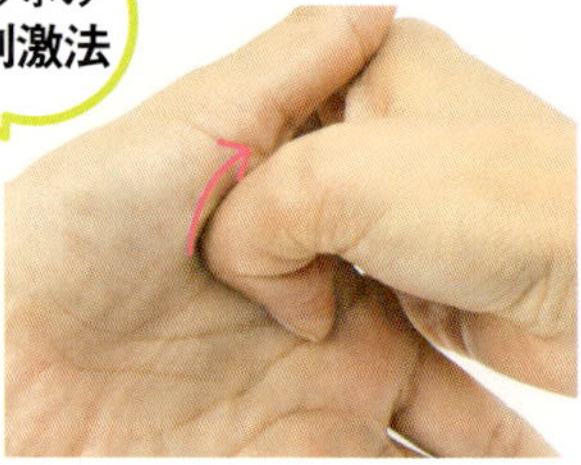

反対の手の親指の第一関節を当て、押し上げる。

ツボの位置

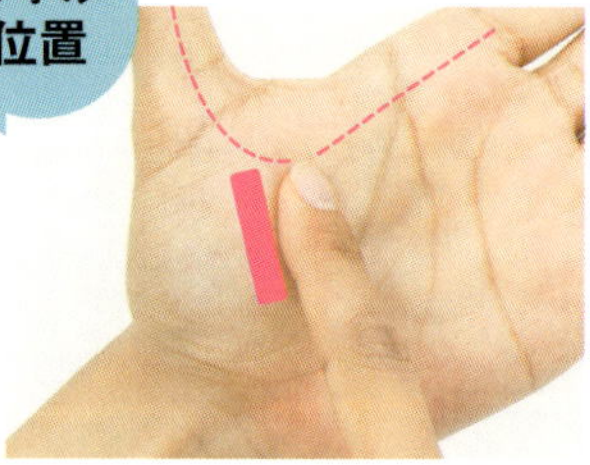

手の人さし指と親指が交差した、ふくらみの脇。

痛くて憂鬱な痔の症状
改善へのポイントは血流促進！

座りっぱなしや運動不足による下半身の血流不良や便秘によって起こる痔。うっ血によるイボ痔と切れ痔の2種類があります。どちらともお尻を動かすたびに痛みを伴い、デリケートな悩みなので人にも相談しにくいもの。そこで、セルフケアで症状を緩和させる方法として、ツボ押しが効果的。便秘や冷えなど、下半身の症状に効くツボを押しましょう。血流が良くなり、痔核の改善や切れ痔の早期治癒が期待できます。

改善方法

冷えによる血行不良は痔の症状をさらに悪化させます。下半身を冷やさないように注意しましょう。

体の不調

ガスが溜まる

おならが出て恥ずかしいし
お腹の張りをどうにかしたい！

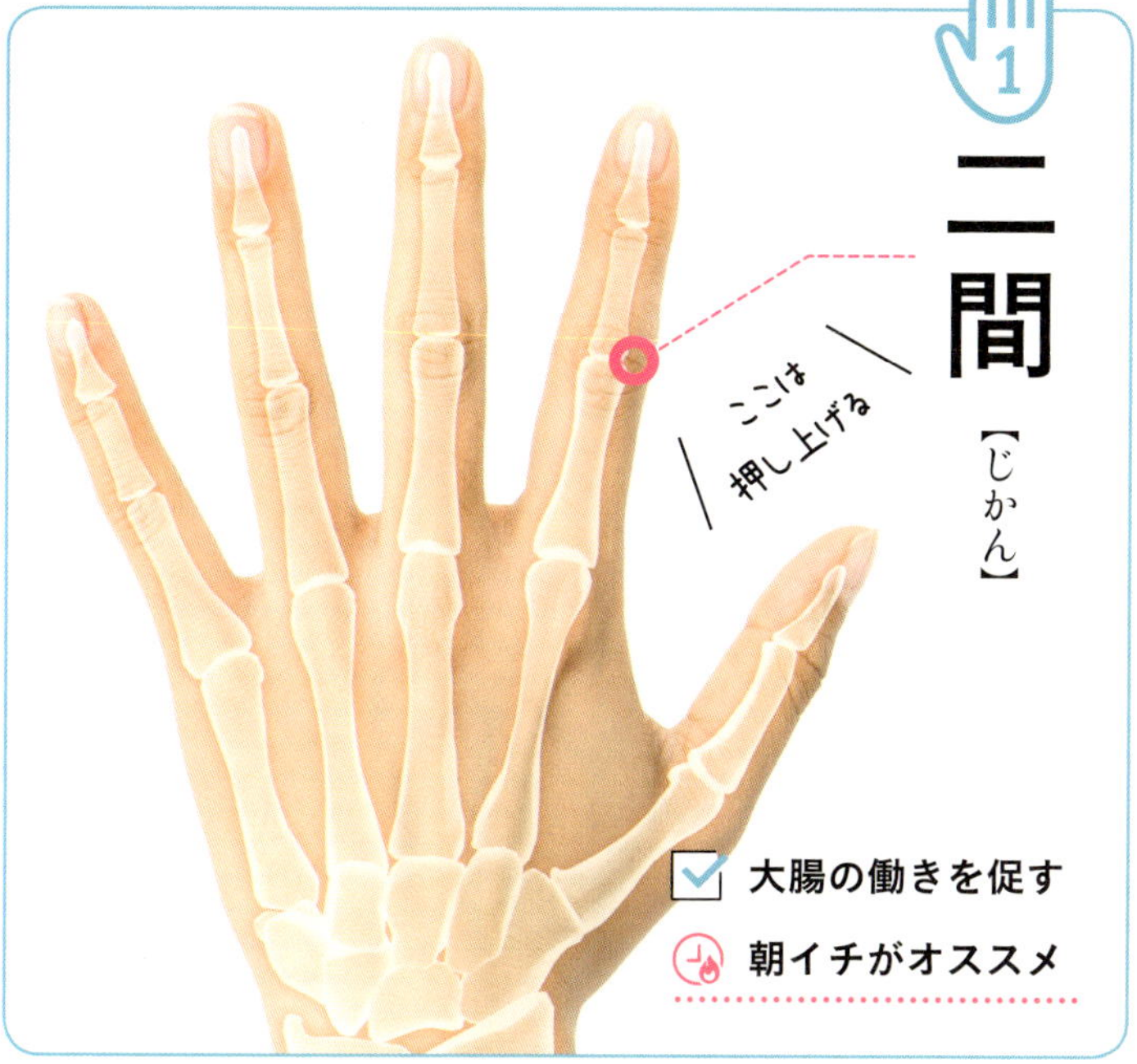

暴飲暴食や早食い、ストレス、長時間の座りっぱなしなどで腸の働きが鈍くなるのが、ガス溜まりの大きな原因です。放っておくと便秘になり、腸内に便とガスが溜まって腐敗し、さらにガスが発生するという悪循環に陥ります。そこで、お腹が張って苦しいと感じたらすぐに対処することが大切です。二間のツボは大腸に直結し、腸の働きを活発化。お腹に溜まったガス抜きをし、さらに便の排出を促し頑固な便秘を解消します。

ツボの刺激法

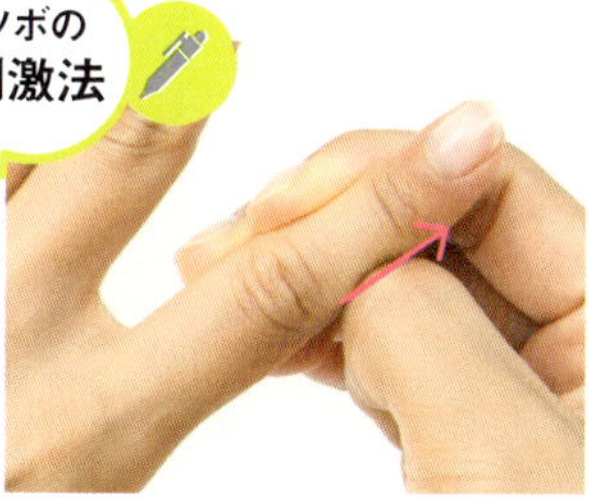

反対の手の親指の第一関節を押し当て、指先に向かって押し上げる。

ツボの位置

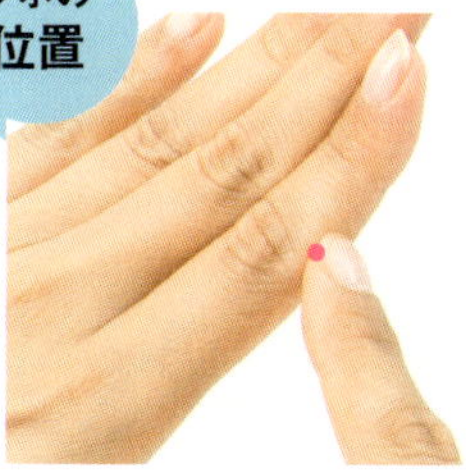

手の人さし指の第二関節の親指側のキワ。

改善方法

ガス溜まりのときは、不溶性食物繊維である芋類を避け、納豆、海草類などの水溶性食物繊維を摂って。

体の不調

尿の悩み

頻尿や尿失禁などの尿トラブル
腎機能アップが解決への近道

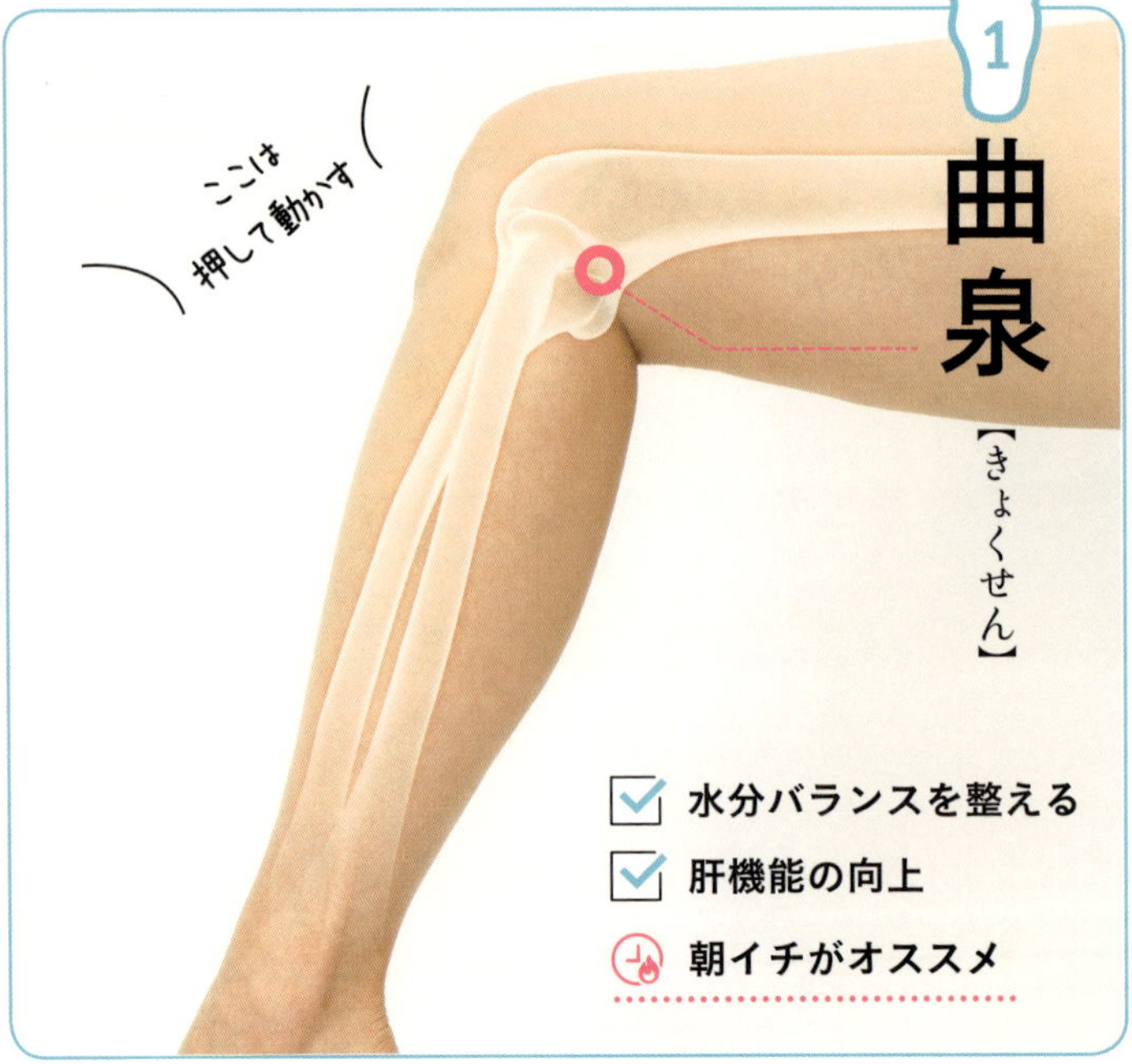

1 曲泉【きょくせん】

- 水分バランスを整える
- 肝機能の向上
- 朝イチがオススメ

ツボの刺激法

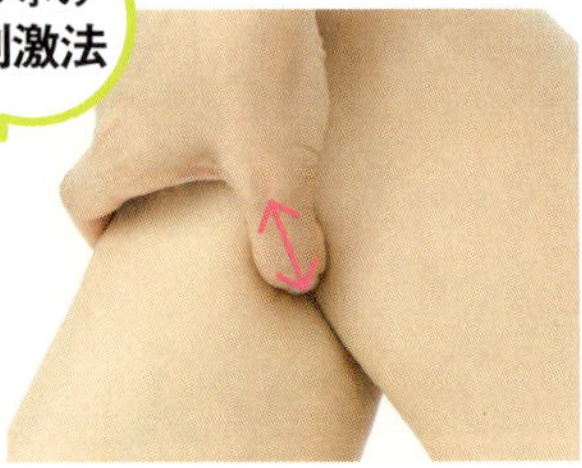

手の親指を押し当て、上下に動かす。

ツボの位置

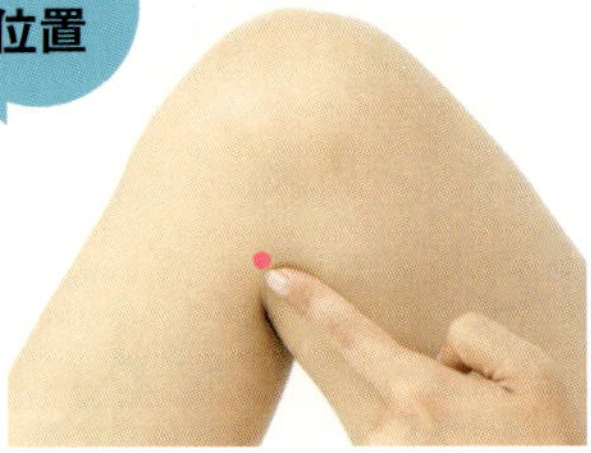

膝を曲げたときにできるシワの内側

1日に8回以上、尿意を感じたり、自分の意志とは関係なく漏れてしまう尿失禁。排尿しても、まだ出し切っていない感じがするなど、さまざまな尿に関する悩みの原因は、ストレスや加齢による筋力低下などが挙げられます。即効性を発揮するツボは、曲泉。体内の水分バランスを整え、排尿を調節しましょう。また、膀胱は腎と深く関係しており、普段から尺沢や腎臓の反射区を押して腎機能を上げると尿トラブルの予防に。

改善方法

骨盤底筋が緩むと尿もれの原因に。お尻の穴をキュッと締めるエクササイズで骨盤底筋を鍛えましょう。

1 尺沢【しゃくたく】

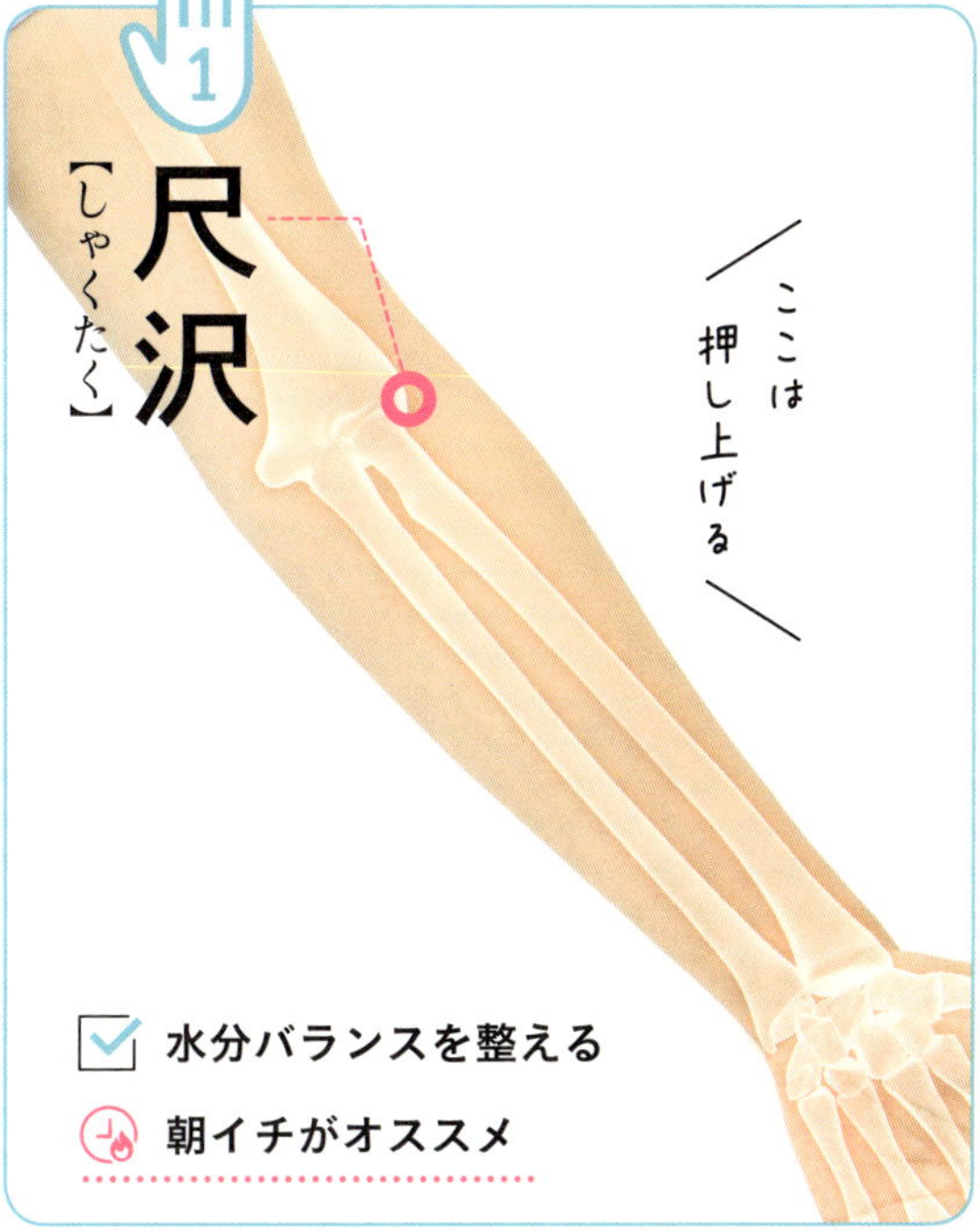
ここは押し上げる

☑ 水分バランスを整える

朝イチがオススメ

ツボの位置

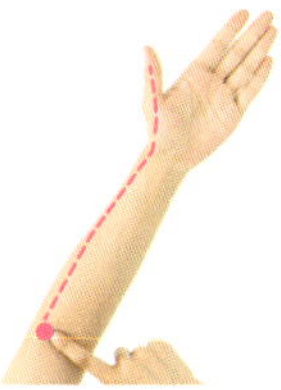

手のひらを上にし、肘を曲げたときにできる内側のシワの上で、親指の延長線上。

ツボの刺激法

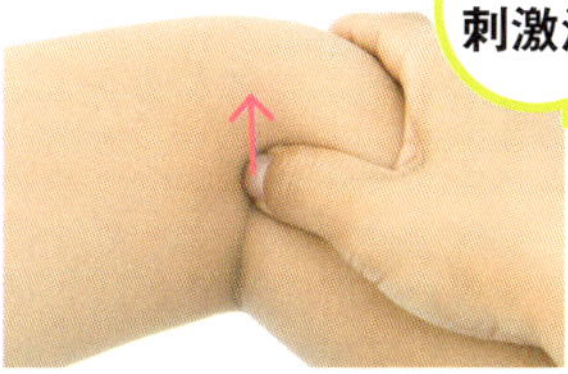

反対の手の親指を当て、肘の外側へ向けて押し上げる。または、握った手の小指の付け根の骨で叩く。

2 腎臓の反射区

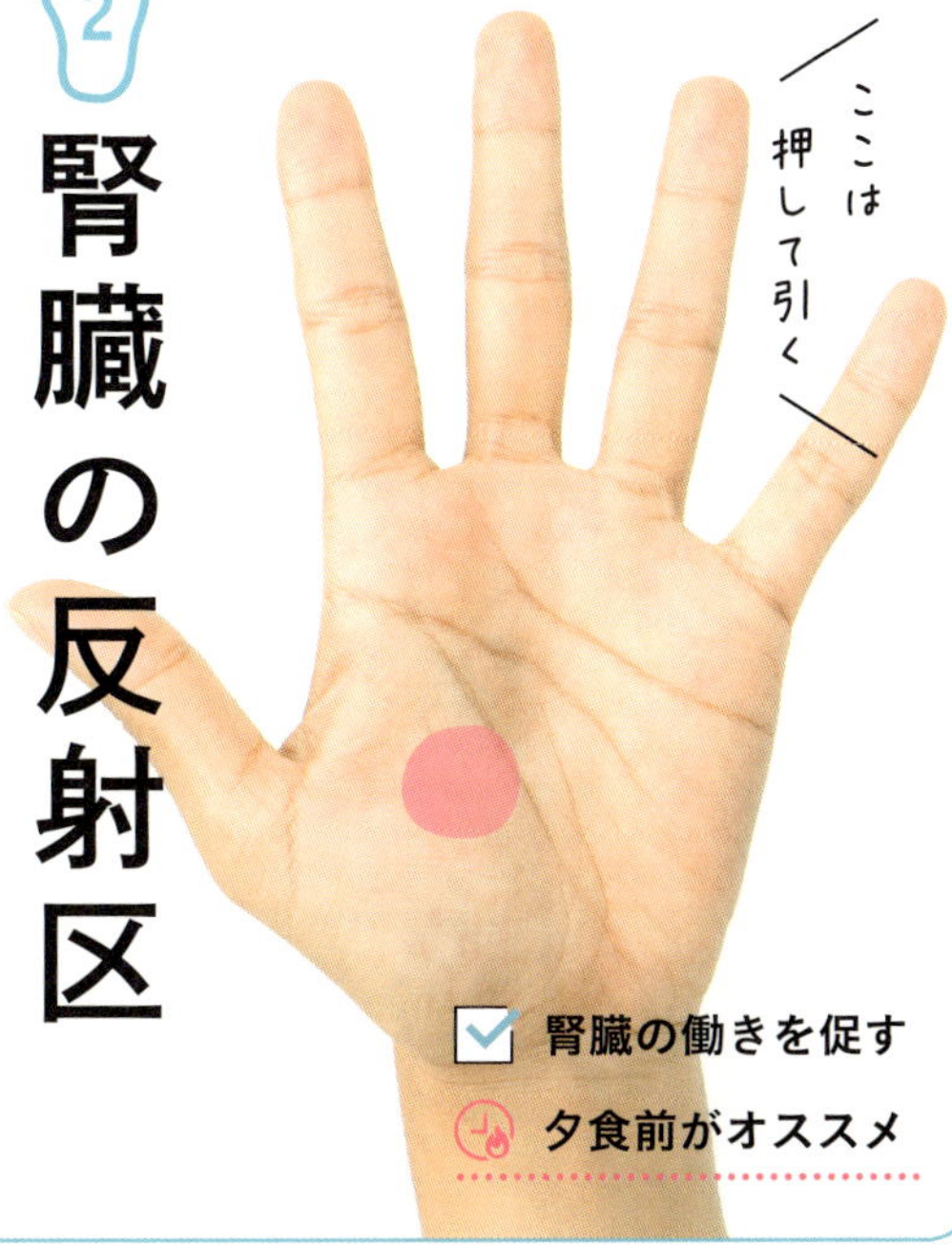
ここは押して引く

☑ 腎臓の働きを促す

夕食前がオススメ

ツボの刺激法

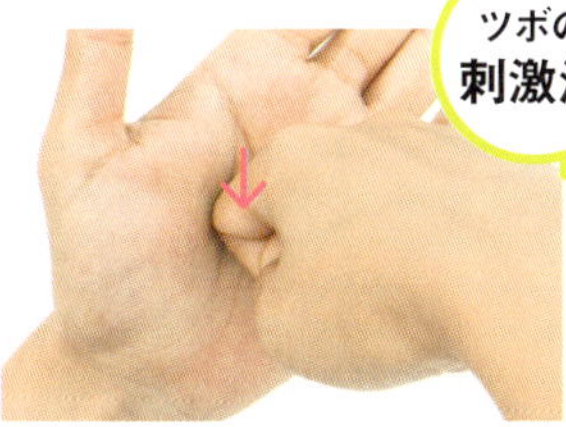

反対の手の人さし指の第二関節を当て、押して引く。

その他のツボ

尿を排出する器官である膀胱の反射区（→P.28、32）をダイレクトに刺激してみましょう。腎臓の反射区とセットで刺激するのがオススメです。排泄の流れを整えることができます。

体の不調

貧血

ふらつき、疲れなどの貧血症状は、ツボ押しで鉄分の吸収をアップ

貧血の主な原因は、鉄分の不足です。血液の成分である赤血球は酸素を運ぶ役割をしていますが、鉄分が足りなくなるとヘモグロビンが不足し、身体が酸欠状態に。すると、動悸、息切れ、めまいなどの症状が。とくに女性は、月経、妊娠中、授乳中に鉄分が不足しがちなので、意識して鉄分補給することが大切です。同時に、鉄分の吸収を高める神門のツボを押しましょう。造血作用がアップし、症状が改善しやすくなります。

改善方法

レバーやマグロなどの食品を摂るときは、ビタミンCも一緒に摂りましょう。鉄分の吸収率が上がります。

1 神門【しんもん】

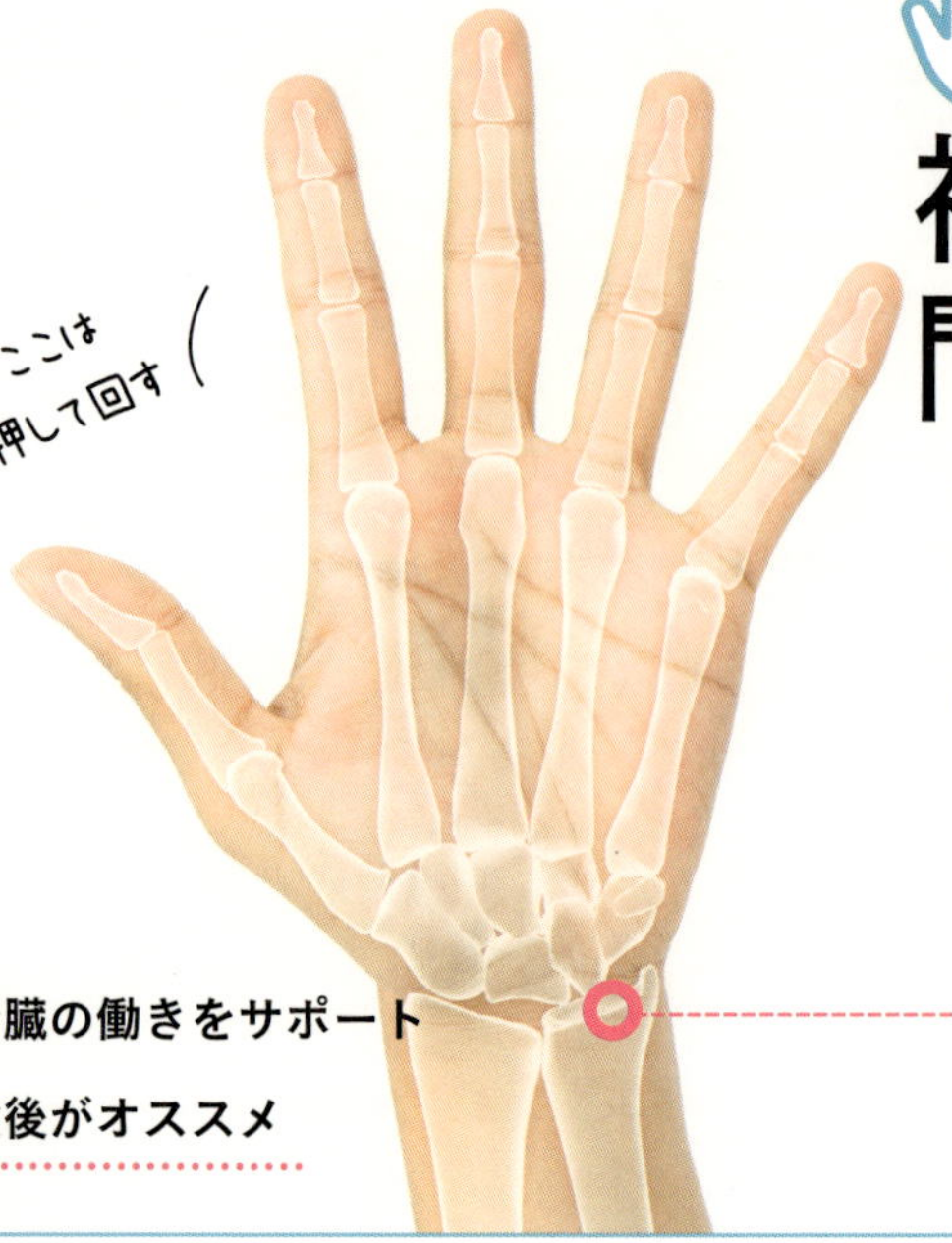

- 腎臓の働きをサポート
- 食後がオススメ

ツボの刺激法

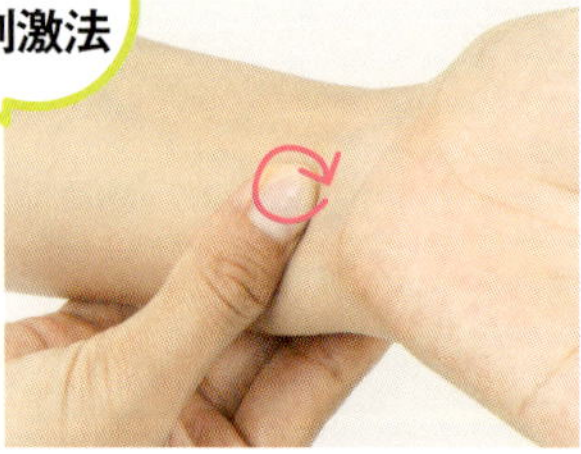

反対の手の親指の側面を当て、時計回りに押して回す。

ツボの位置

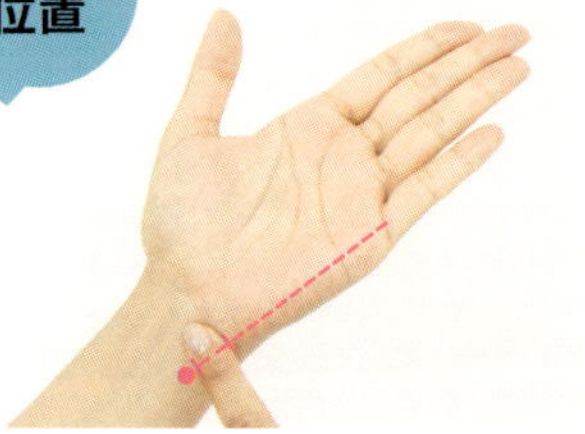

手の小指の延長線上で、手首のシワから指幅１本分下。

血圧改善

心臓病や脳梗塞の要因となる高血圧 食生活の見直しとツボ押しで改善を

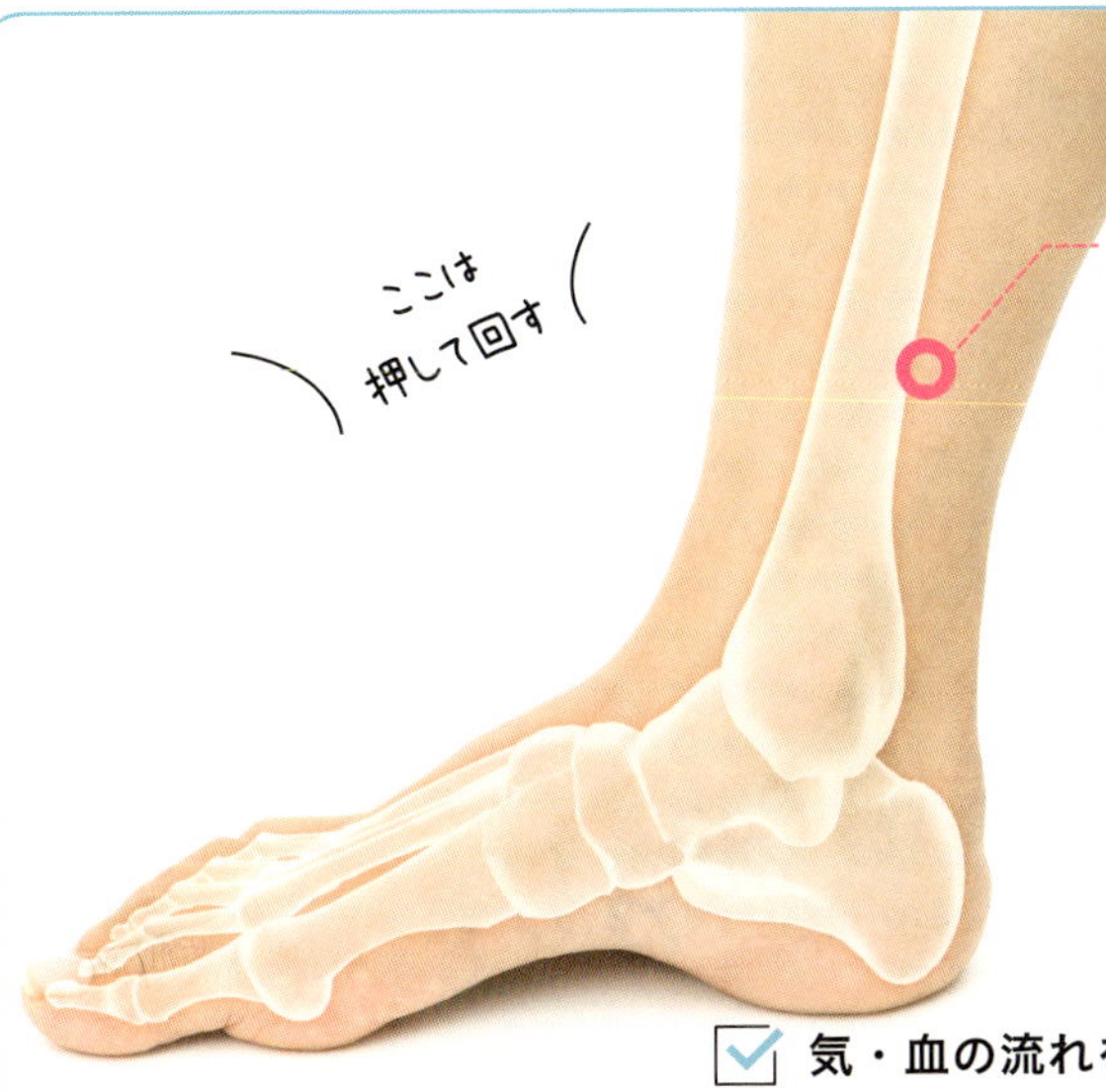

1 三陰交【さんいんこう】

- 気・血の流れを整える
- 朝イチがオススメ

ツボの刺激法

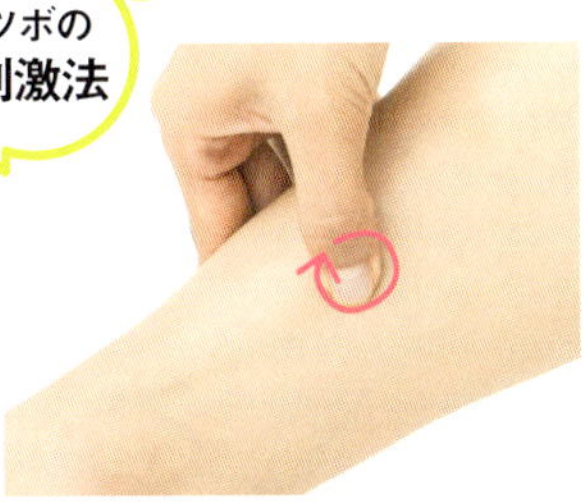

手の親指で時計回りに押して回す。

ツボの位置

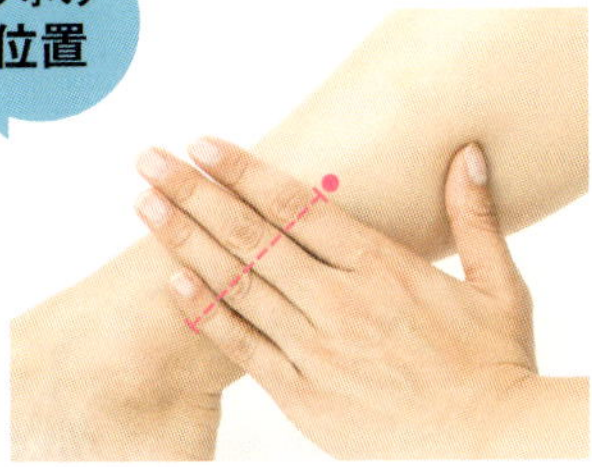

くるぶしの内側の大きな骨の上から指幅４本分上。

生活習慣病でもある高血圧は、食事の乱れ、運動不足やアルコール過多などが主な原因です。放っておくと、心臓病や脳梗塞などの病気につながるので注意が必要です。すぐに薬に頼るのではなく、生活習慣の見直しとともにツボ押しを取り入れてみましょう。くるぶしの内側上部にある三陰交は、気・血の流れを整え、血圧を安定させる効果があります。また、消化器、肝臓、腎臓の働きも助けるので、日常的に押しましょう。

改善方法

塩分の摂り過ぎは、高血圧を引き起こします。薄味の食事を中心に、塩分量の調整を。

COLUMN 1

すっきり快適に一日をはじめる朝イチにオススメのツボ

一日の活動を快活に行えるようにするには、体のコンディションを朝イチで整えることからはじめましょう。気・血・水の流れを整え、内臓機能を整える働きをする合谷、労宮、足三里の3つのツボがオススメです。

朝起きてから各ツボを刺激してみましょう。

起きてすぐに冷たいものを飲まず、白湯を一杯飲むのも体を温め、活性化させるポイントです。

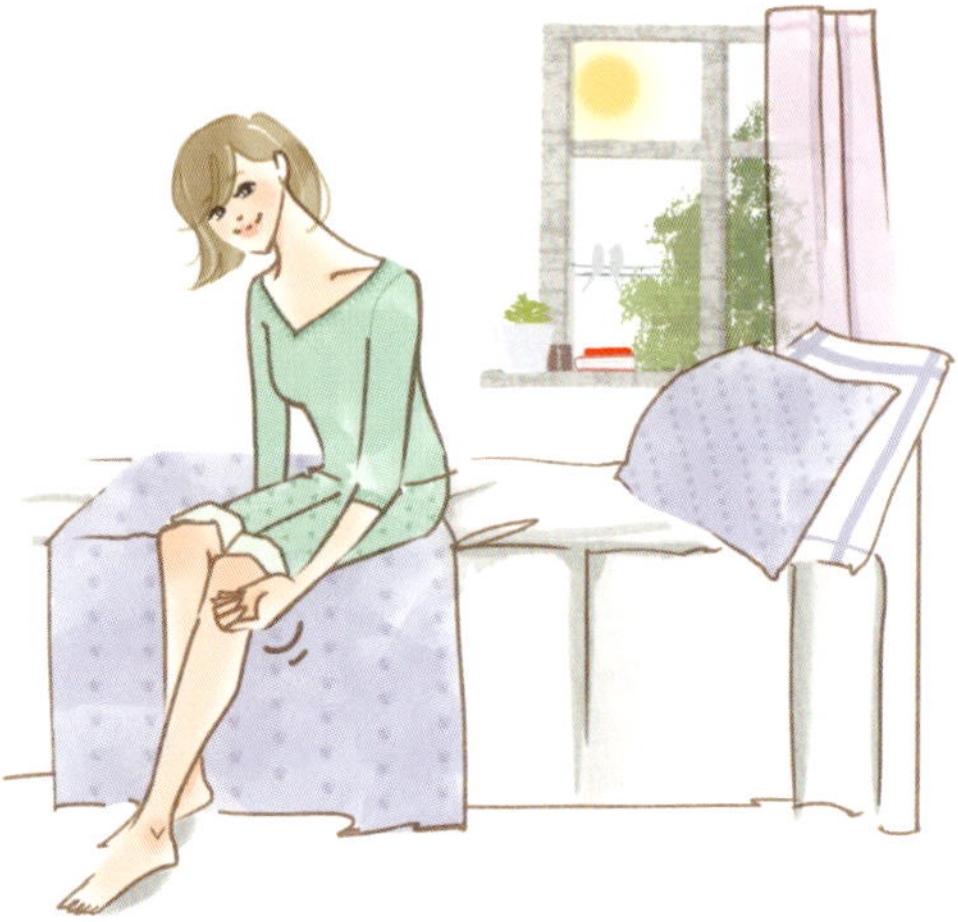

合谷【ごうこく】

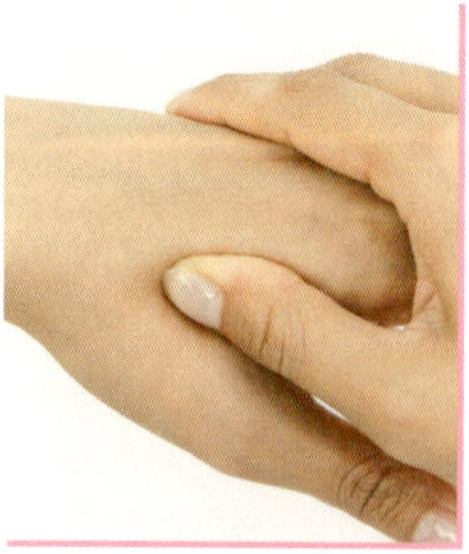

人さし指と親指の間の骨のくぼみを、親指で時計回りに押しながら回す。大腸の働きを促進し、排便を促す。

労宮【ろうきゅう】

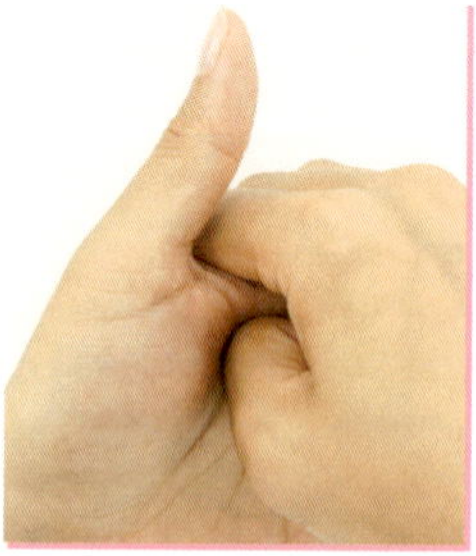

手をグーにしたときに中指の先が当たる位置を、親指の第一関節で、指先に向けて押して流す。血行促進効果がある。

足三里【あしさんり】

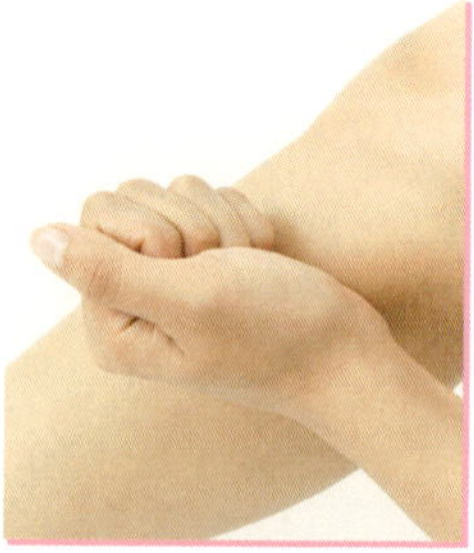

膝のお皿の下のくぼみから指幅4本分下を、小指の付け根の骨で叩いて刺激。胃腸の働きを整えることができる。

Part 3

痛みを緩和するツボ

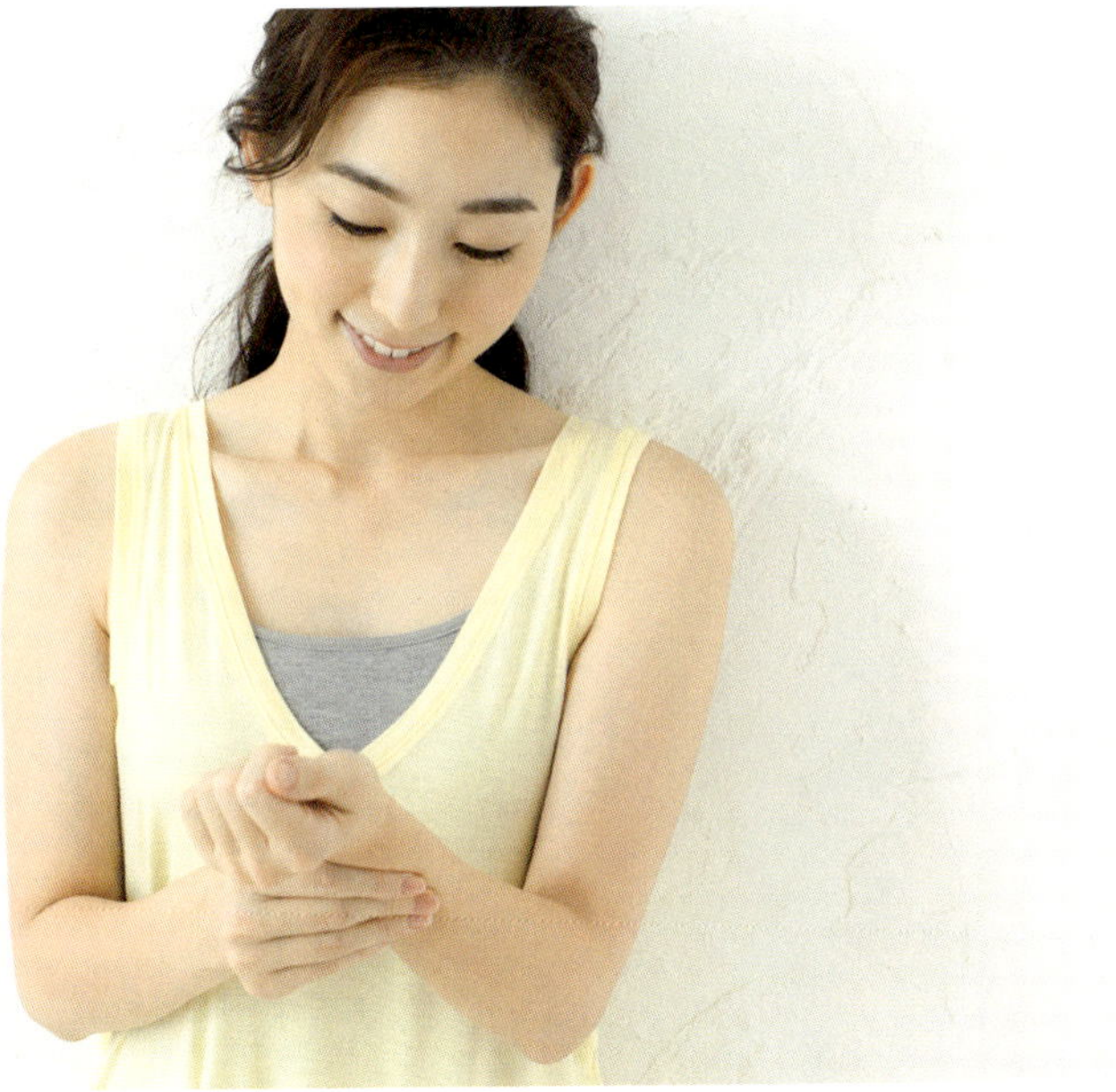

頭痛や腰痛など、痛みがあると物事に集中できないうえ、体調をくずす原因になります。痛みを緩和させ、症状の改善をしましょう。

痛みの緩和に効果的な 3つの万能ツボ

ツボを押すことで脳へ信号が送られ、一時的に痛みを緩和し、
症状の改善が期待できます。個人差はありますが、
急な痛みの対処法として、実践してみましょう。

1 養老【ようろう】

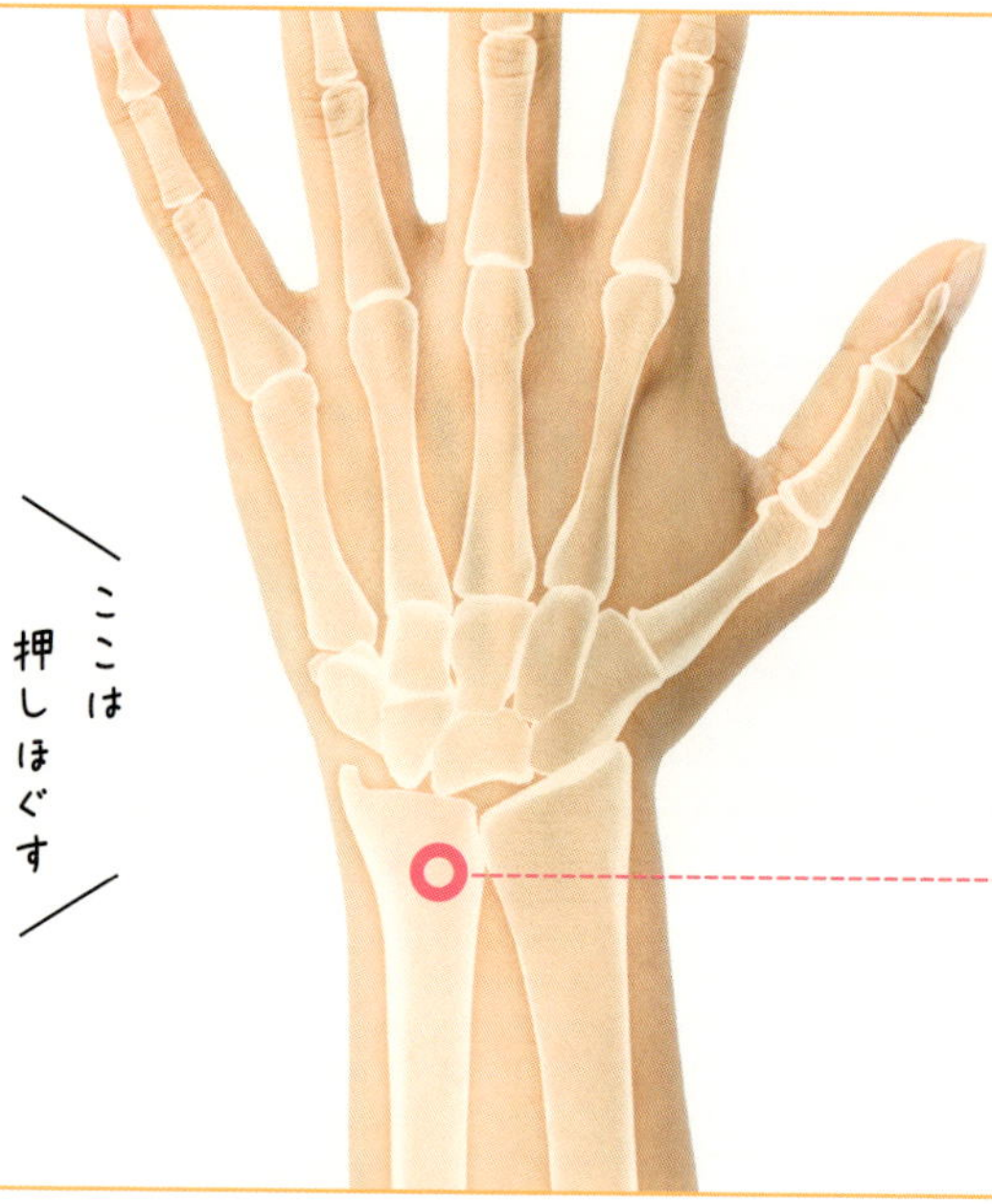

ツボの位置

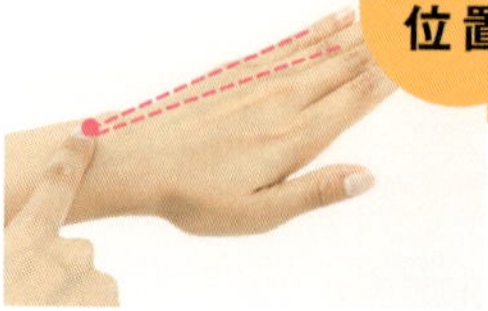

小指と薬指の延長線上で、手首の出っ張っている骨の横。

ツボの刺激法

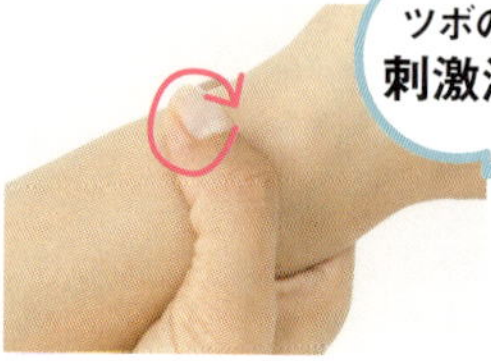

反対の手の親指の側面を当て、押しながら回す。

万能ポイント

加齢による病気、関節の痛みに効果的

養老は加齢に伴う諸症状に効果的といわれています。とくに関節の痛みを和らげ、また目の疲れなどの改善にも良いとされています。

2 三陰交【さんいんこう】

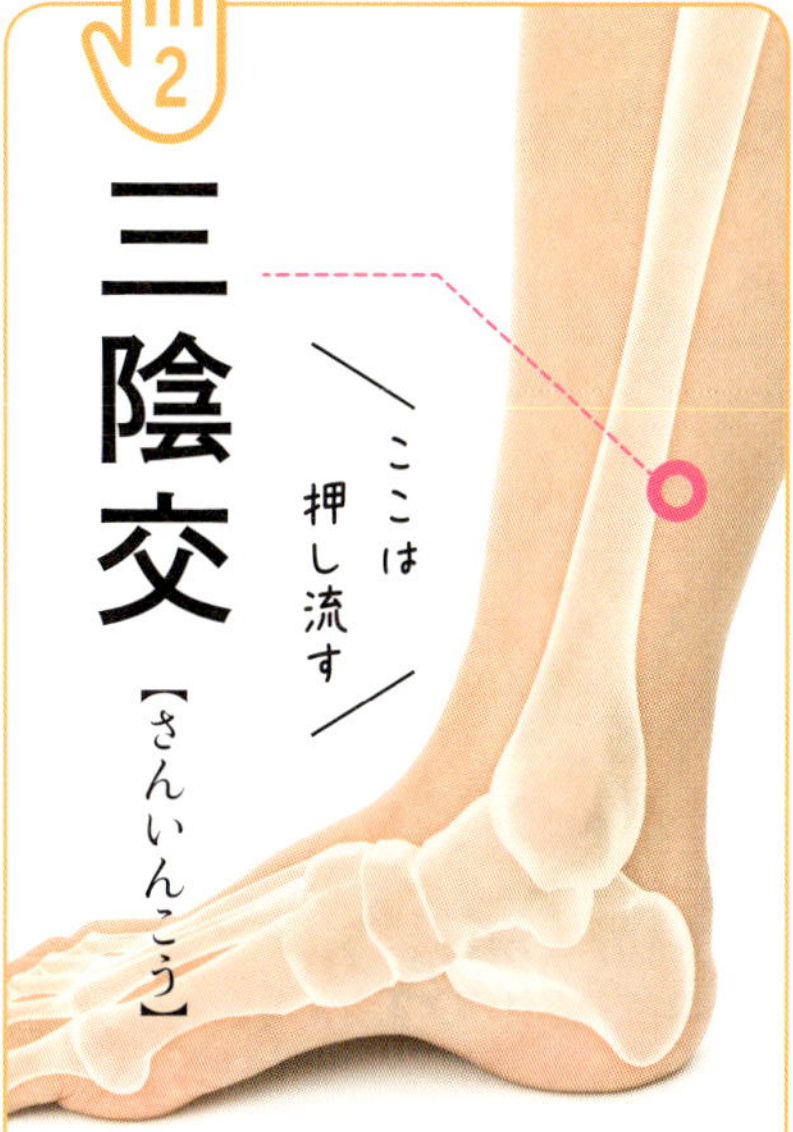
ここは押し流す

万能ポイント

血行促進

内臓機能の補助

三陰交は足からつながる3つの経絡が交わるツボであり、効果の多いツボです。胃腸をはじめとする内臓機能を助け、血行を促進して体を温めてくれます。

ツボの位置

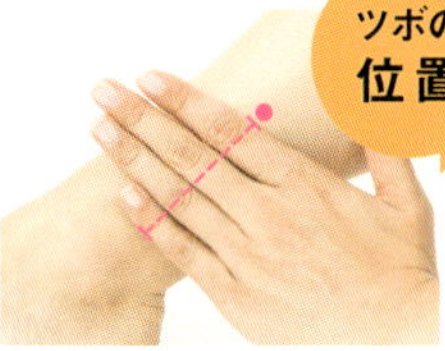

くるぶしの内側の大きな骨の上から指幅4本分上。

ツボの刺激法

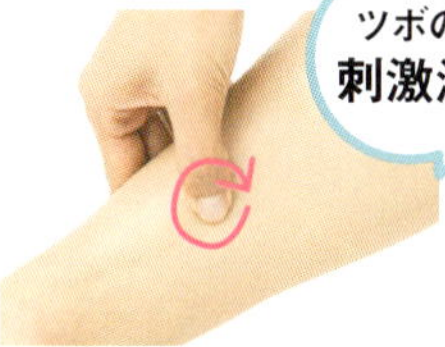

手の親指で時計回りに押して回す。

1 委中【いちゅう】

ここは押して動かす

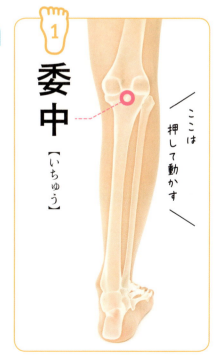

万能ポイント

腰痛、膝の痛みの緩和

足のむくみ改善

委中は脊柱《せきちゅう》、腰の痛みの緩和に有効とされているツボで、お灸などでもよく使われるツボです。足のむくみ改善にも効果的といわれています。

ツボの位置

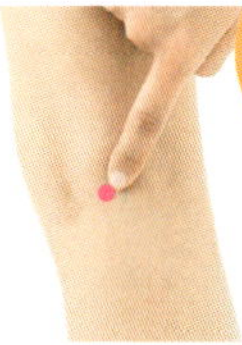

膝を曲げたときにできる裏側のシワの中央。

ツボの刺激法

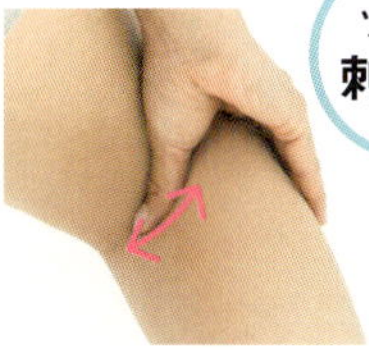

椅子に座り、手で膝をつかみ、親指で左右に押して動かす。またはオイルを塗り、こぶしで上下に押して流す。

頭痛

ガンガン、ズキズキ…頭痛、偏頭痛に効く即効ツボ

頭痛にはさまざまな症状がありますが、東洋医学では大きく分けると3つのタイプがあります。①風邪など、邪気の影響による急性頭痛。②日々の生活の中でのストレス、血液循環、新陳代謝の低下による慢性頭痛。③首や肩のこりにより頭に酸素が届かなくなる酸欠頭痛。①と②の頭痛に即効性を発揮するのが、頭の緊張をときほぐし、脳に血液を送り込む後谿と解谿のツボです。こりが原因の③の場合は、反射区の刺激が効果的です。

改善方法

ホットタオルをビニールで包み、首と肩を温めましょう。脳に血流と酸素が行き渡り、痛みが和らぎます。

1

後谿【こうけい】

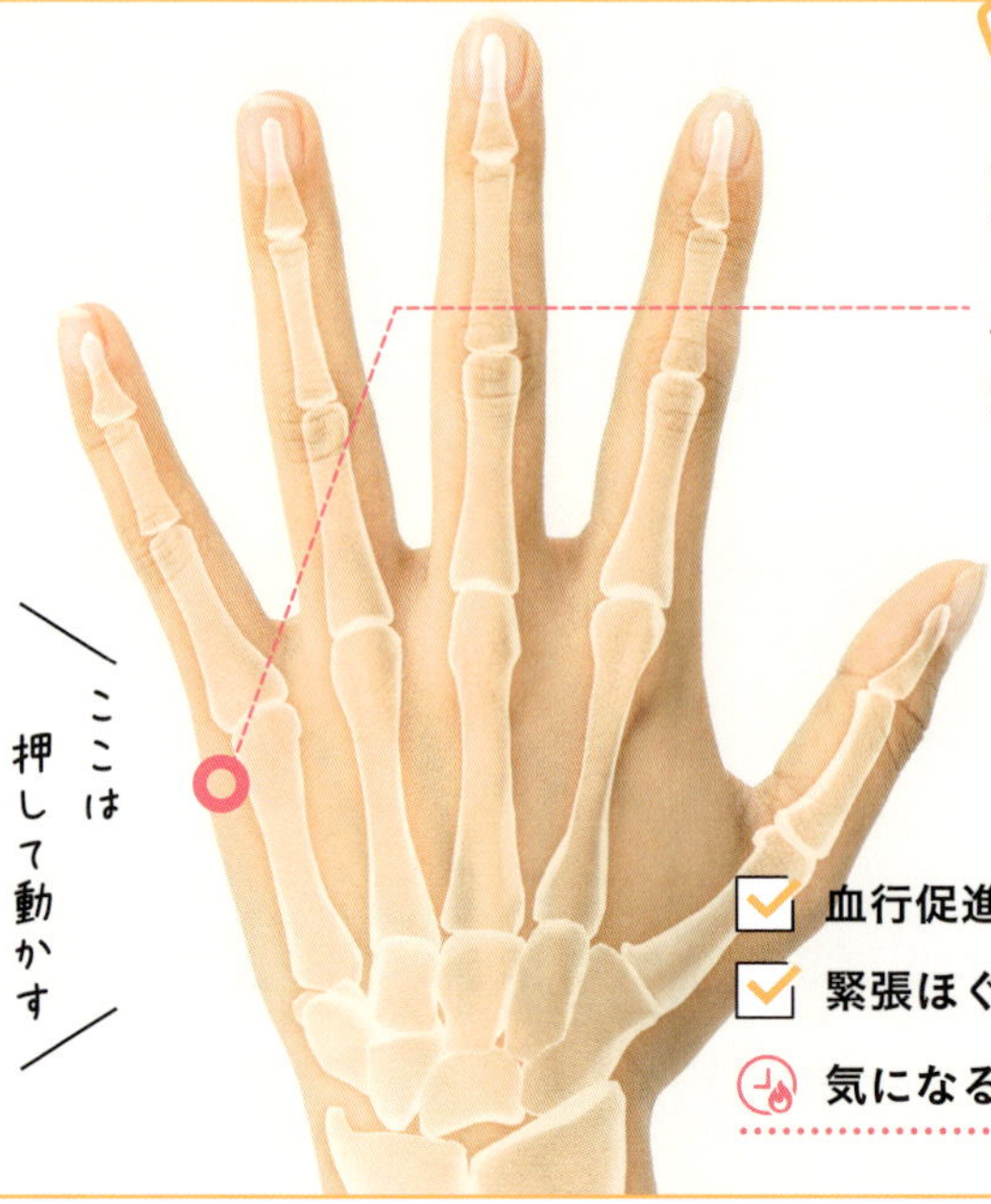

- 血行促進
- 緊張ほぐし
- 気になるときに

ツボの刺激法

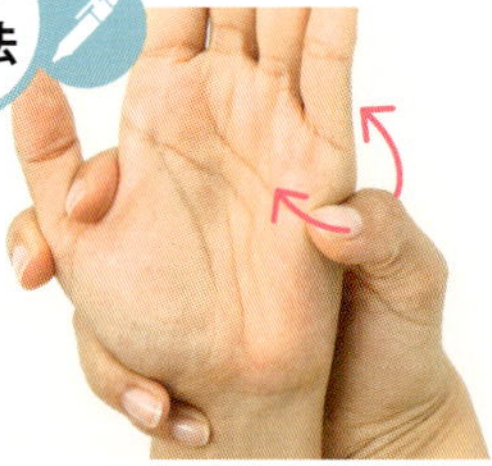

反対の手で写真のように掴み、親指の第一関節を当てて前後に動かす。

ツボの位置

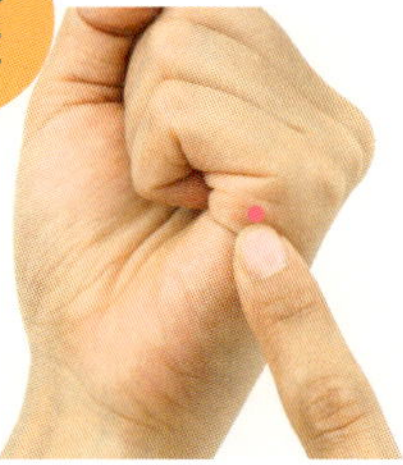

握った手の小指の付け根の側面の出っ張った骨の真下のくぼみ。

2 頭の反射区

ここは押して流す

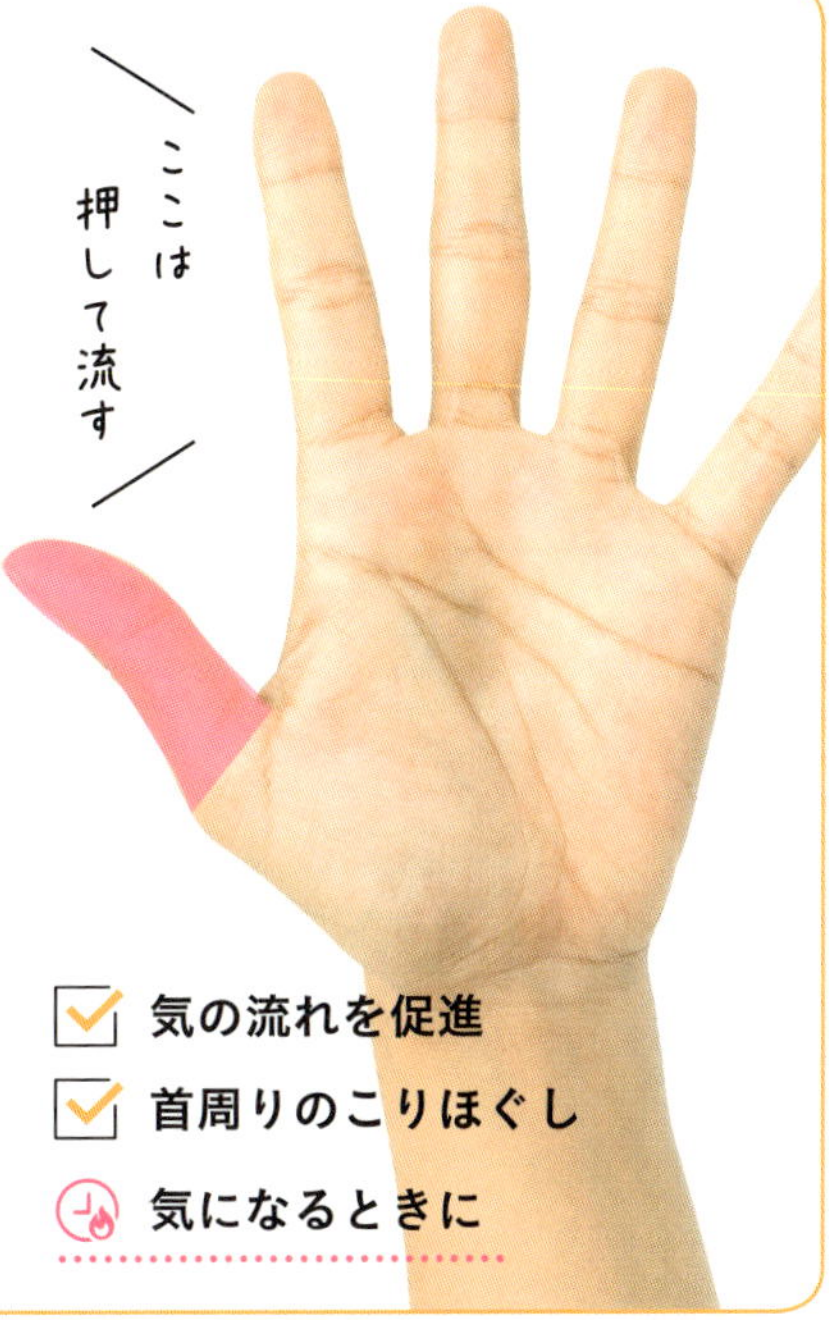

- 気の流れを促進
- 首周りのこりほぐし
- 気になるときに

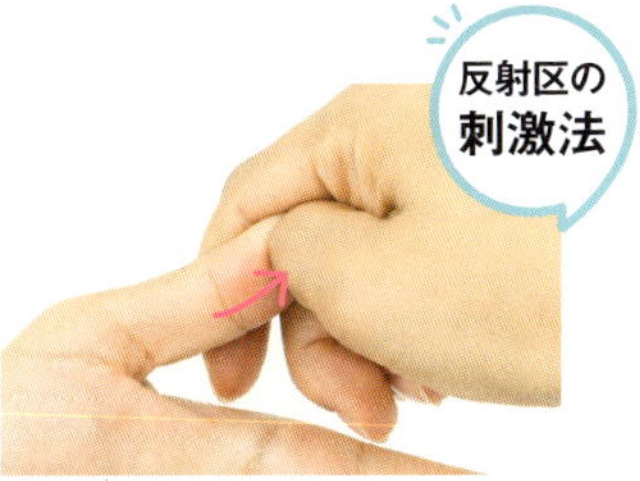

反対の手の親指の第一関節を当て、指先に向かって押して流す。

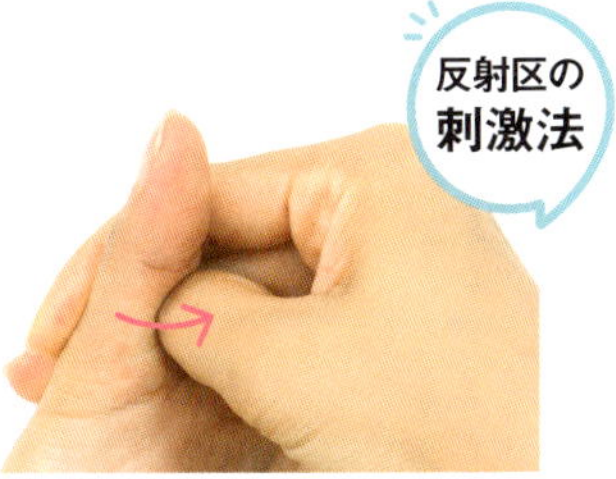

反対の手の親指の第一関節を当て、指の側面に向かって押して流す。

1 解谿【かいけい】

ここを押して動かす

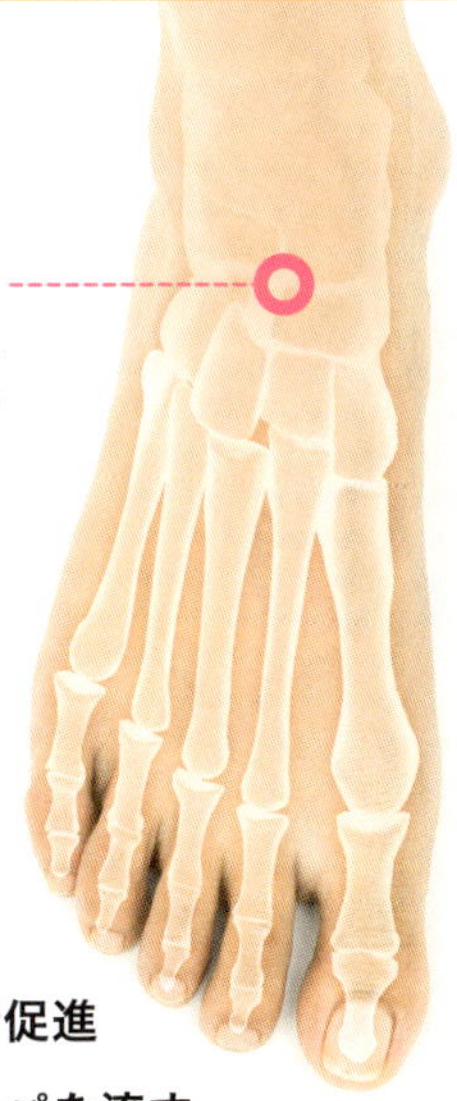

- 血行促進
- リンパを流す
- 朝イチがオススメ

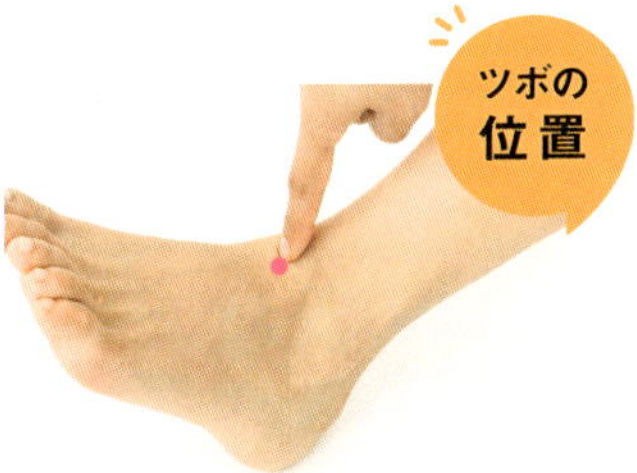

足首を曲げたときにできるシワの上で、太い筋の親指側。

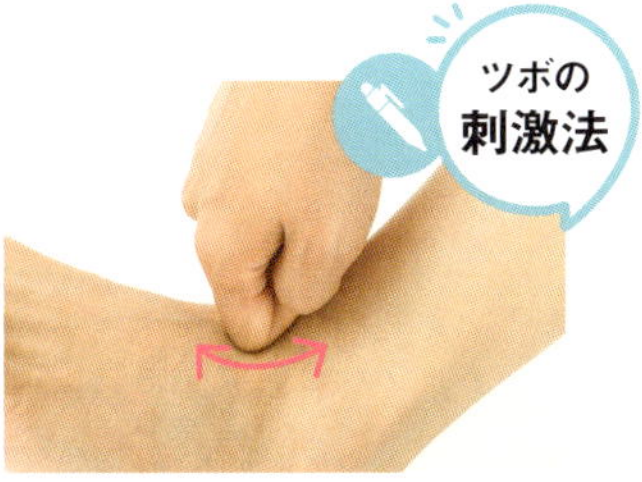

こぶしを作り、人さし指の第二関節を当てて、上下に押して動かす。

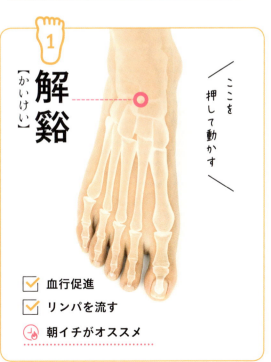

痛みの緩和

腰痛・坐骨神経痛

座りっぱなしや立ち仕事で感じる慢性的な痛みを何とかしたい！

1 腰椎の反射区

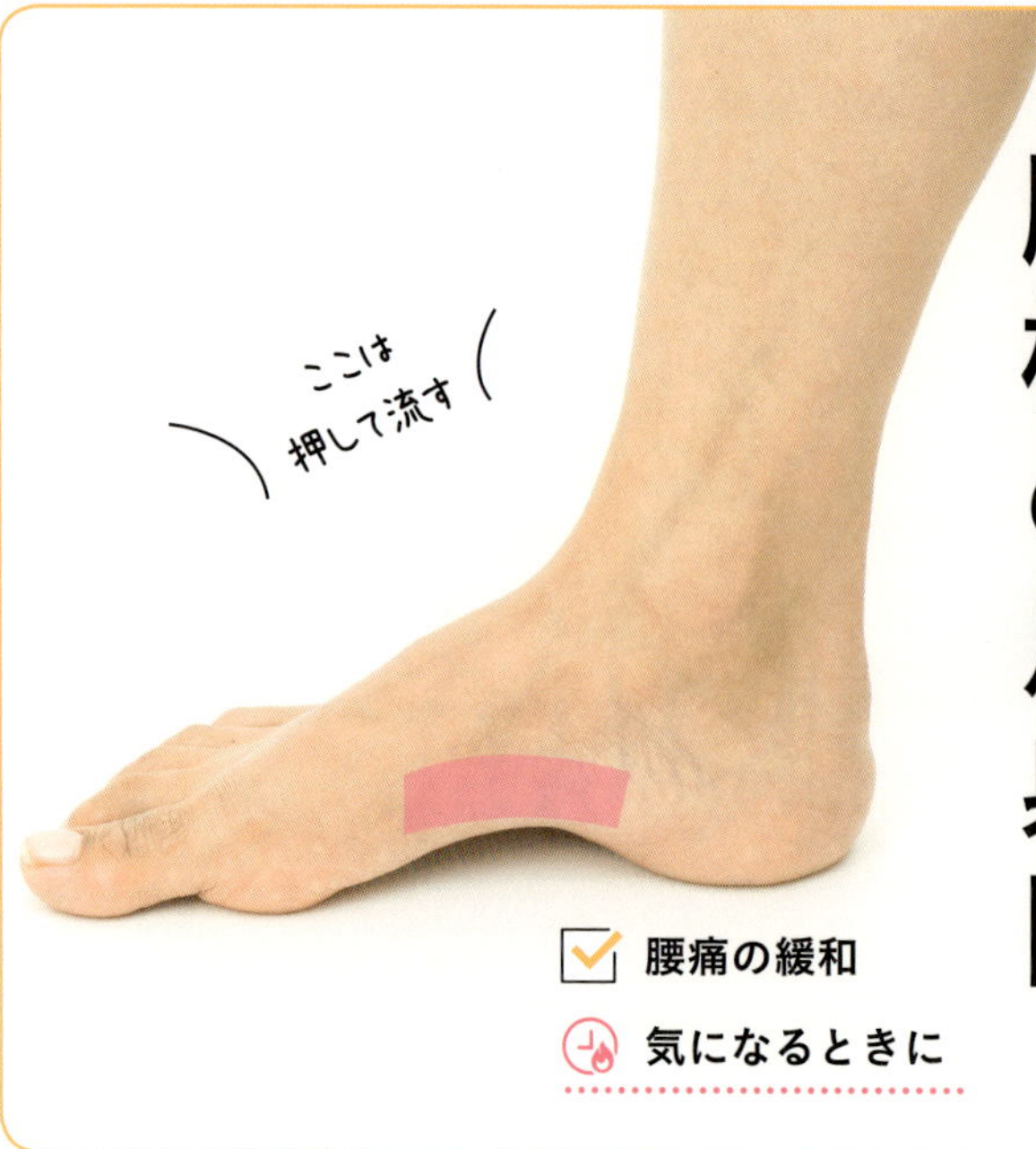

腰痛の緩和

気になるときに

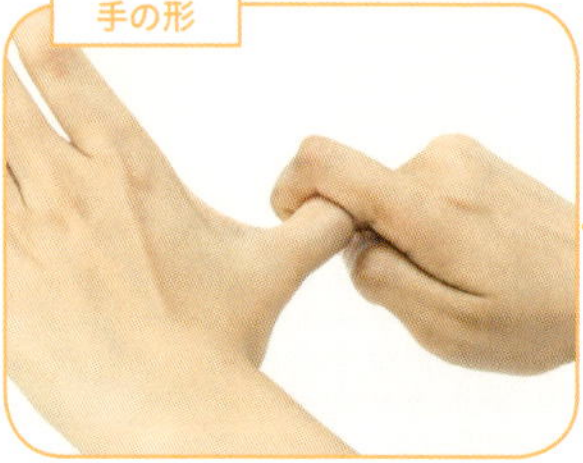

P.23の押して流すときの手の形**5**を参照。

反射区の刺激法

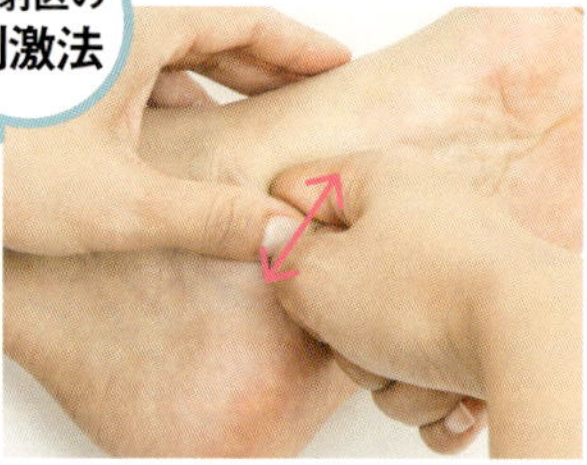

人さし指を曲げ、反対の手の親指を重ねて力を加えながら、人さし指の第二関節で上下に押して流す。

腰痛は、長時間の座りっぱなし、立ちっぱなしによる血流悪化が主な原因です。放っておくと、筋肉の損傷、腰椎へのダメージが起き、腰の神経が圧迫され、坐骨神経痛や椎間板ヘルニアに発展することも。長時間の同姿勢を避け、冷え予防を習慣にしましょう。すでに痛みを感じる場合は、腰椎の反射区、崑崙、委中のツボ押しを。神経と体液の伝達により、腰の筋肉を柔らかくする指令が脳から出て、痛みの緩和を助けます。

改善方法

猫背の姿勢は、腰の筋肉や骨盤に負担をかけ、腰痛を引き起こします。普段から正しい姿勢を心がけて。

2 崑崙【こんろん】

ここは押して回す

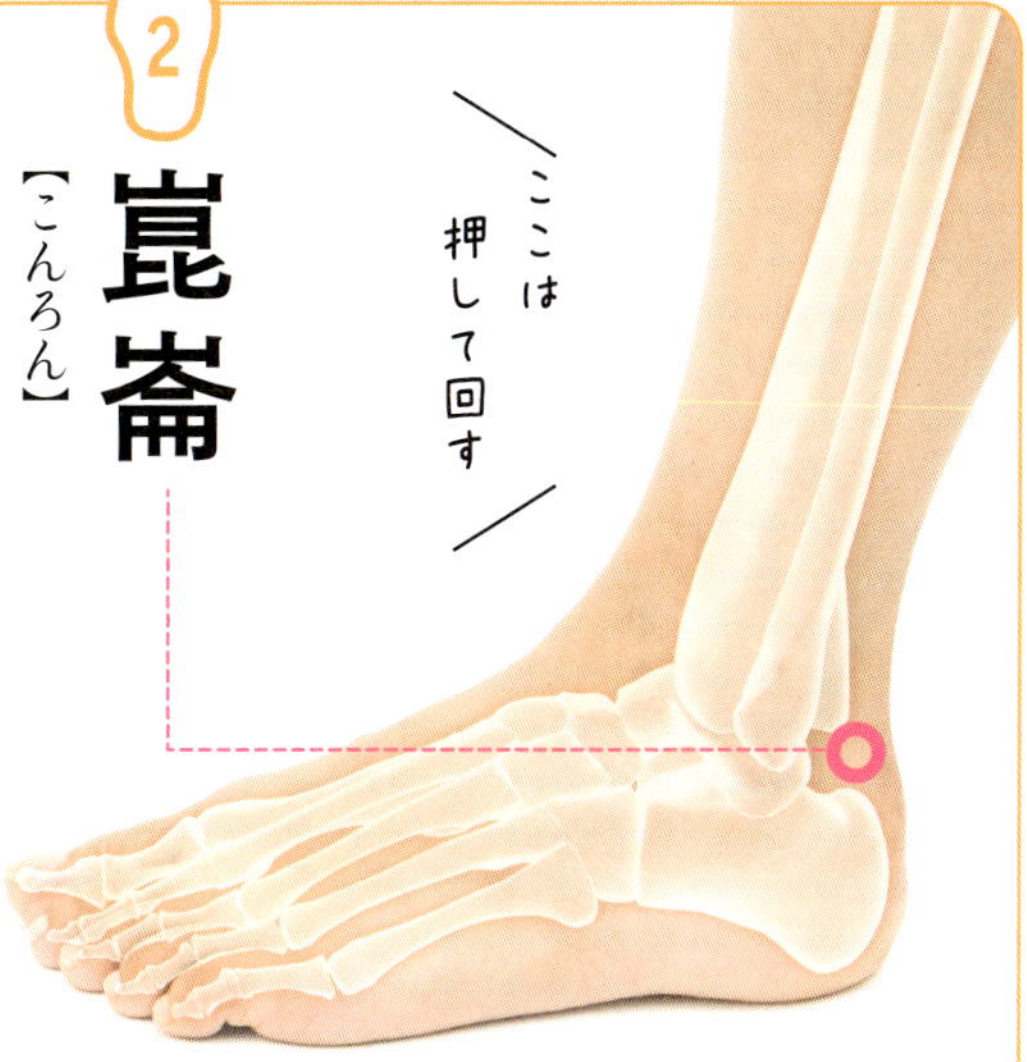

腰痛の緩和

気になるときに

ツボの位置

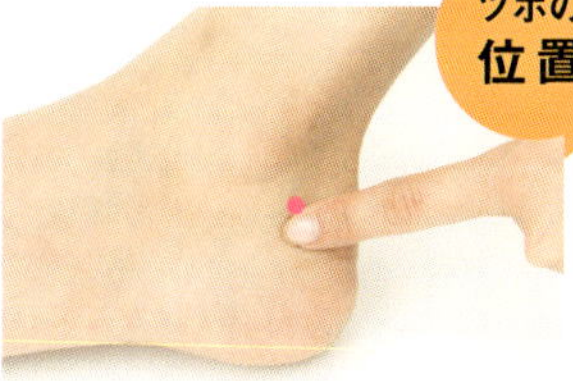

かかとの外側で、アキレス腱の手前にあるくぼみ。

ツボの刺激法

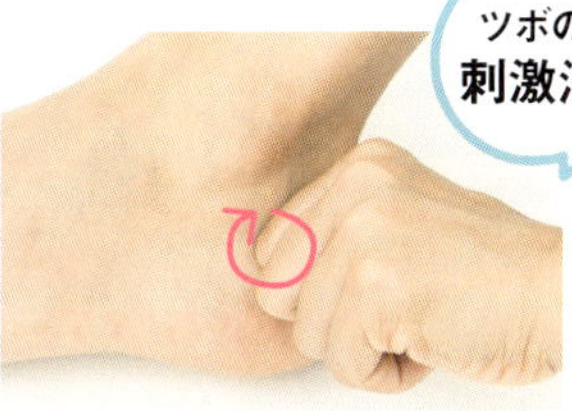

手の人さし指の第一関節を当て、親指でかかとを挟みながら押して回す。

3 委中【いちゅう】

ここは押して動かす

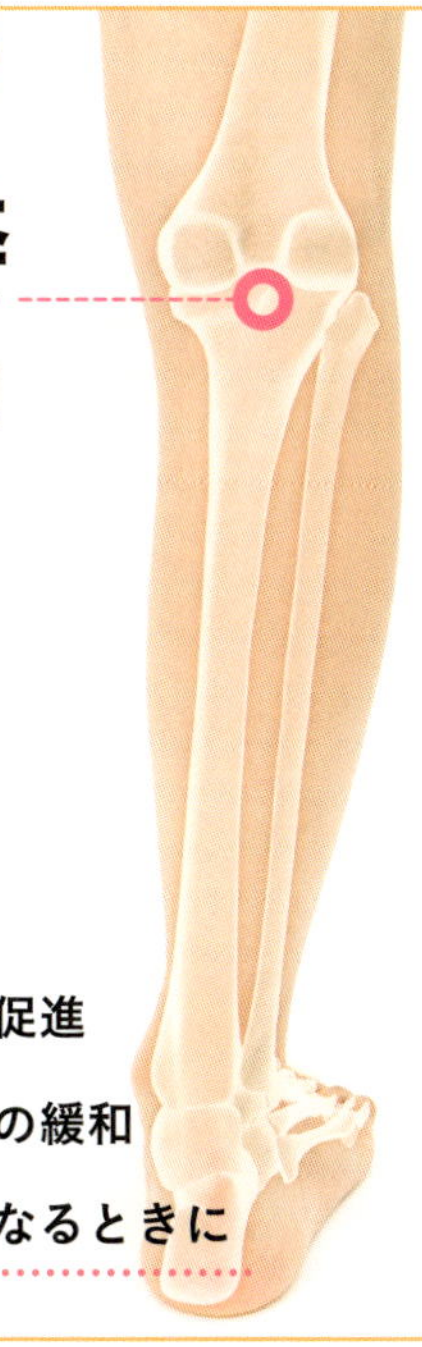

血行促進

痛みの緩和

気になるときに

ツボの位置

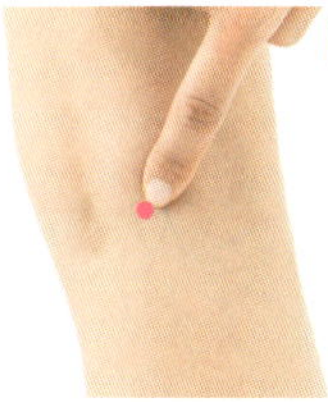

膝を曲げたときにできる裏側のシワの中央。

ツボの刺激法

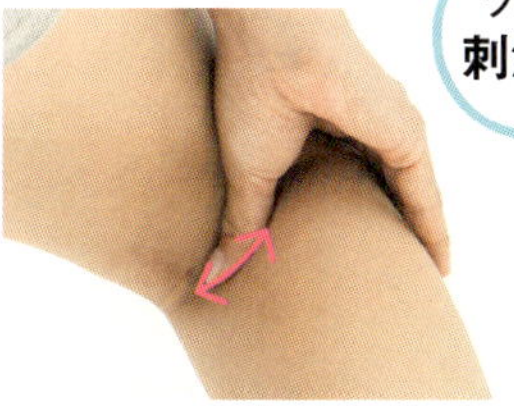

椅子に座り、手で膝をつかみ、親指で左右に押して動かす。またはオイルを塗り、こぶしで上下に押して流す。

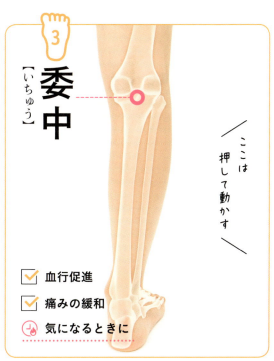

痛みの緩和

膝の痛み

疲労や立ち仕事で起きる
膝の鈍い痛みが辛い…

膝の痛みの原因は、仕事やスポーツによる酷使やケガ、体重増加、加齢によるものなどさまざまです。また、多量の飲酒による利尿作用で膝を動かす軟骨の水分が減り、痛みを引き起こす場合も。生活習慣の見直しや基礎体重以上増やさないなどの工夫が必要ですが、痛みを感じるときは膝の関節の調整に役立つ陽陵泉のツボを押しましょう。膝周りの血液循環が上がるほか、たまった尿酸の結晶が流れ出し、痛みが軽減できます。

改善方法

痛みがあるときは激しい運動は避けて、お酒の量もコントロールを。毎日の入浴での血行促進も有効です。

1

陽陵泉

【ようりょうせん】

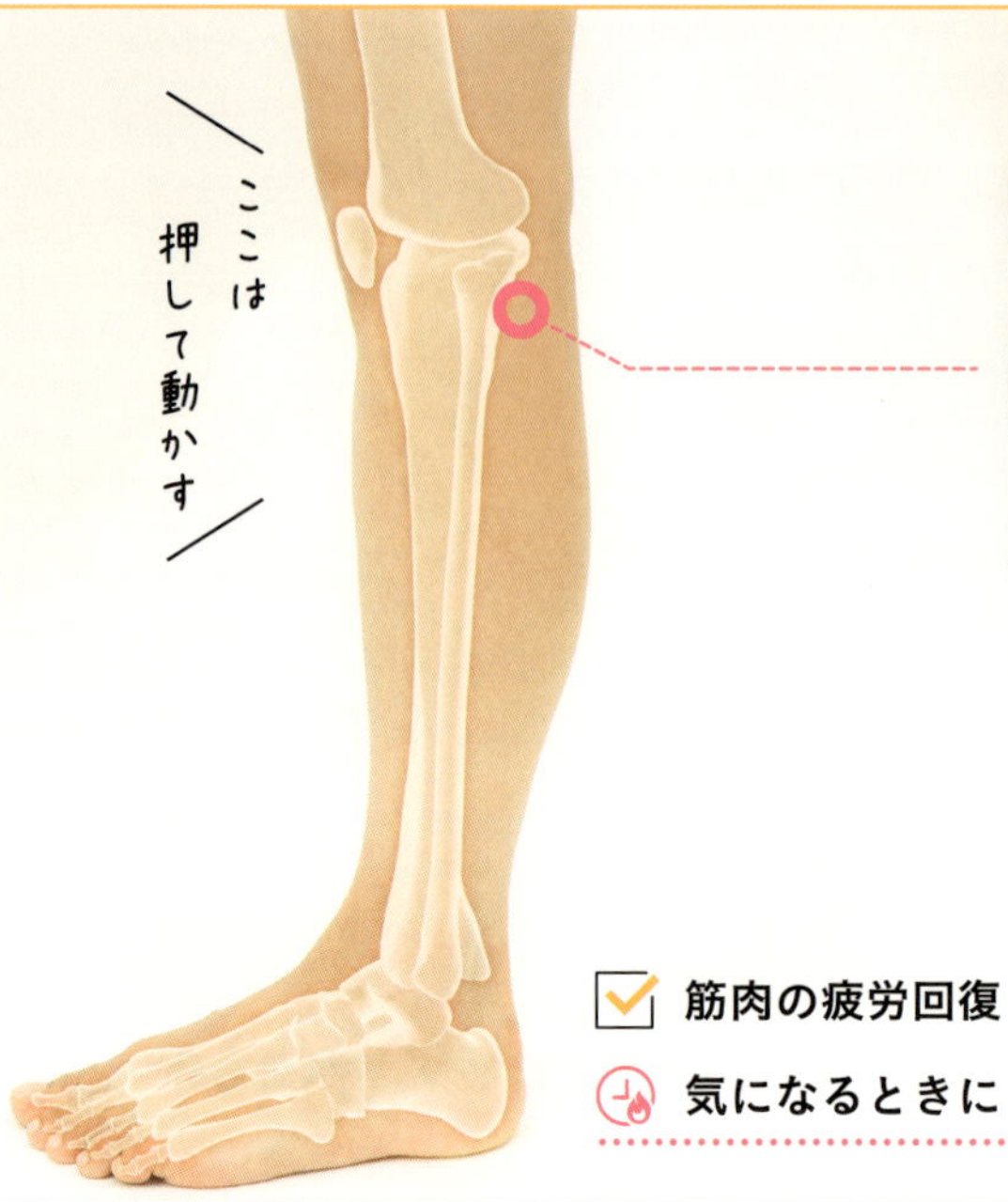

筋肉の疲労回復

気になるときに

ツボの刺激法

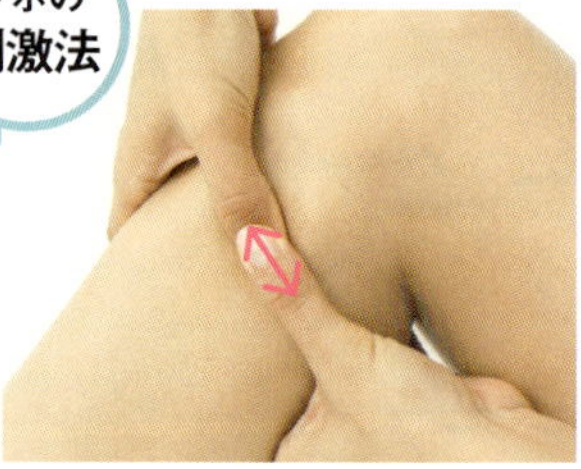

両手の親指を重ね、押して動かすか、握った小指の付け根の骨で叩く。

ツボの位置

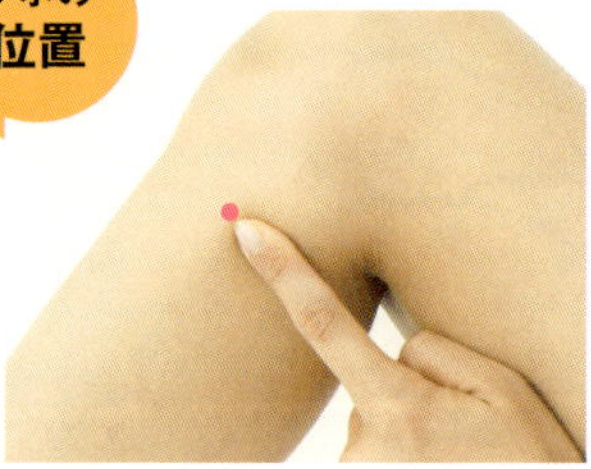

膝下の外側にある出っ張っている骨の下。

2 膝の反射区

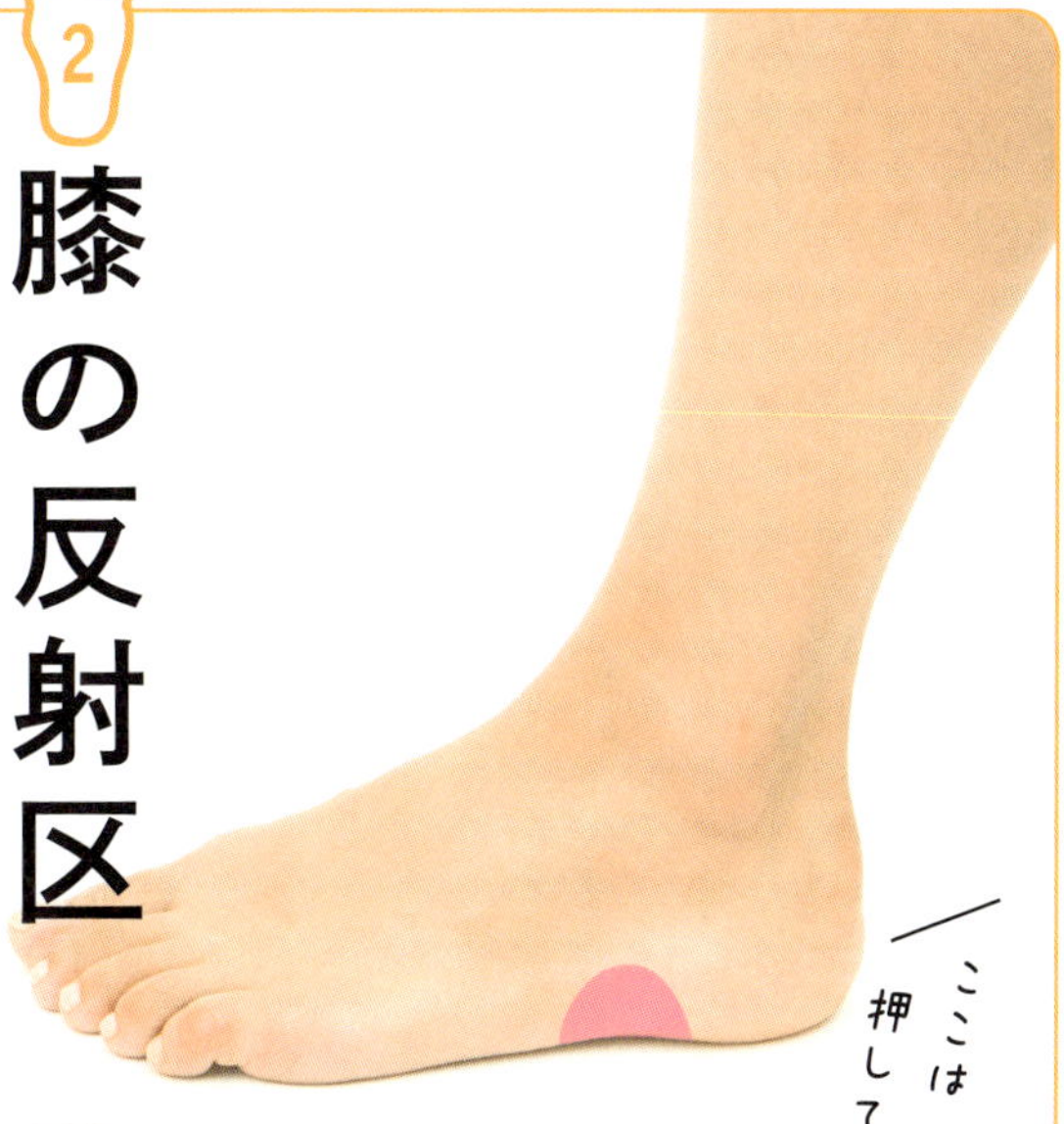

膝の痛み緩和

気になるときに

その他のツボ

膝裏の中央の委中（→ P.30）のツボは、膝の痛みに即効性を発揮します。患部に近いので力の入れ過ぎには注意しましょう。

お助け反射区

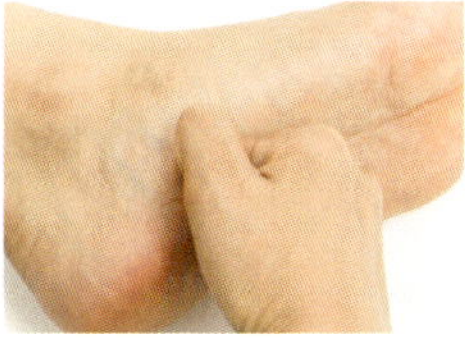

どうにもできない、正座後のピリピリしびれを早く鎮めたい！

正座で足がしびれてしまったときは、足の反射区全体を刺激しましょう。長時間の圧迫により滞っていた血行が促進されてしびれが緩和します。

ツボの刺激法

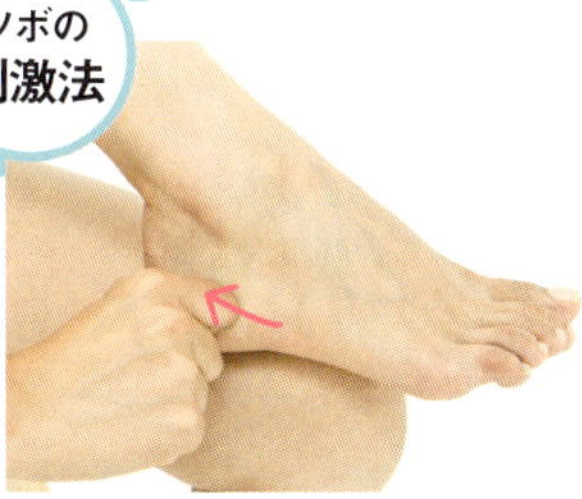

人さし指の第二関節を当てて親指でかかとを挟み、後ろ側へ押して流す。

痛みの緩和

腹痛

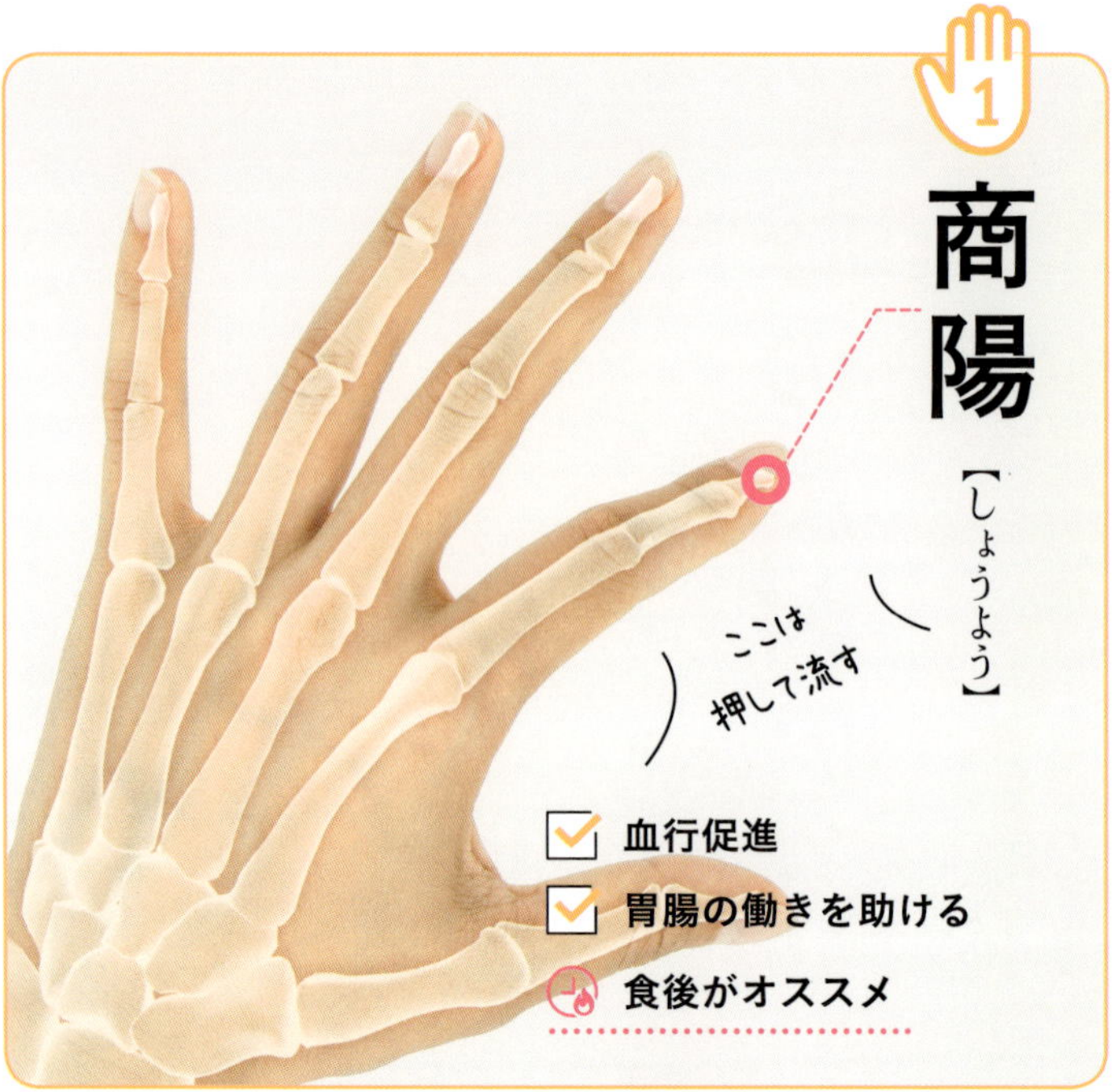

ツボの刺激法

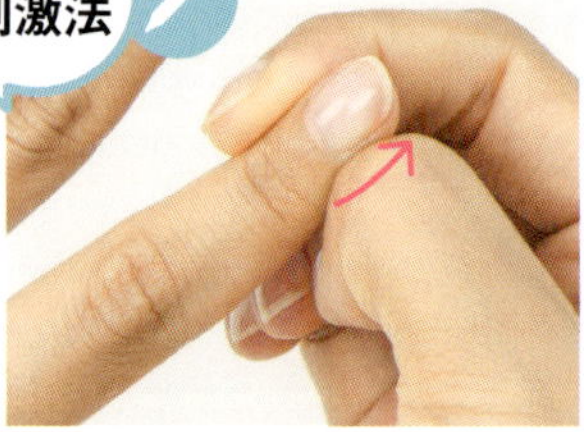

反対の手の親指の第一関節を当て、指先に向かって押して流す。

ツボの位置

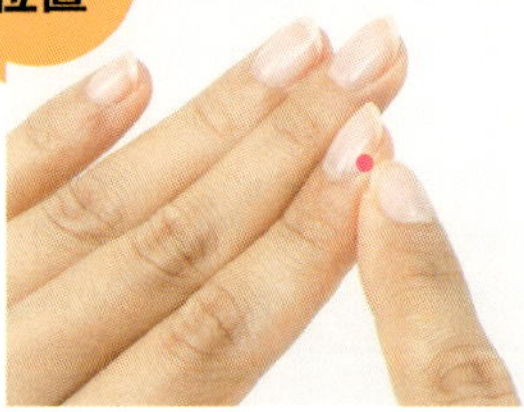

手の人さし指の親指側の爪の横。

キューっとくるあの痛み…外出先で突然、腹痛に襲われたら!?

腹痛の要因はさまざまですが、病気や疾患以外の場合、ストレスによるものが考えられます。脳にストレスがかかると自律神経を通してその刺激が伝わり、腸内環境を悪化させることが原因です。また、食べ過ぎによる胃腸の不調でも腹痛が起こります。腹痛を緩和させたいときは、大腸と関連のある商陽と胃・脾・大腸区の刺激を。自律神経を整え、緊張による腹痛にも有効です。梁丘も押すと、胃腸の働きを整えることができます。

改善方法

ストレスを溜めないようにリフレッシュするほか、腹巻きなどでお腹を冷やさないように工夫しましょう。

2 胃・脾・大腸区【い・ひ・だいちょうく】

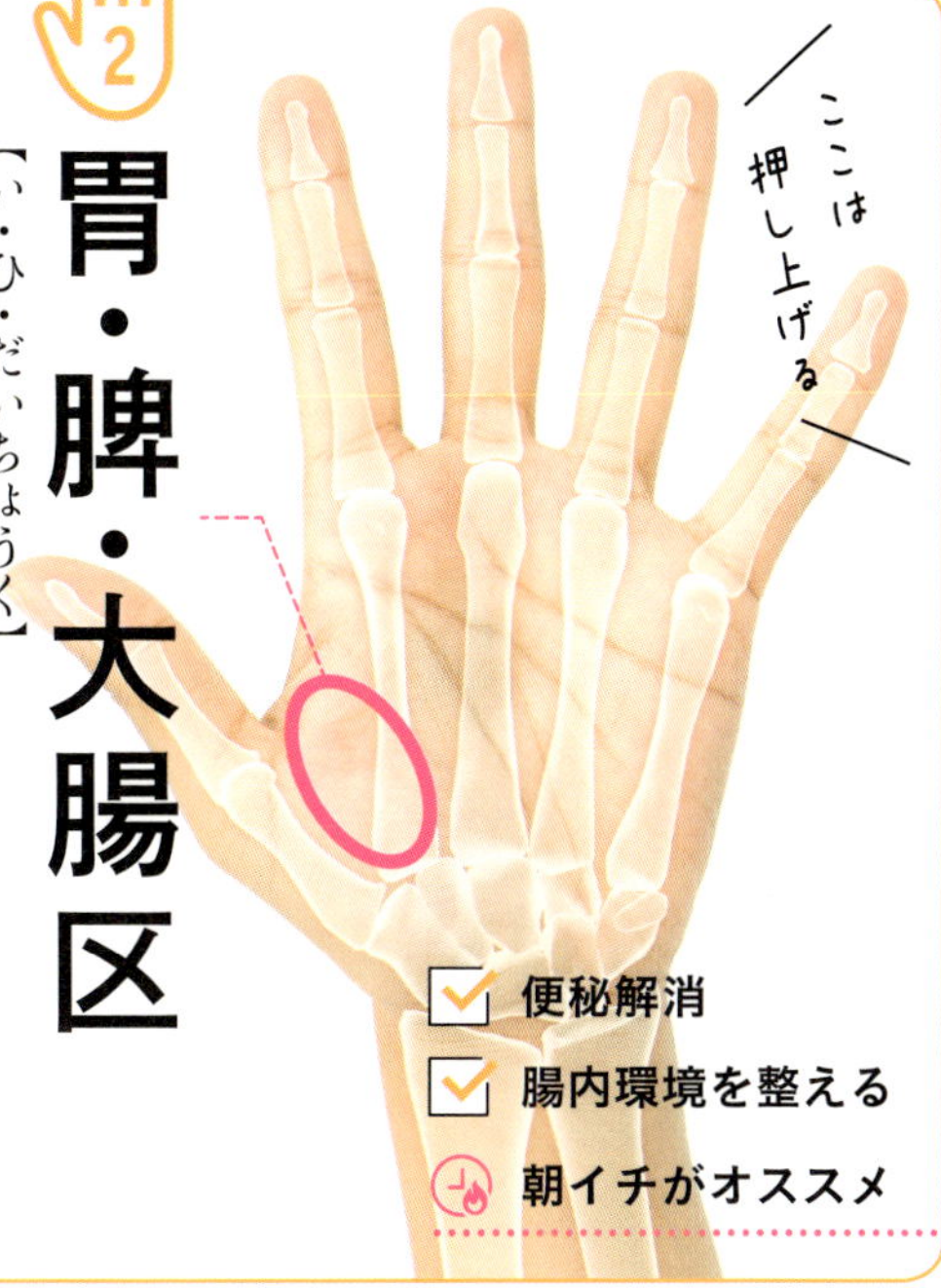
ここは押し上げる

- ☑ 便秘解消
- ☑ 腸内環境を整える
- 朝イチがオススメ

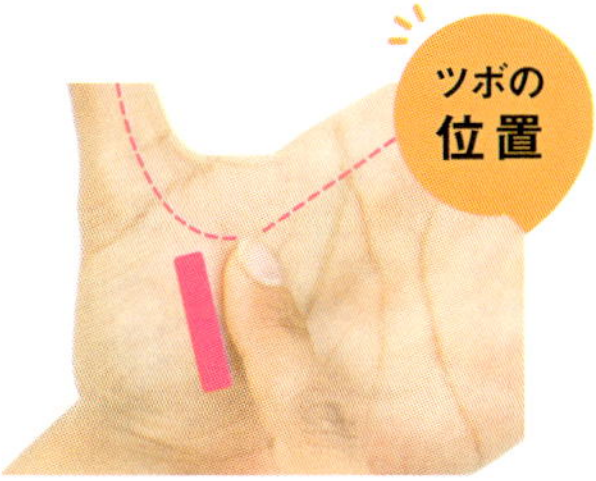
ツボの位置

手の人さし指と親指が交差した、ふくらみの脇。

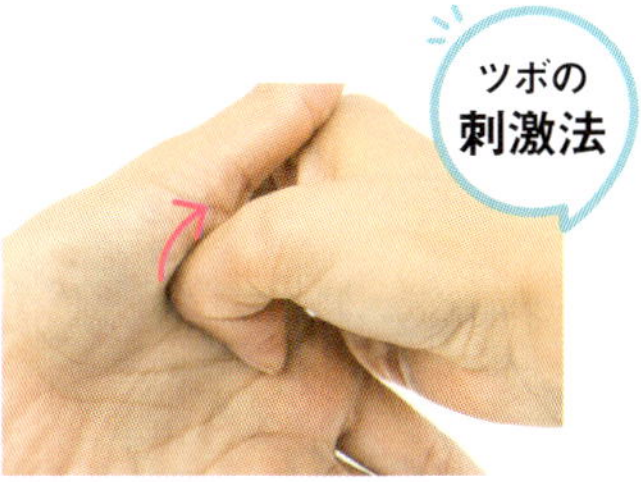
ツボの刺激法

反対の手の親指の第一関節を当て、押し上げる。

1 梁丘【りょうきゅう】

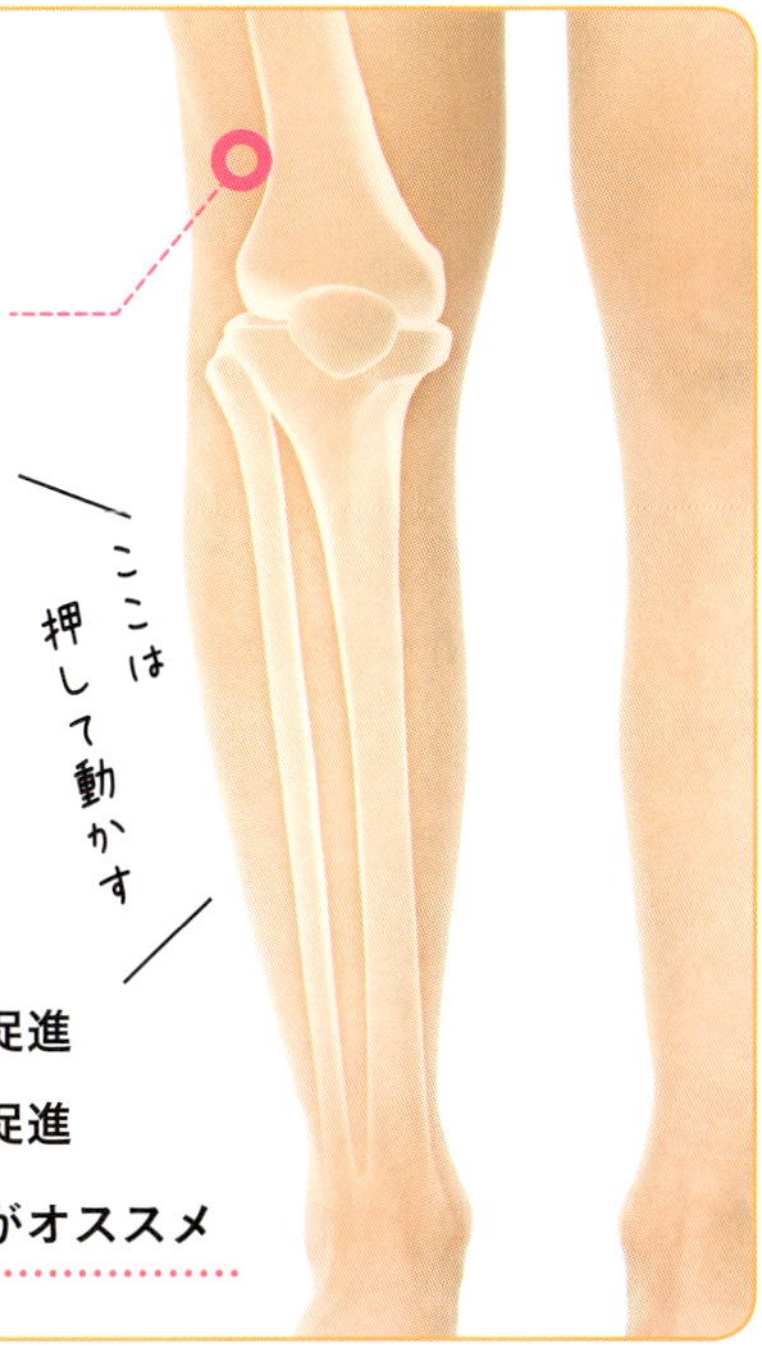
ここは押して動かす

- ☑ 血行促進
- ☑ 消化促進
- 食後がオススメ

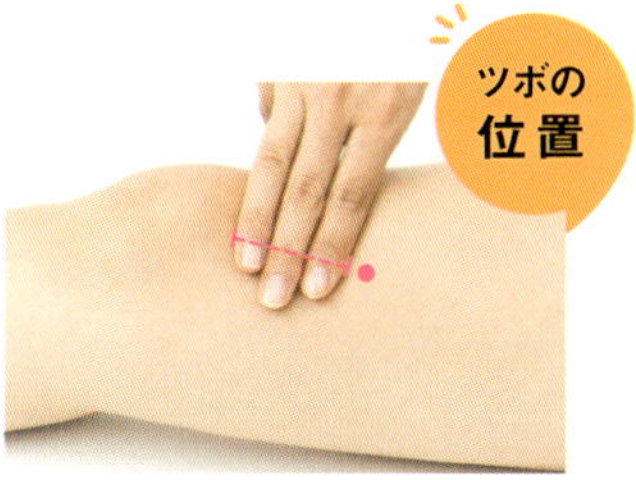
ツボの位置

膝のお皿の骨の上から指幅３本分上の外側にあるくぼみ。

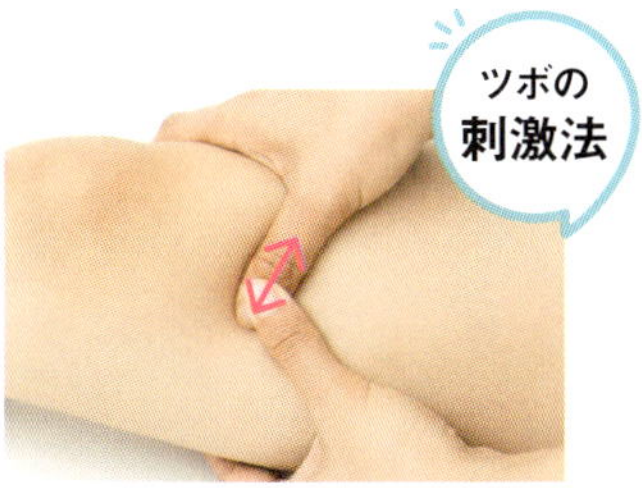
ツボの刺激法

両手の親指を重ね、左右に押して動かすか、握った手の小指の付け根の骨で叩く。

痛みの緩和

胃痛

ストレスによる胃の痛みは リラックスのツボで改善

1

間使【かんし】

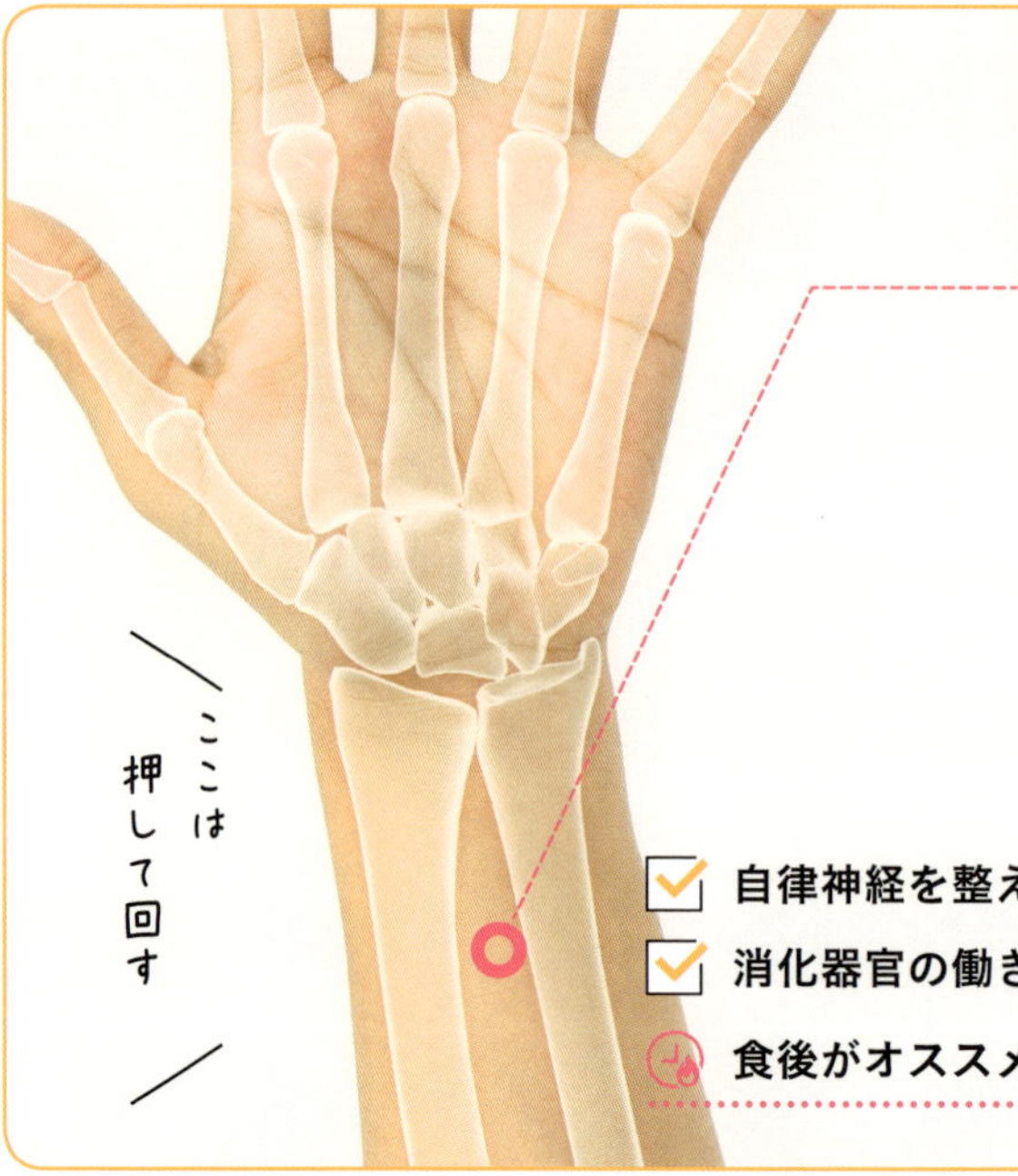

- 自律神経を整える
- 消化器官の働きを助ける
- 食後がオススメ

ツボの刺激法

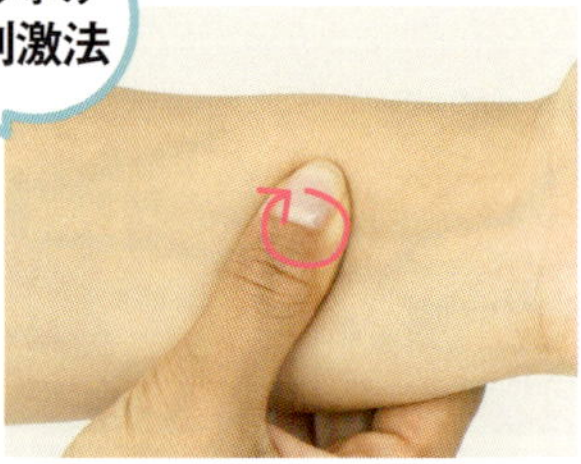

反対の手の親指で押しながら回す。

ツボの位置

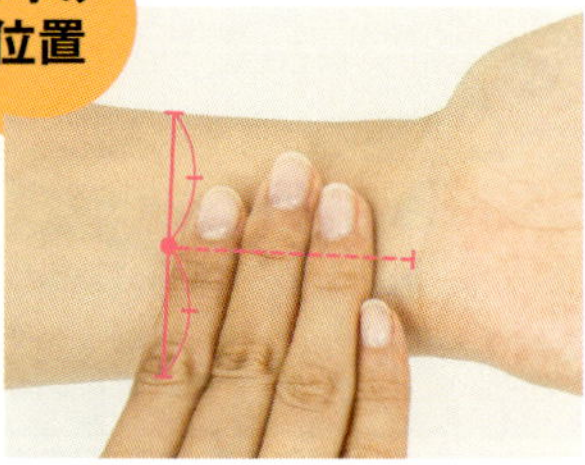

腕幅の真ん中で、手首から指幅４本分下。

検査しても異常がない胃の痛みの多くは、精神的なストレスが要因です。感情の変化により東洋医学でいう肝と自律神経のバランスがくずれ、みぞおちや脇の下あたりの張るような痛み、げっぷなどの症状が起こります。その他、食べ過ぎや飲み過ぎ、油物の摂り過ぎなども原因とされています。ストレス性と食べ過ぎの両方に効くツボが、間使です。自律神経を整えながら、胃腸の働きを活発にし、胃の痛みを軽減させてくれます。

改善方法

朝起きて、急に食事を摂ると胃に負担がかかるので、食前に白湯を飲みましょう。冷水は厳禁です。

痛みの緩和

歯痛

我慢できない急な歯の痛み
治療の間まで和らげるには？

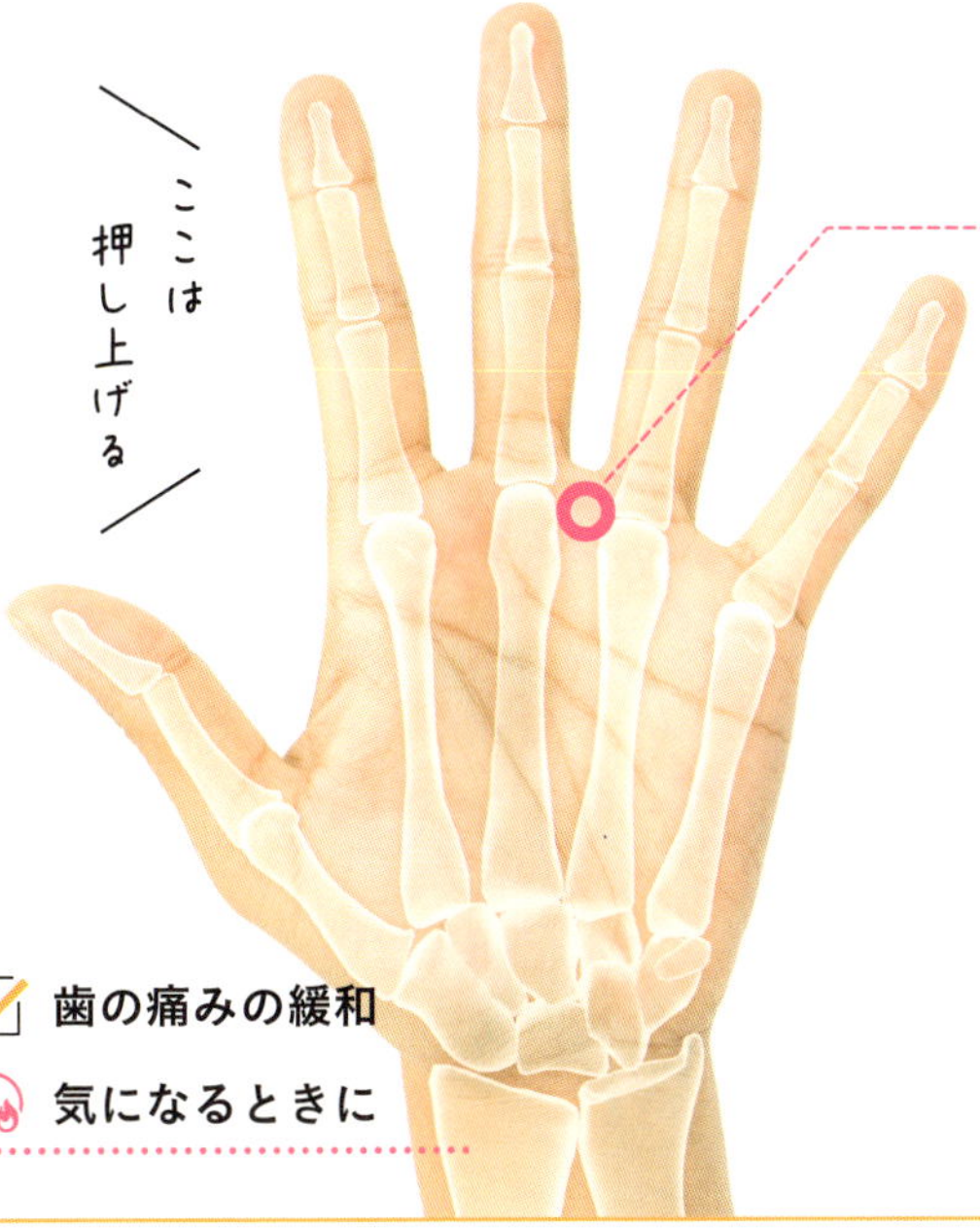

歯痛点【しつうてん】

歯の痛みの緩和

気になるときに

ツボの刺激法

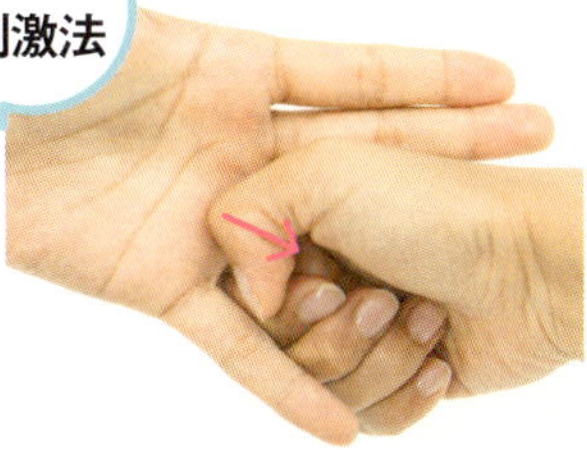

反対の手で薬指を握り、親指の第一関節を当て、指先に向かって押し上げる。

ツボの位置

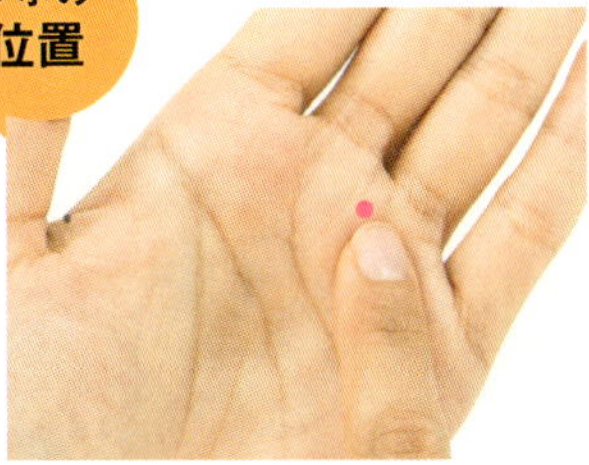

中指と薬指の付け根にあるくぼみ。

歯に痛みが出るということは、すでに虫歯が進行しており、歯科での診察が必須です。ただし、夜中や休診日など、どうしても医師に診てもらえないときは、応急処置としてツボを押しましょう。中指と薬指の付け根にある歯痛点は、三叉神経と歯槽神経の知覚領域と深く関係しており、歯の痛みを軽減。虫歯のほかに、歯肉炎や歯槽膿漏の痛みにも効果的です。強めに押すことを何回か繰り返すうちに、辛い痛みを和らげます。

改善方法

虫歯や歯槽膿漏などで痛む部分を、ガーゼに包んだ氷で冷やしましょう。一時的に痛みが緩和します。

COLUMN

2

体の疲れをいたわり、ぐっすり睡眠
就寝前にオススメのツボ

一日の疲れを取り、質の良い睡眠を得るためには、体をリラックス状態に導く工夫が必要です。眠りに必要な副交感神経を優位にする神門、寝ている間に消化を促進できる胃のツボである内関、女性に多い冷えの対処法にもなる太谿。これらのツボを就寝前に押すのが良いでしょう。お風呂上がりなど、血行が良くなり、筋肉も和らいでいるときがとくにオススメです。

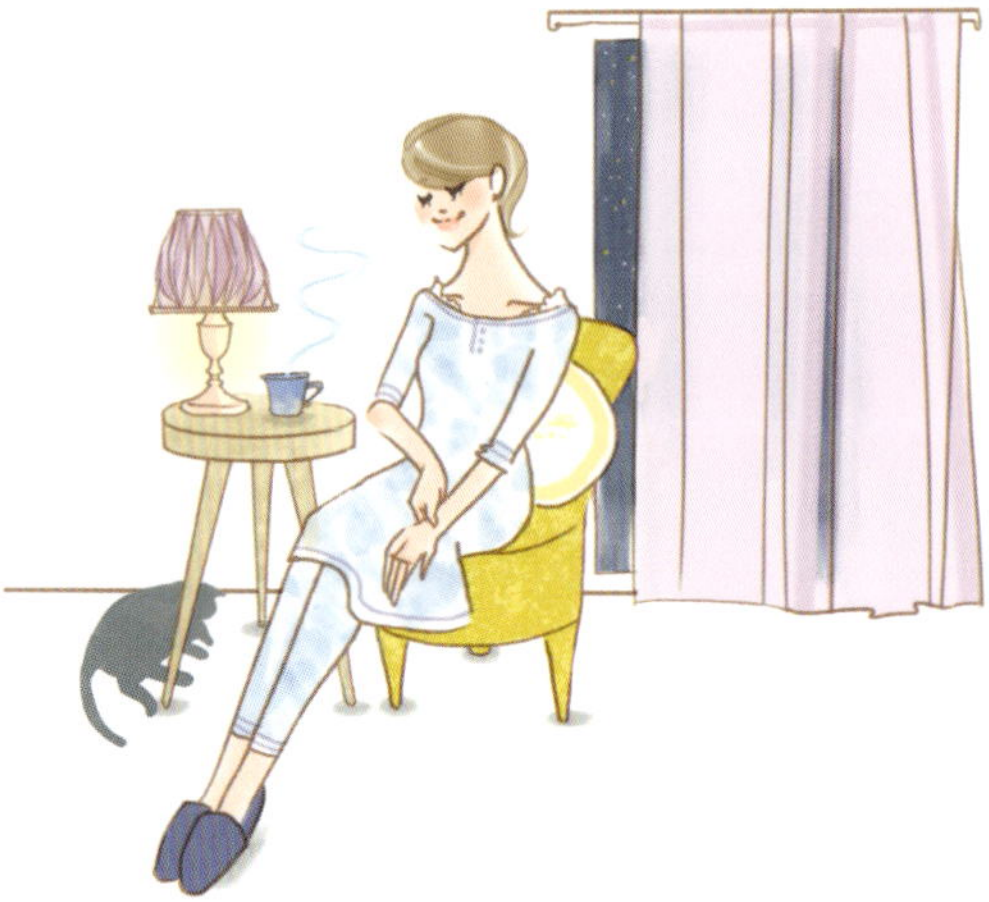

神門【しんもん】

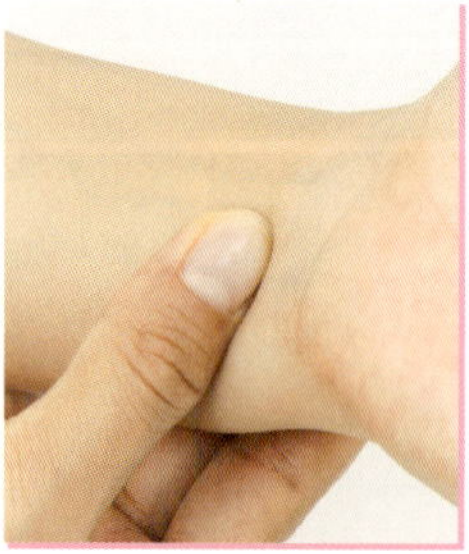

小指の延長線上で、手首のシワから指幅１本分下の位置に親指を押し当て、時計回りに回す。副交感神経が優位に。

内関【ないかん】

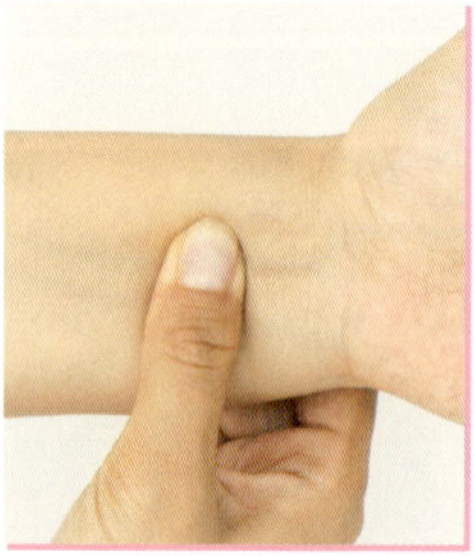

手首を曲げたときにできるシワから指幅３本分下の位置を、親指の腹で時計回りに押して回す。消化を促進する。

太谿【たいけい】

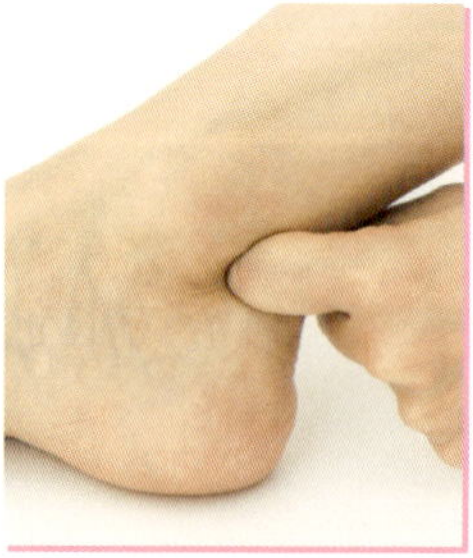

かかとの内側の出っ張った骨の横に、人さし指の第二関節を当て、かかと側に押して引く。冷えの改善に効果的。

Part 4

美容・ダイエットに効くツボ

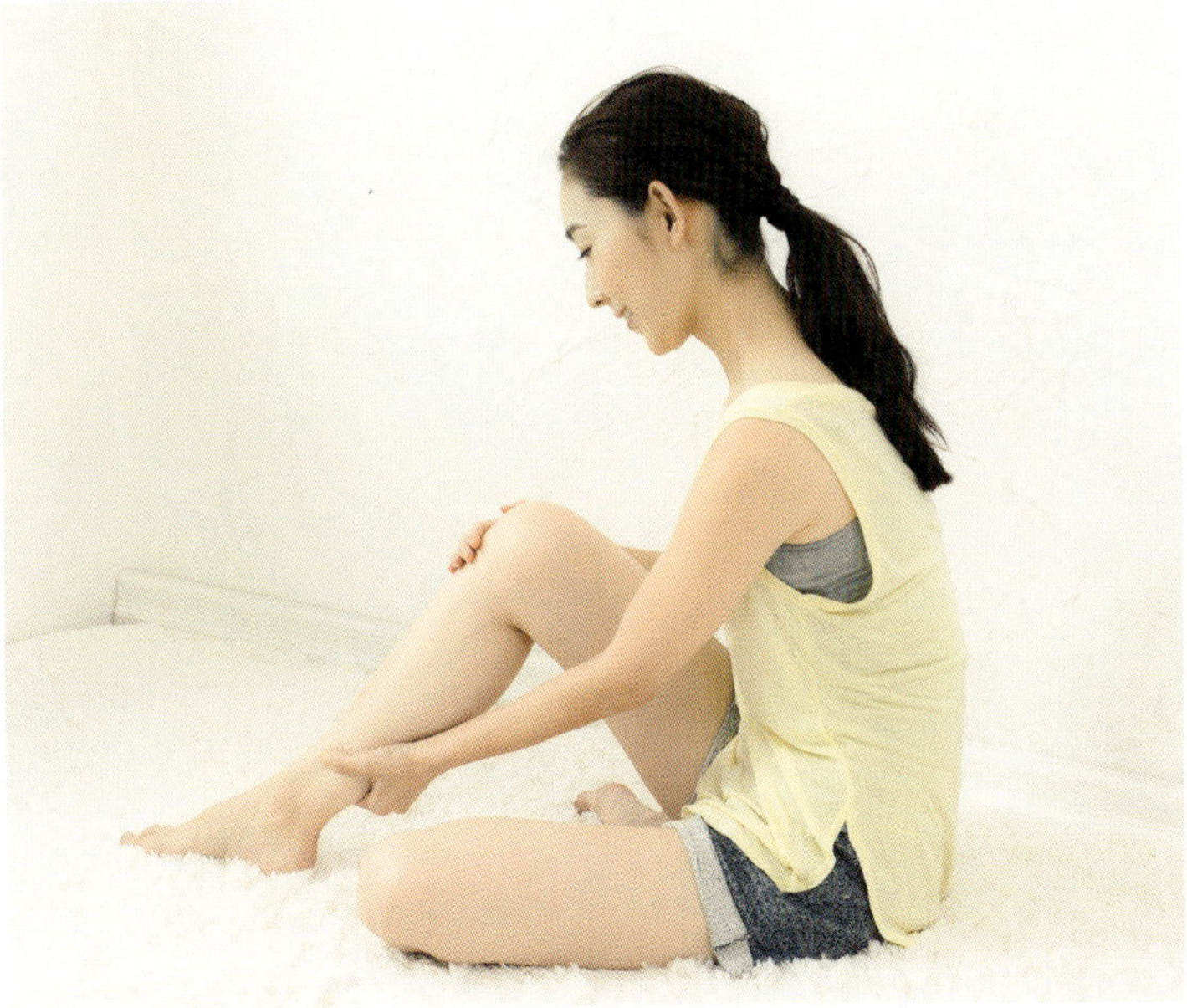

体内の気・血・水を滞りなく流すことは、健康だけでなくダイエットや美容にも効果があります。健康で美しい体を目指しましょう。

美容・ダイエットに効果的な 3つの万能ツボ

女性特有の不調は気・血・水の流れが滞ることによる
ホルモンバランスのくずれが原因になることが多くあります。
体の中のめぐりを良くし、健やかな体作りをしましょう。

1 曲池【きょくち】

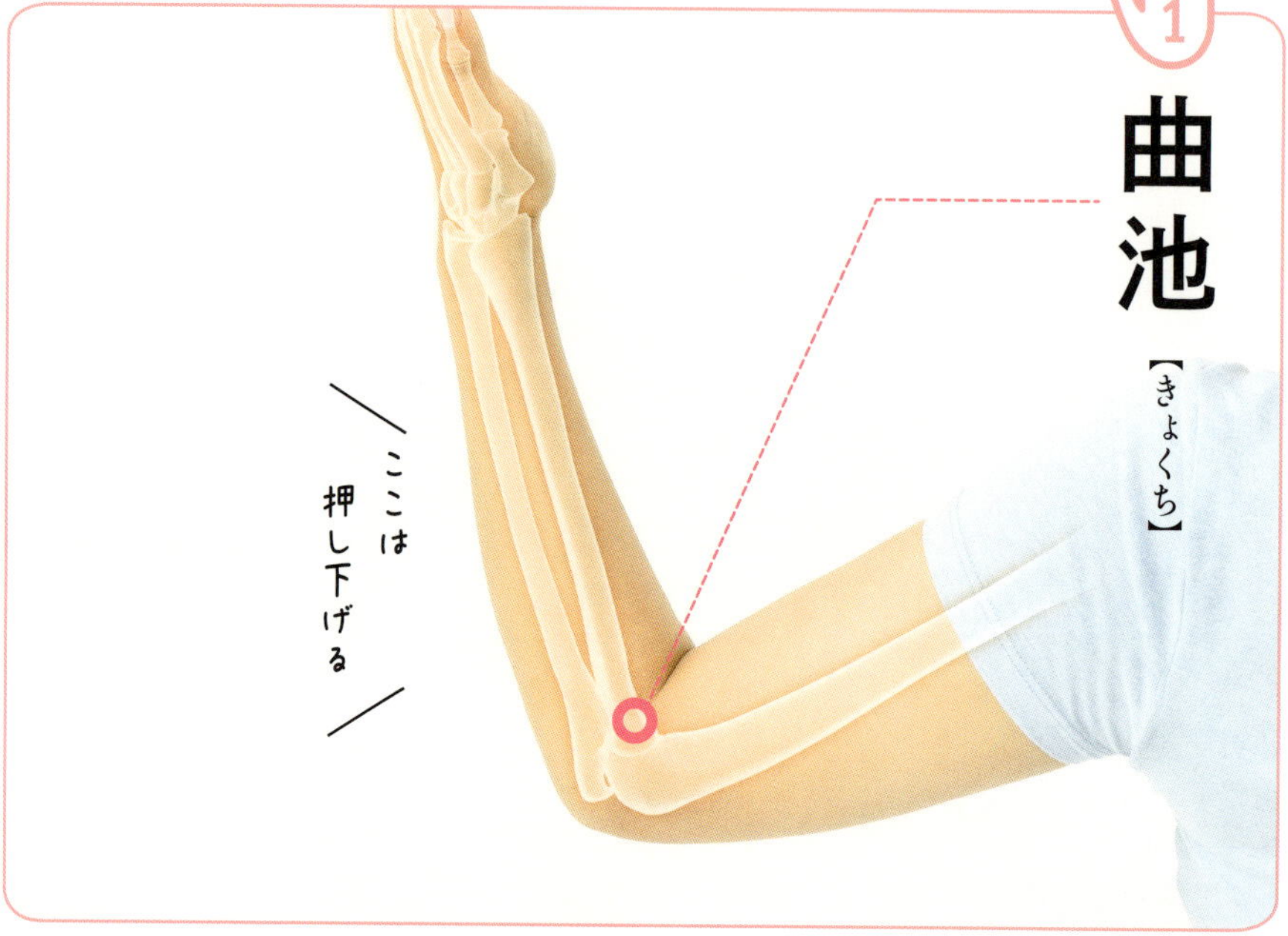

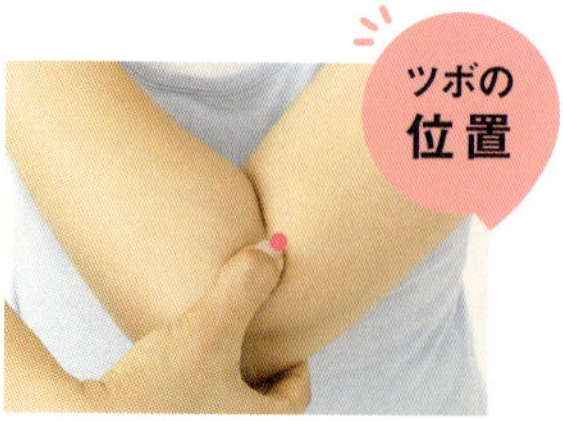

肘を曲げたときにできる横ジワの端。

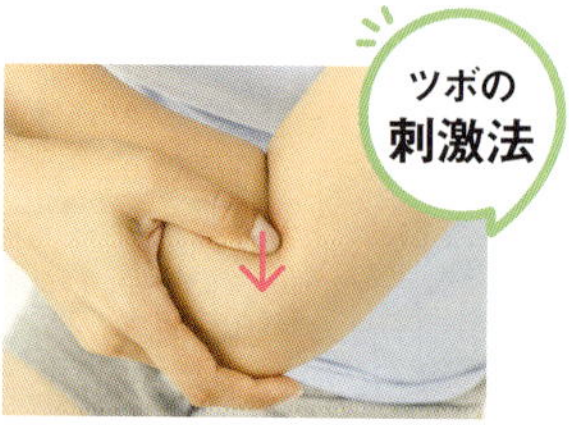

反対の手の親指で、肘の外側に向かって押し下げる。または、握った手の小指の付け根の骨で叩く。

万能ポイント

消化器系の不調改善

生理痛の緩和

大腸経のツボである曲池は、便秘や下痢などの消化器系の不調改善に効果的です。消化器官の強化により、免疫力のアップ、肌荒れの改善などが見込めます。

2 労宮【ろうきゅう】

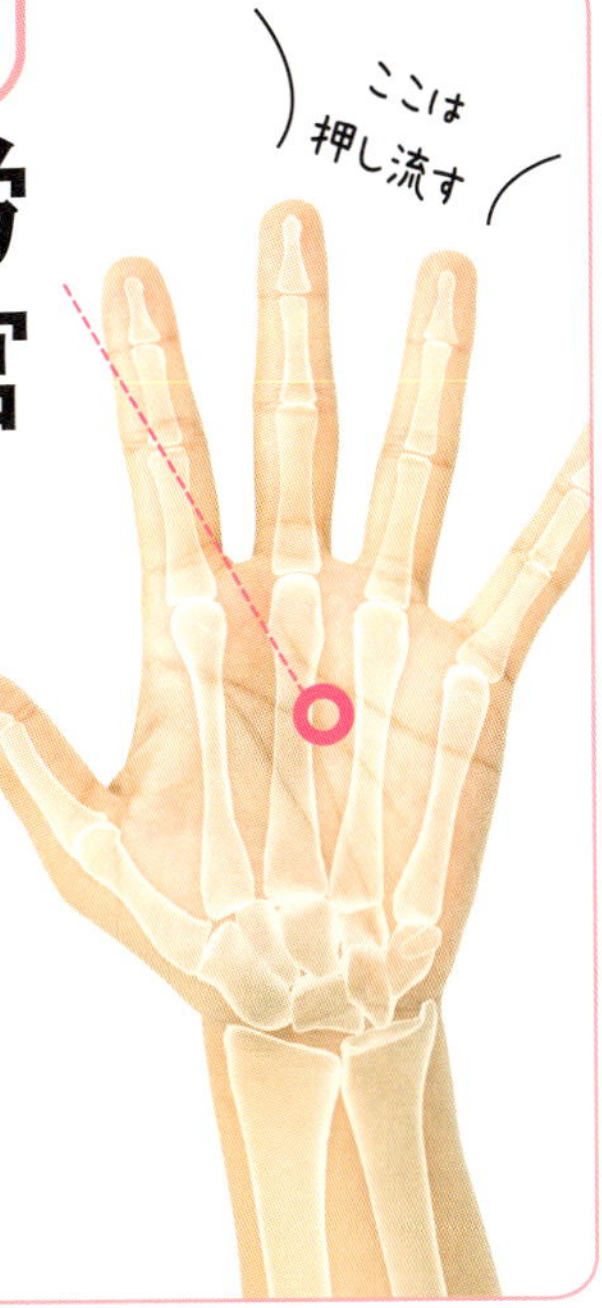
ここは
押し流す

万能ポイント

血行促進

リラックス効果

血流を促し、体の疲労感を回復してリラックス効果をもたらしてくれます。血流が良くなることで、むくみが取れ、体がスッキリとします。

ツボの位置

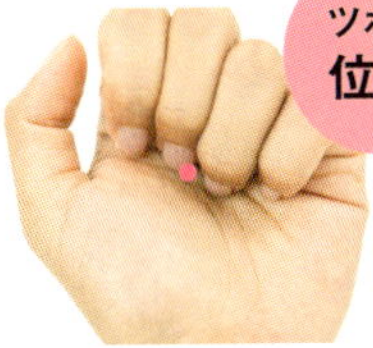

手をグーにしたときに中指の先が当たる位置のくぼみ。

ツボの刺激法

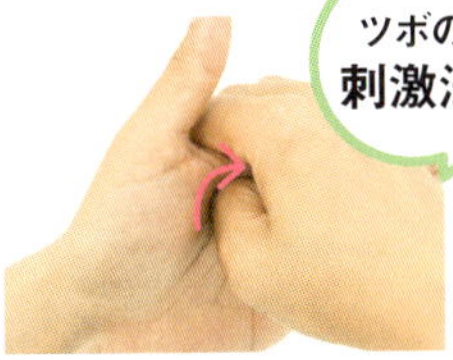

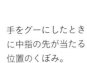

反対の手の親指の第一関節で、指先に向かって押して流す。

1 血海【けっかい】

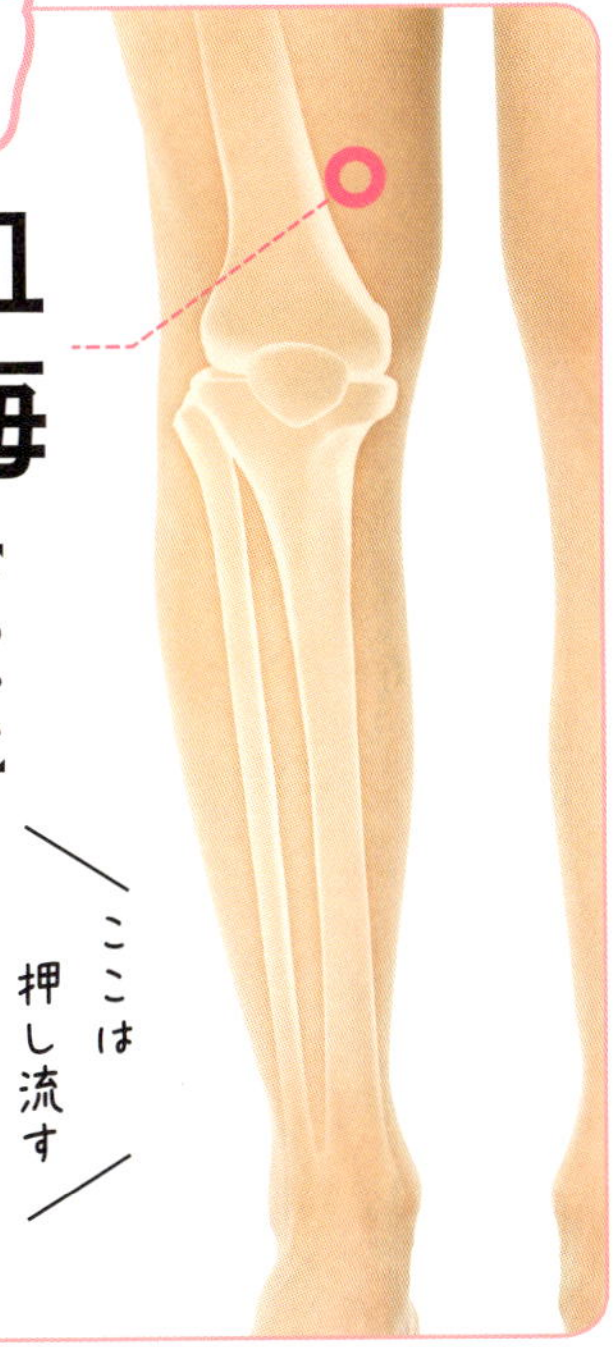
ここは
押し流す

万能ポイント

血行不良の改善

生理痛の緩和

ホルモンバランスのくずれやすい生理期間は、体の冷えや倦怠感が起こりやすくなります。血海で気・血の流れを良くし、ホルモンバランスを整えましょう。

ツボの位置

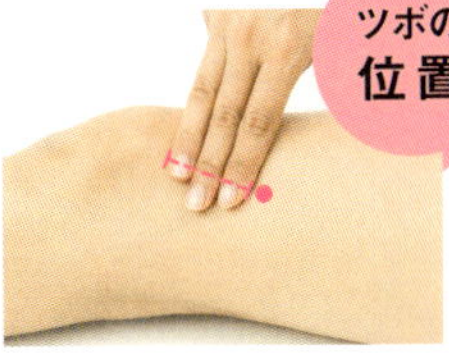

膝の内側で、お皿の骨の上から指幅３本分の上。

ツボの刺激法

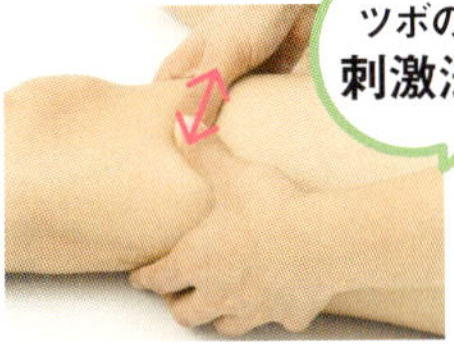

両手の親指を重ね、左右に押して動かす。または、握った手の小指の付け根の骨で叩く。

美容

ダイエット

むくみ

1

合谷【ごうこく】

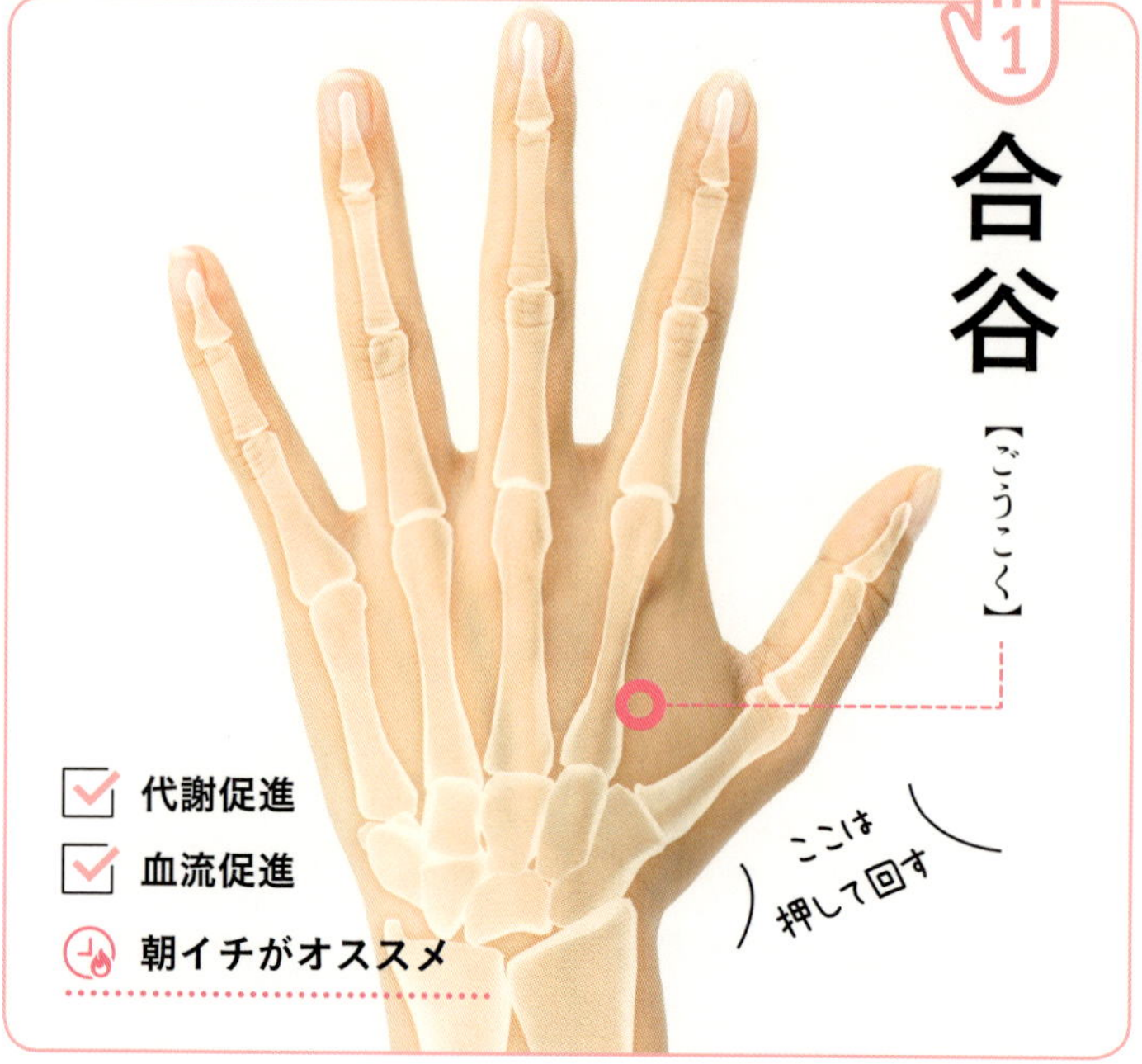

- 代謝促進
- 血流促進
- 朝イチがオススメ

ツボの刺激法

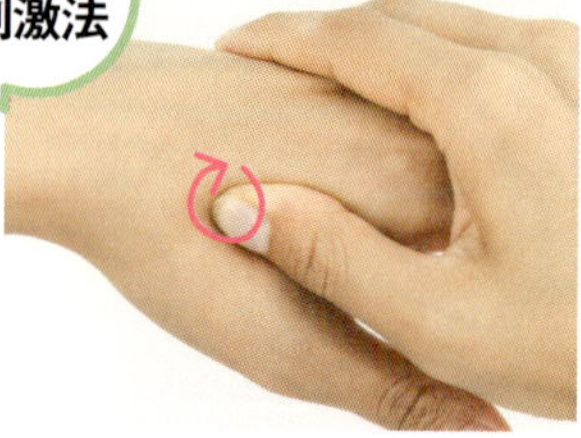

親指で時計回りに押しながら回す。または、第一関節の骨で押して動かす。

ツボの位置

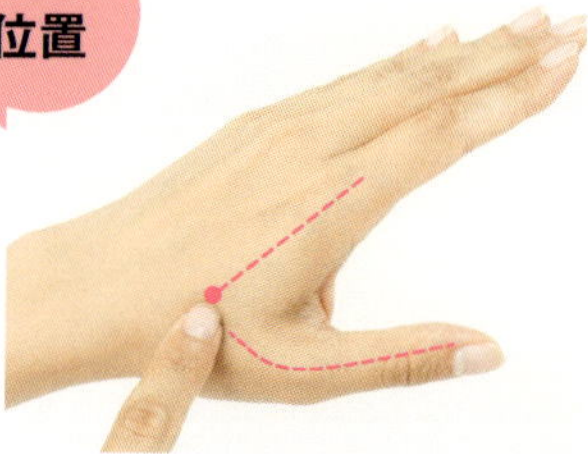

手の甲の人さし指と親指の間の骨のくぼみ。

デート前なのに、気になるむくみ
水分代謝を高めてスッキリフェイスに

東洋医学では、水の滞りによるものを水腫、血の滞りによるものを血腫とし、これらを総合してむくみ（浮腫）と言います。塩分の摂り過ぎ、運動不足、筋力低下、長時間同じ姿勢を続けることによる血行不良のほか、五臓の弱り、代謝に直接関係する脾・肺・腎に起因します。むくみの解消には、消化器官の働きを活発化させ、腎臓の働きを良くする合谷と陰陵泉が効果的です。また、手三里は、上半身のむくみに即効性があります。

改善方法

利尿作用&体内の水分代謝を助けるサポニンを摂りましょう。キュウリやスイカに多く含まれます。

2 手三里【てさんり】

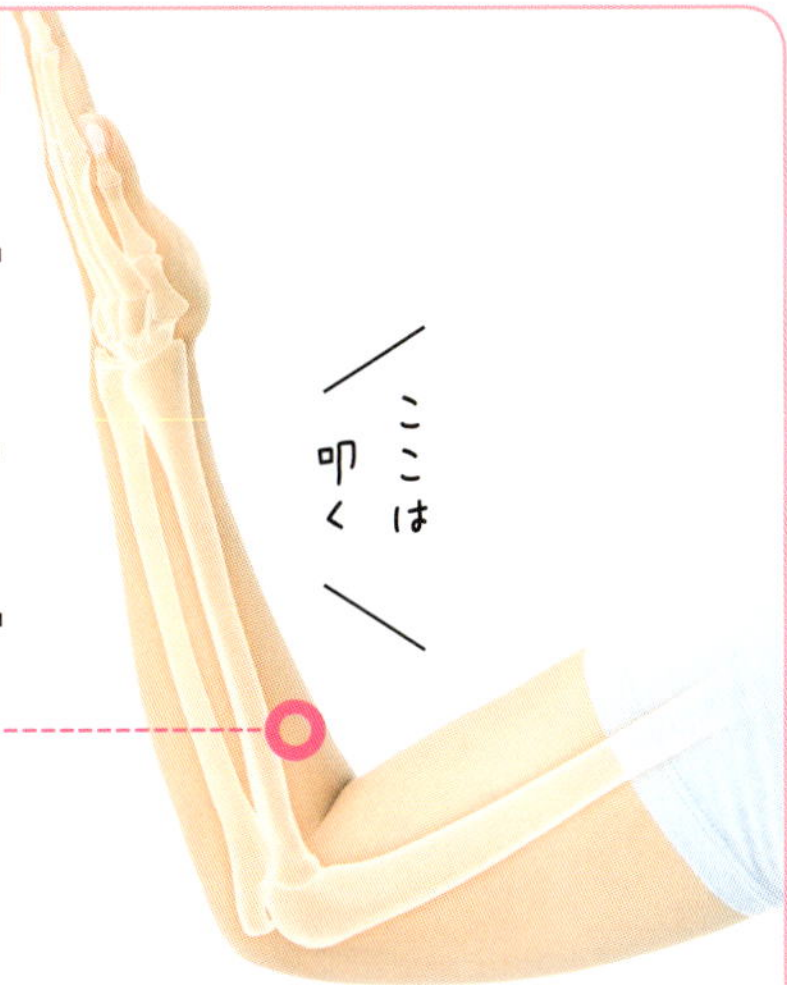
ここは叩く

- 血流促進
- 代謝促進

朝イチがオススメ

ツボの位置

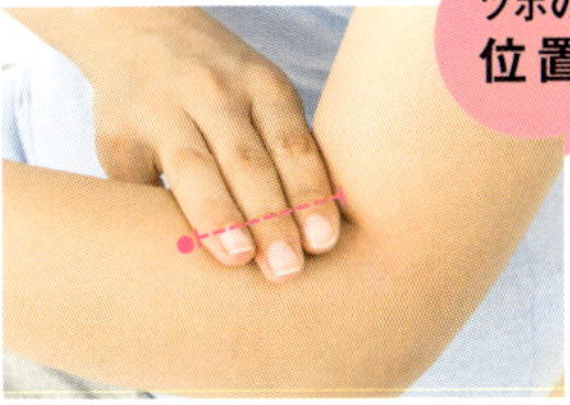

肘を曲げたときにできるシワの外側から指幅３本分の位置。

ツボの刺激法

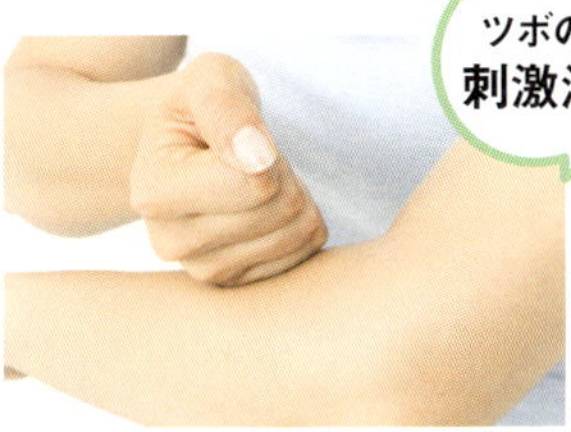

反対の手を握って小指の付け根の骨で叩く。または、親指で時計回りに押して回す。

1 陰陵泉【いんりょうせん】

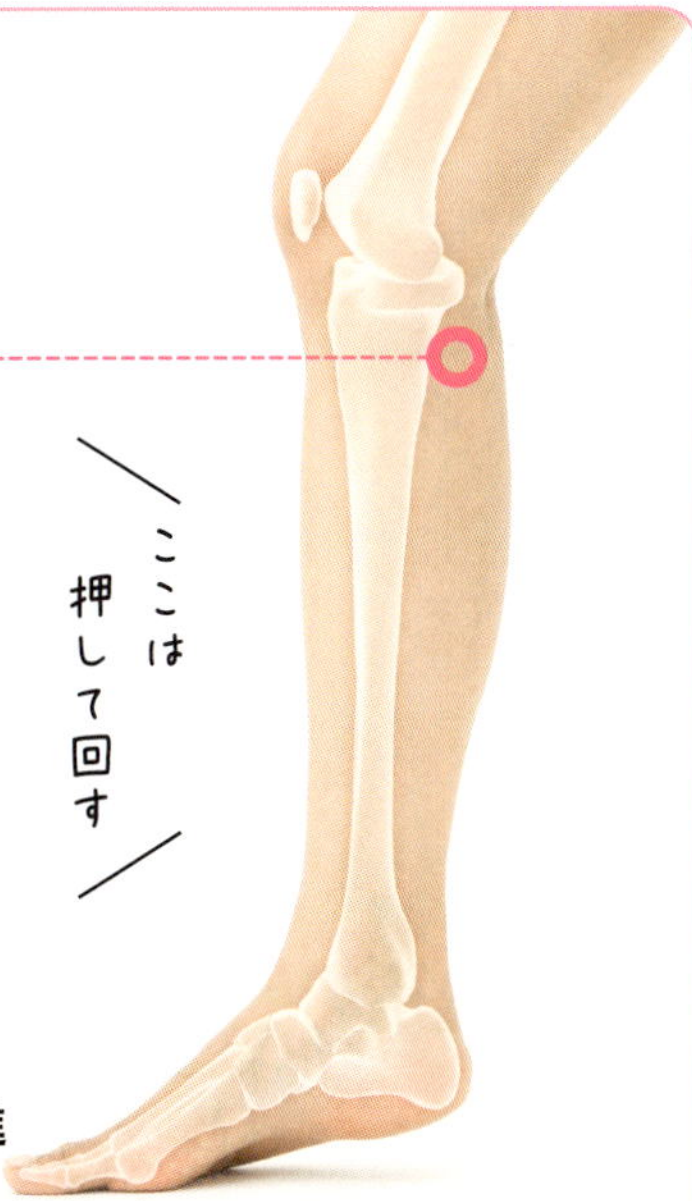
ここは押して回す

- 代謝促進

夕方がオススメ

ツボの位置

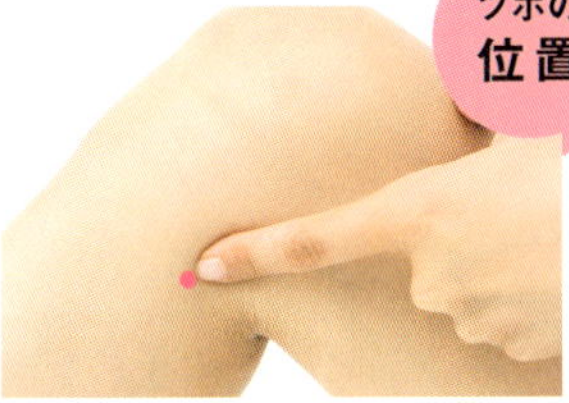

膝下の内側にある出っ張っている骨の下。

ツボの刺激法

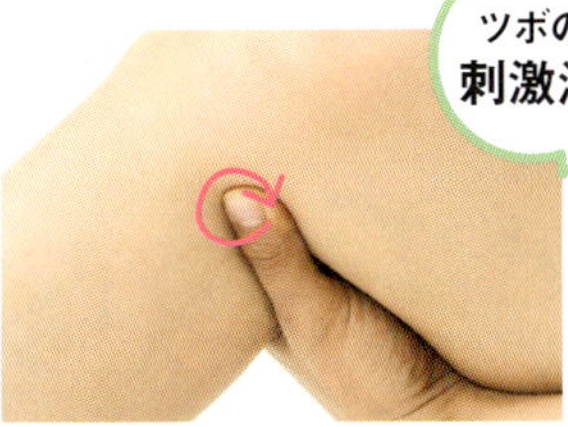

膝裏から足をつかみ、親指を当てて押しながら回す。または握った手の小指の付け根の骨で叩く。

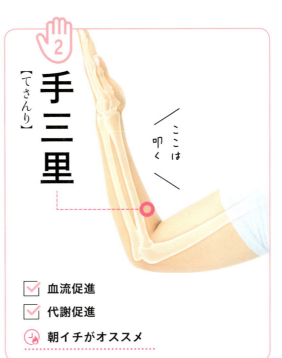

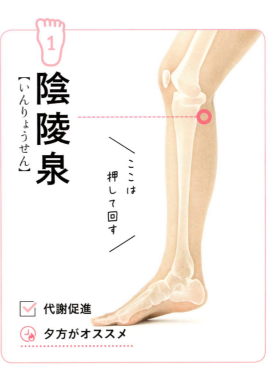

美容

ダイエット

冷え性

さまざまな不調の原因になる冷え 血流促進のツボで対処したい！

1

命門【めいもん】

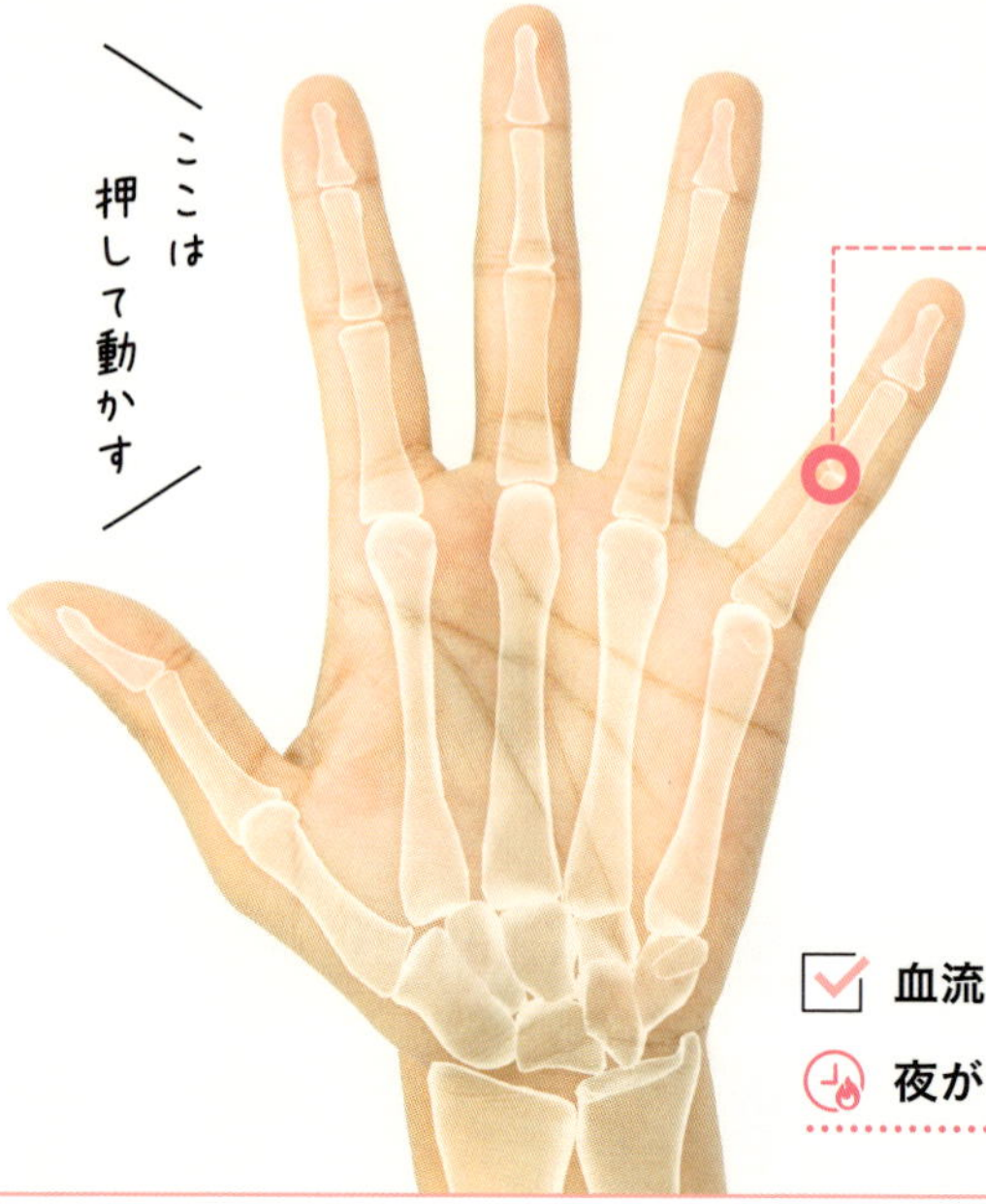

血流促進

夜がオススメ

ツボの刺激法

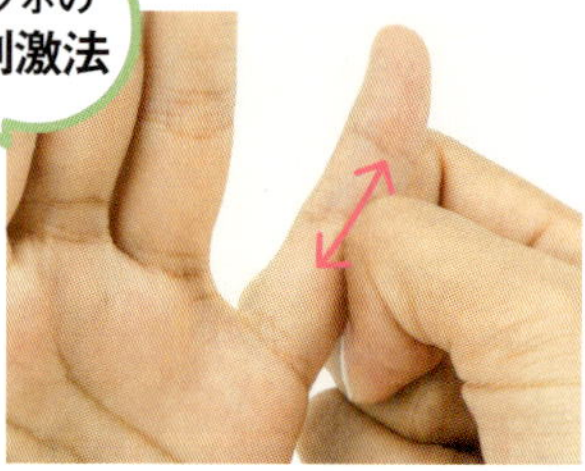

反対の手の親指の第二関節で、上下に押して動かす。

ツボの位置

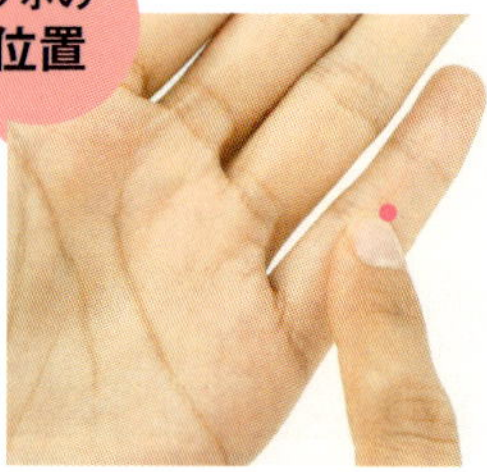

小指の第二関節の中央。

男性よりも筋肉量が少なく、脂肪量が多い女性に良く見られるのが冷え性。体が冷えると血液循環が滞り、免疫力が低下。風邪を引きやすくなるだけでなく、貧血、低血圧、自律神経失調症、性ホルモン異常などの原因になります。ツボ押しは、血管を拡張し、血流をスムーズにするので冷え解消にはとくに効果的です。手の冷えには命門、足の冷えには条口のツボを押しましょう。虚弱体質による冷えには手心がオススメです。

改善方法

寝る前に、45度のお湯で手浴と足浴をしましょう。全身に血液がめぐり、全身がポカポカと温まります。

2 手心【しゅしん】

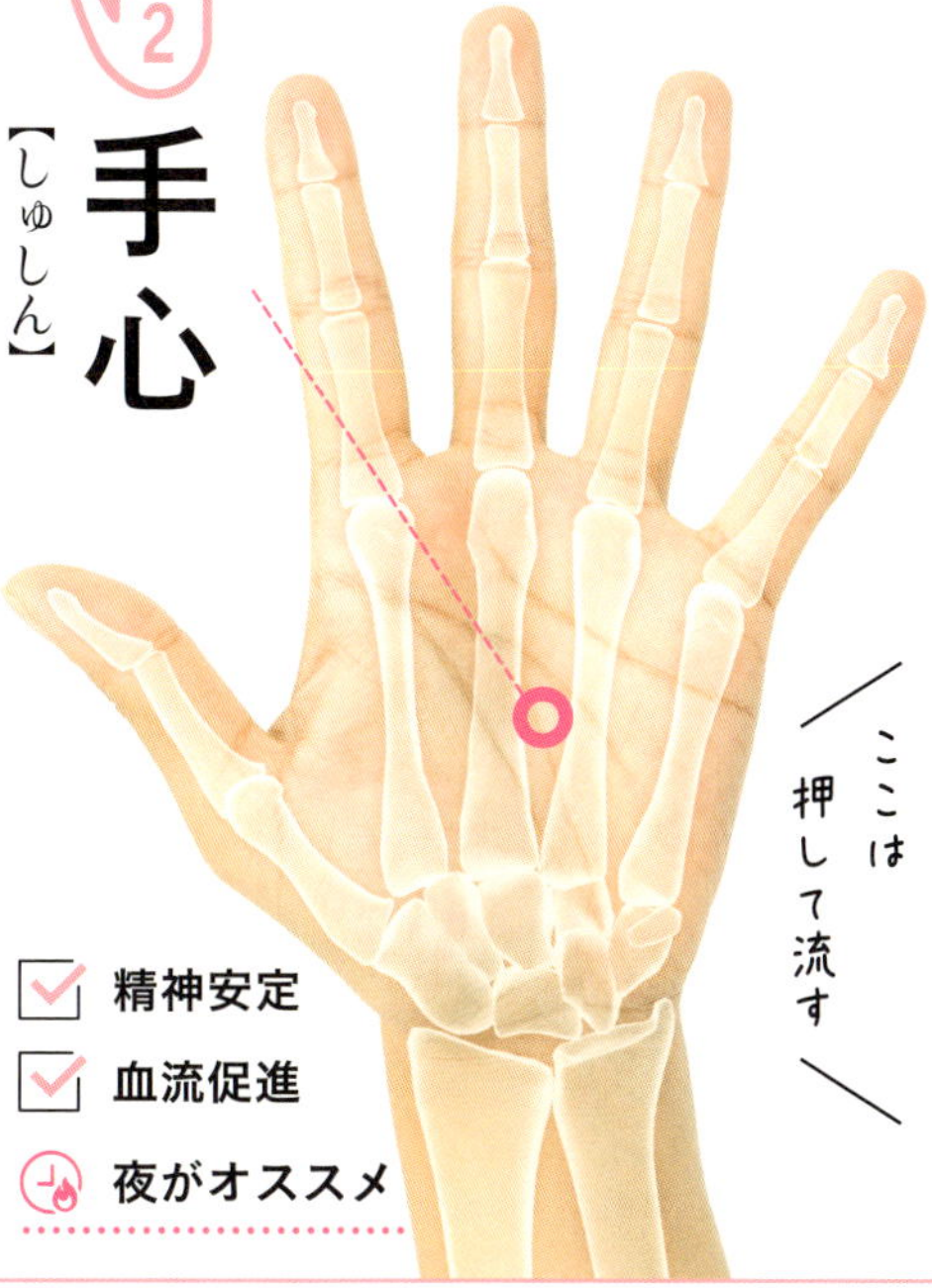
ここは押して流す

- 精神安定
- 血流促進
- 夜がオススメ

ツボの位置

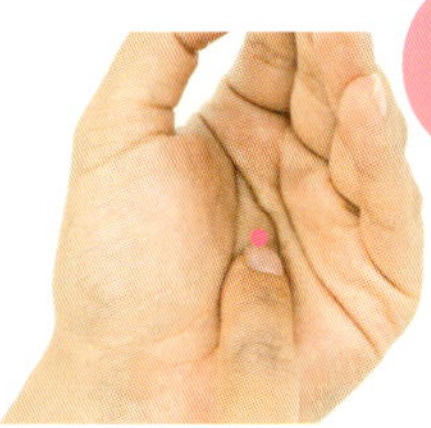

手の平を丸くしたときにできる、中央のくぼみ。

ツボの刺激法

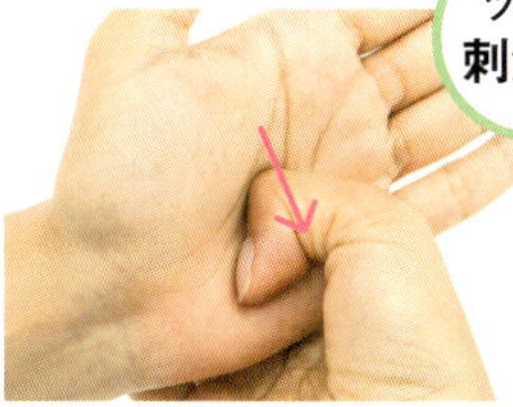

反対の手の親指の第一関節で横方向に押して流す。

1 条口【じょうこう】

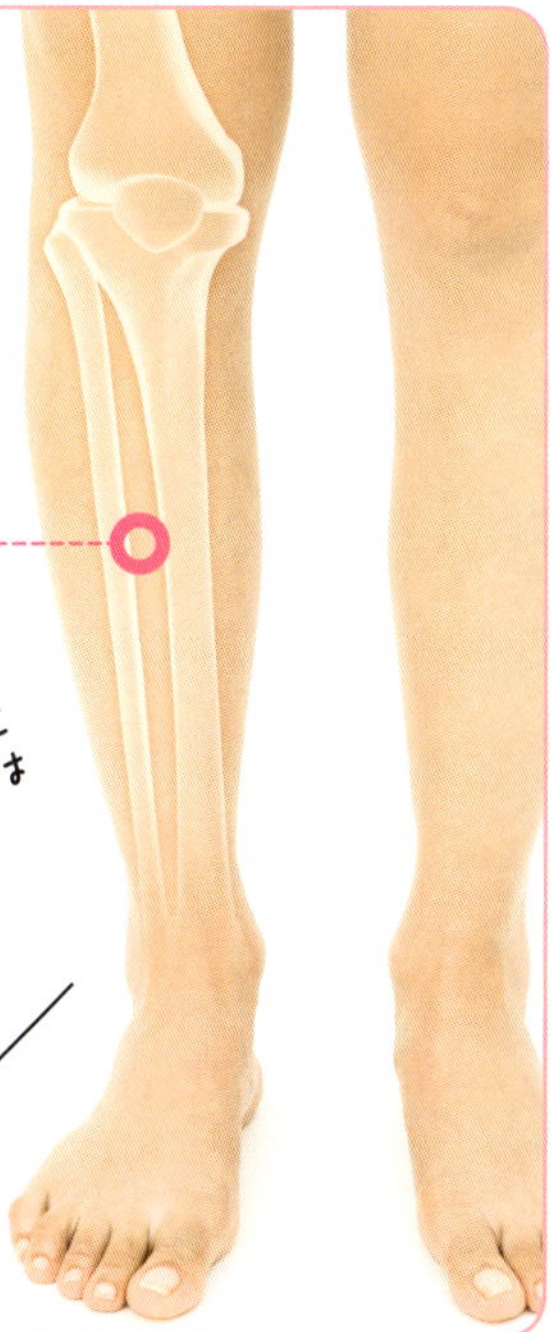
ここは押して動かす

- 代謝促進
- 血行促進
- 夜がオススメ

ツボの位置

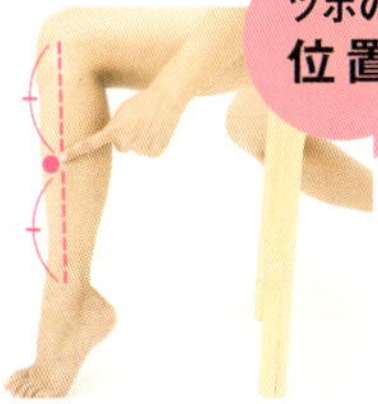

スネの少し外側で、くるぶしと膝の中間の位置。豊隆（→ P.99）よりやや内側。

ツボの刺激法

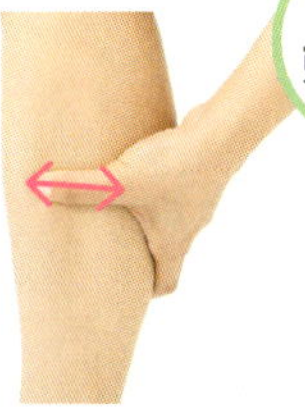

ふくらはぎをつかみ、親指を当てて左右に押して動かす。または、握った手の小指の付け根の骨で叩く。

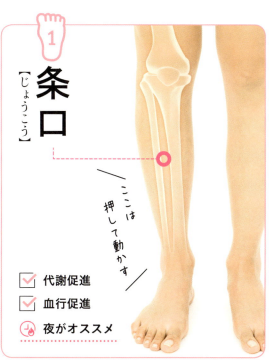

美容

ダイエット

脚やせ

1

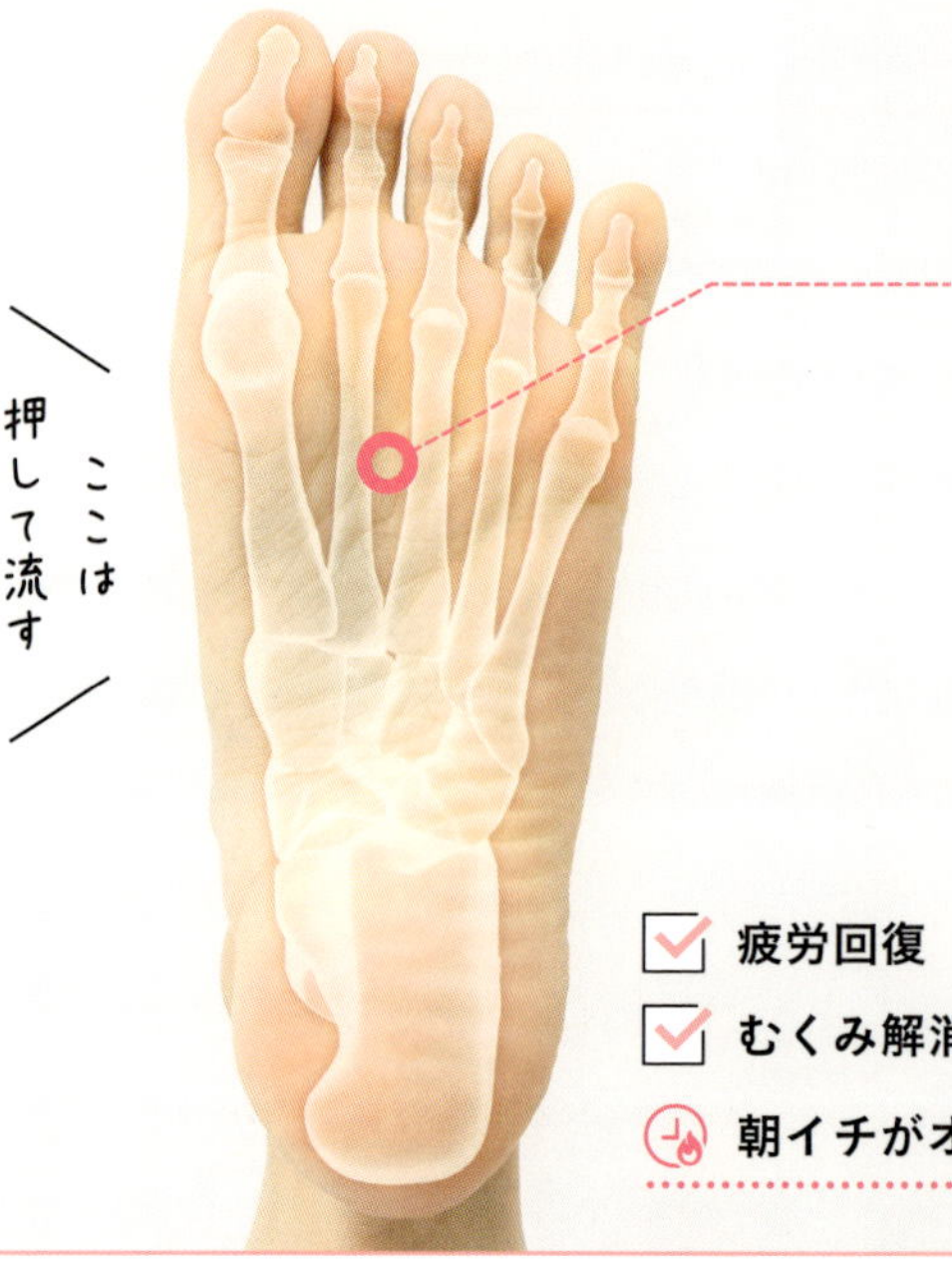

湧泉【ゆうせん】

- 疲労回復
- むくみ解消
- 朝イチがオススメ

ツボの刺激法

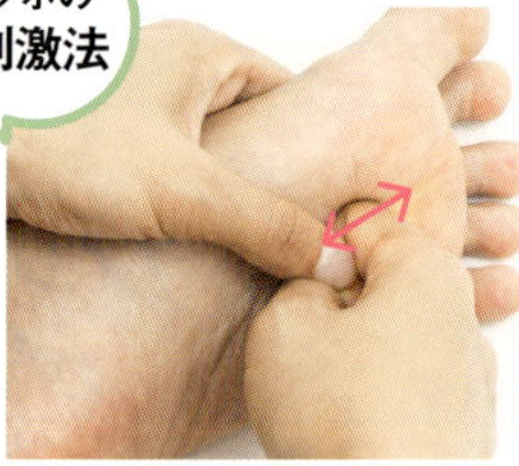

人さし指の第二関節を当て、反対の手の親指を重ね、上下に押して流す。

ツボの位置

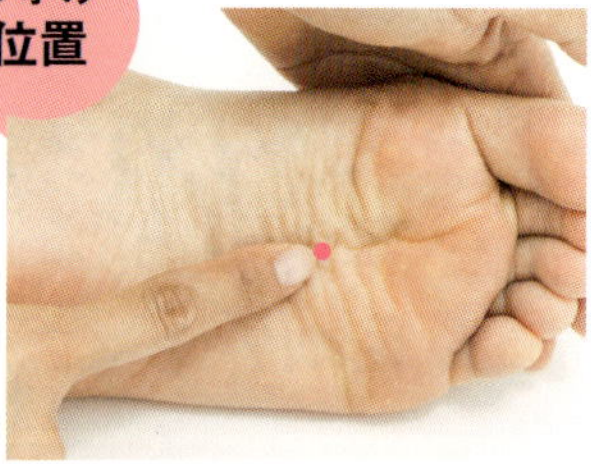

足裏の中央より少し上にある、くぼんでいる部分。

やせにくいパーツの代表の脚 代謝と血流アップが美脚の肝

ボディの中でもとくにやせにくい場所が脚。下半身は、地球の重力で体の老廃物が溜まりやすい上、心臓から離れているので血液循環が滞り、むくみやすいのが大きな原因です。さらに、冷えや運動不足で基礎代謝が下がると、脚に脂肪が溜まりやすくなります。まずは、湧泉を押し、全身の気・血・水の流れを循環させ、足三里でむくみを解消しましょう。さらに腎臓の反射区を押して冷えを改善し、スッキリ美脚を目指しましょう。

改善方法

脚のむくみを放置すると、セルライトの原因に。むくみを感じたら、その日のうちにツボ押しで解消を。

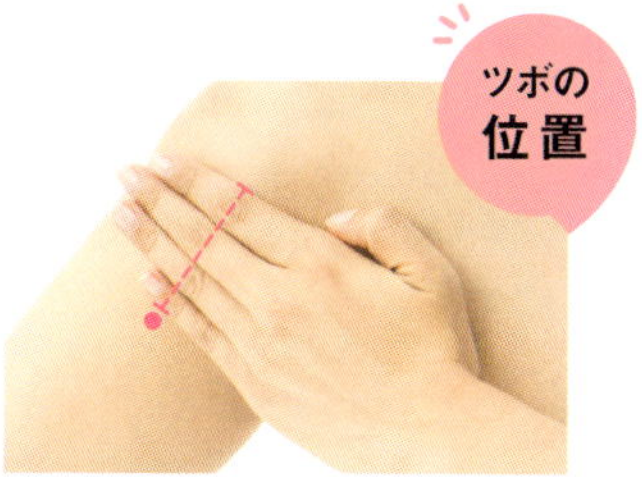

膝の外側で、お皿の下のくぼみから指幅4本分下。

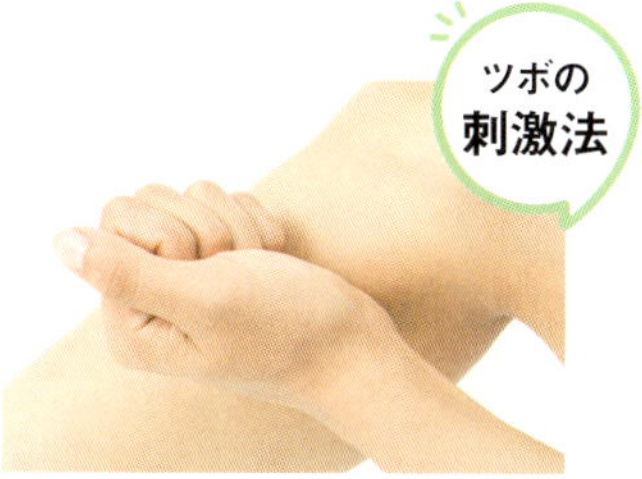

握った手の小指の付け根の骨で叩く。または、親指の腹で押しながら回す。

2 足三里【あしさんり】

ここは叩く

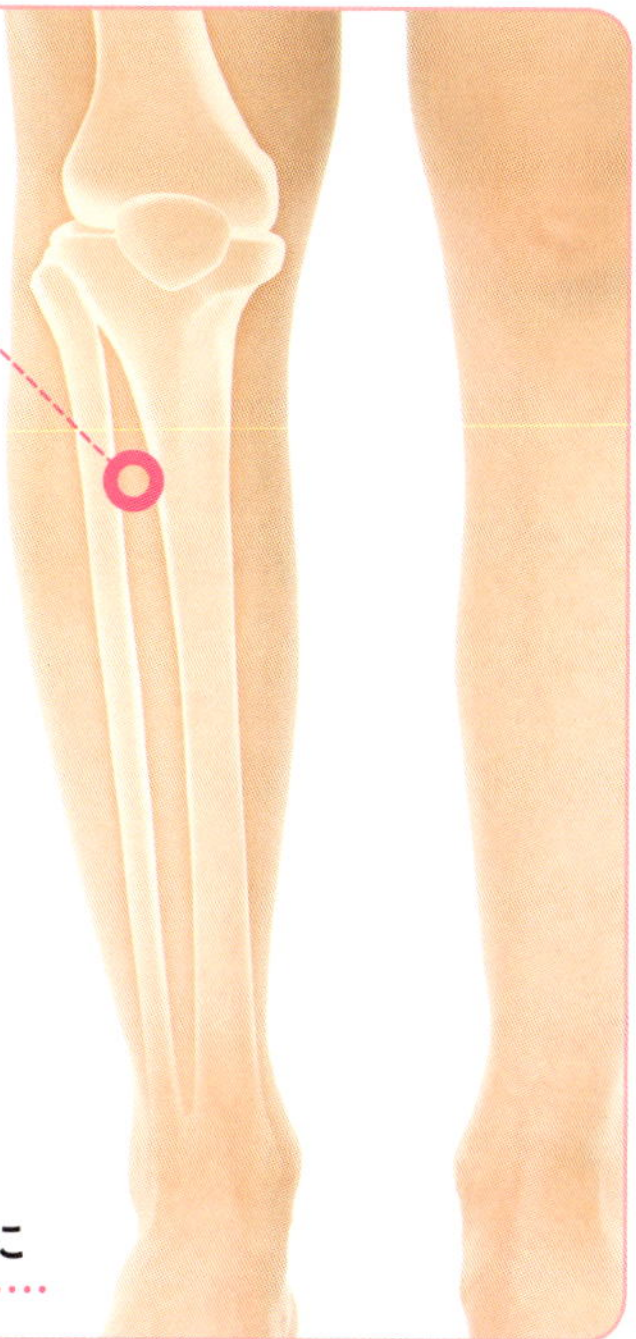

- 代謝促進
- 血流促進

疲れたときに

3 腎臓の反射区

ここは押して流す

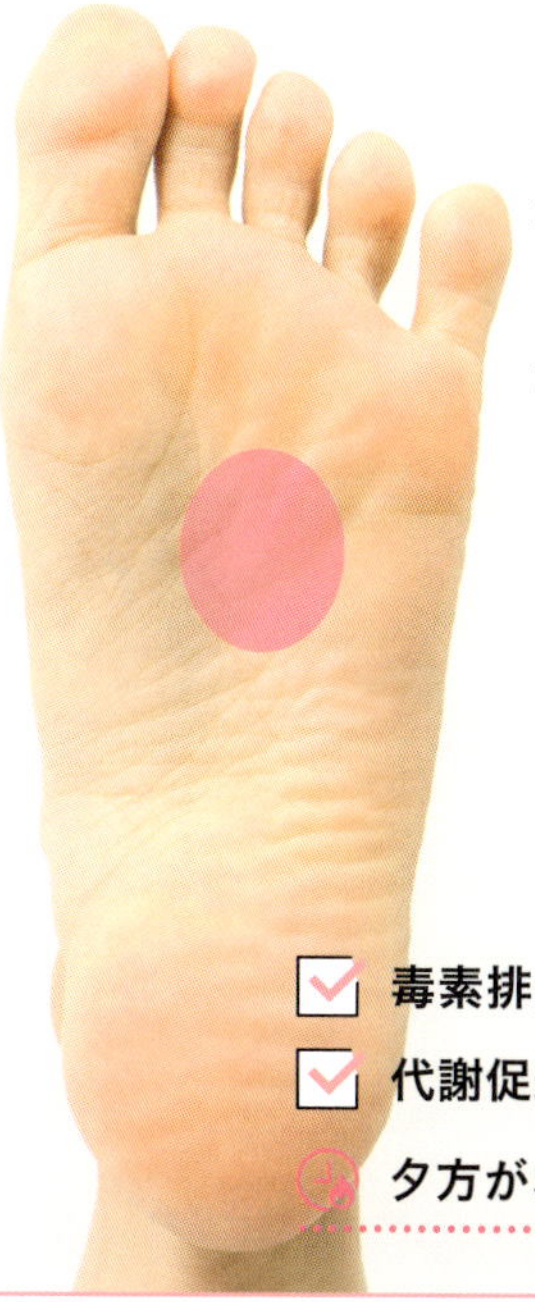

- 毒素排出
- 代謝促進

夕方がオススメ

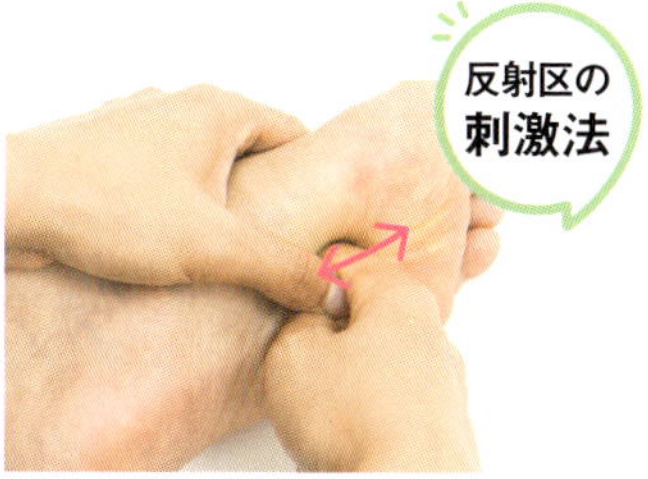

人さし指を曲げ、反対の手の親指を重ねて力を加えながら、人さし指の第二関節で上下に押して流す。

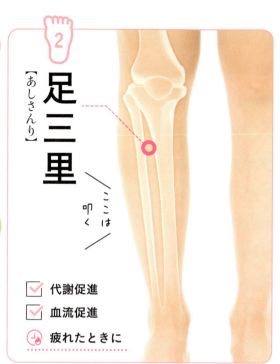

ダイエット・食欲をおさえる

食べることが我慢できないときは、満腹中枢をツボで抑制！

やせたいけれど、食べることが好きで食欲を我慢できないという人は多いもの。我慢によるストレスも過食の原因になるので、どうしても食べたいときはツボ押しを味方に。食欲をおさえたい場合は、食前に脾臓の反射区を強めに刺激して。満腹中枢のバランスをとり、食欲をコントロールしてみましょう。食後に胃と腸の反射区、豊隆のツボを押すと、消化吸収を高め、代謝低下につながる大腸に溜まった宿便の排出を促します。

改善方法

グレープフルーツの香りには、食欲を抑える効果が。食前に、精油や香水などで匂いを嗅いでみるのも◎。

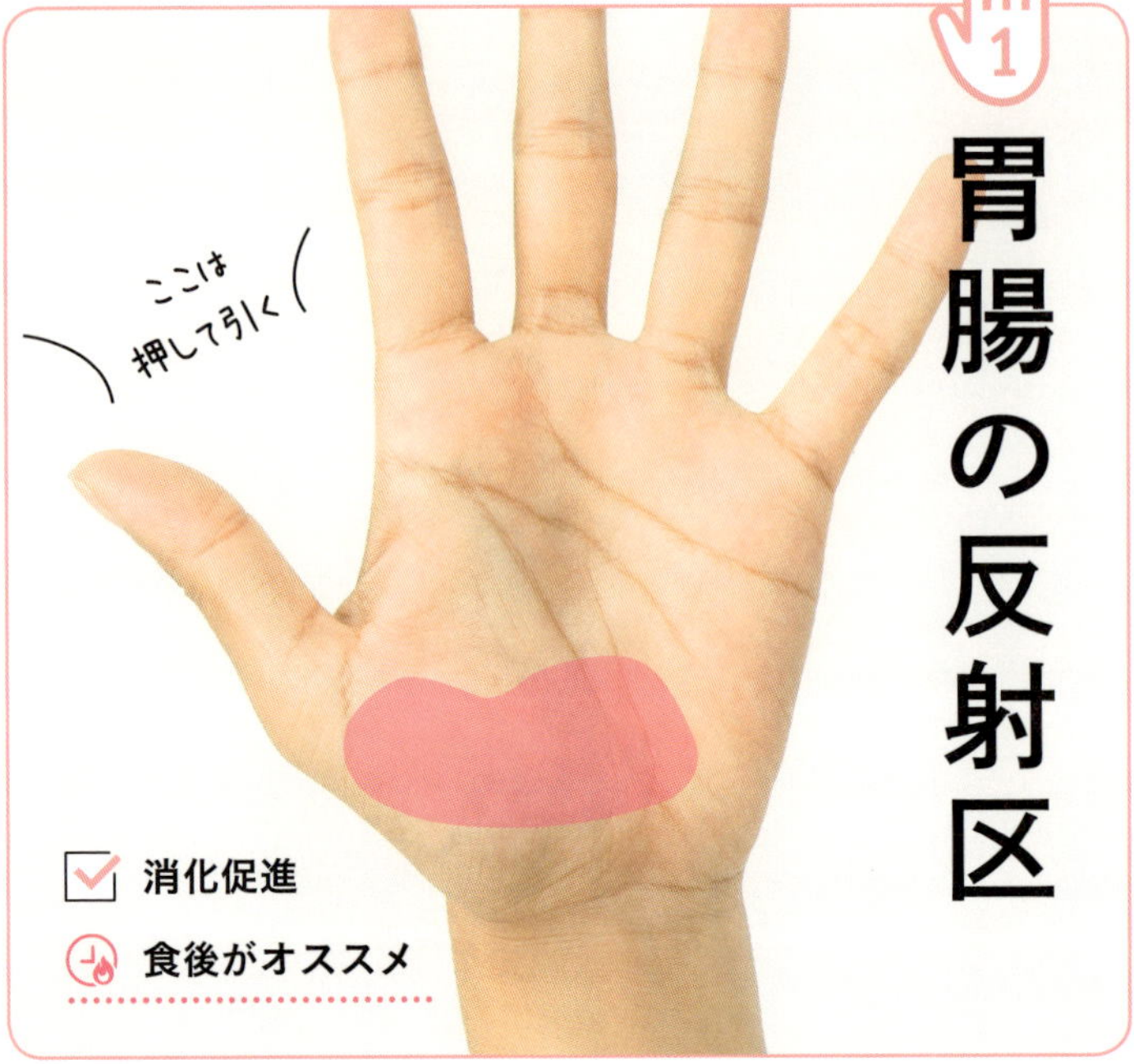

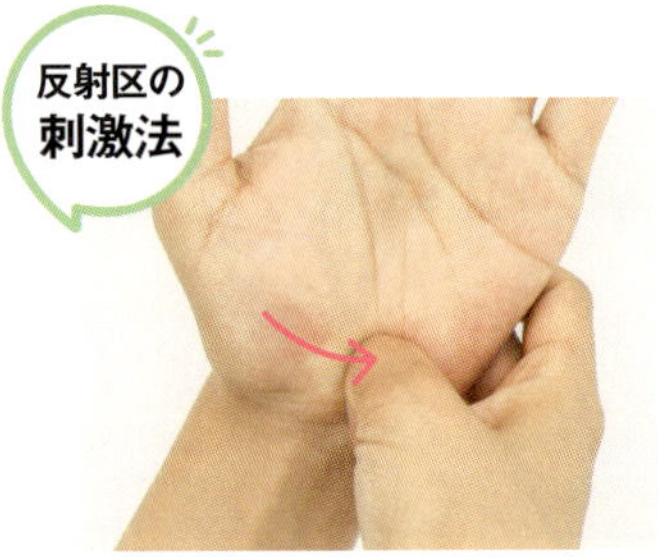

反対の手の親指の第一関節を当て、押しながら横に引く。

2

脾臓の反射区

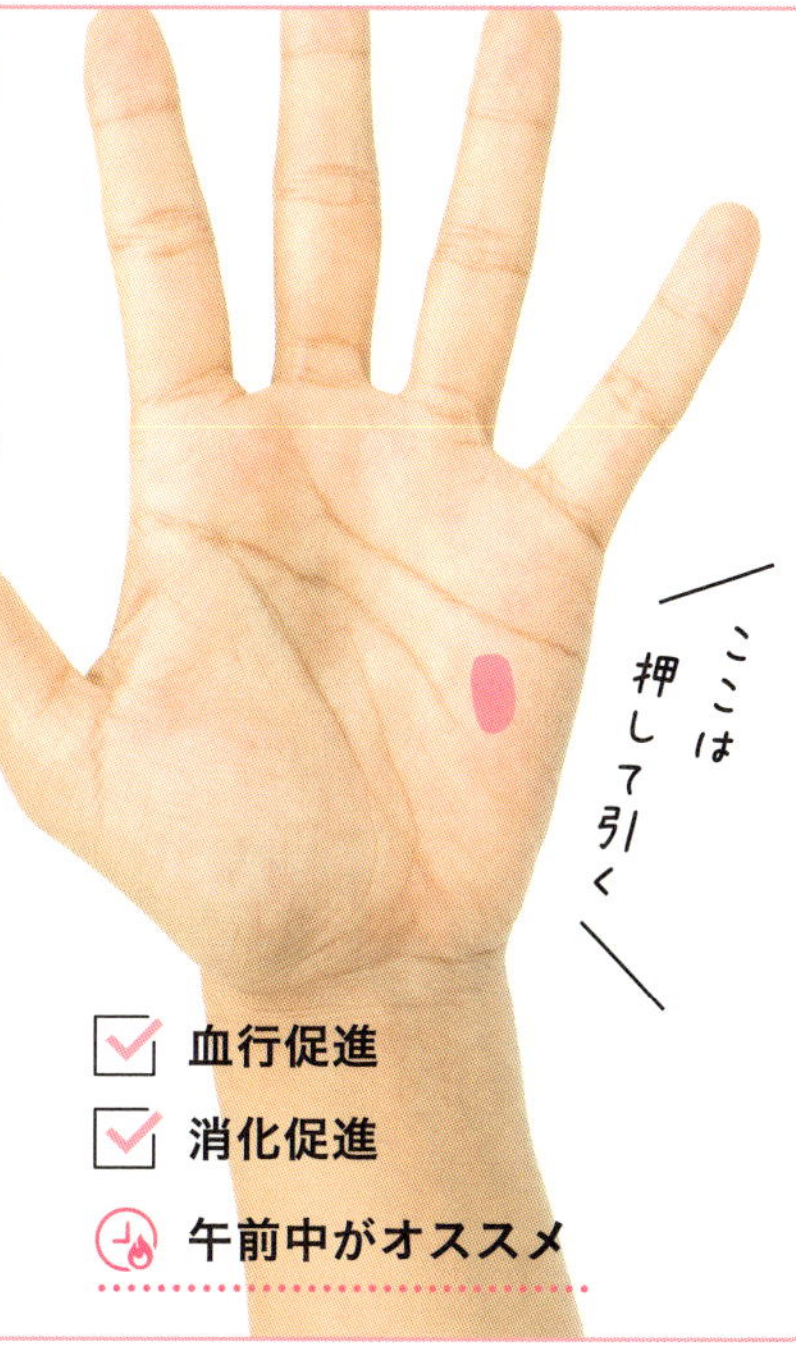

- 血行促進
- 消化促進
- 午前中がオススメ

反射区の刺激法

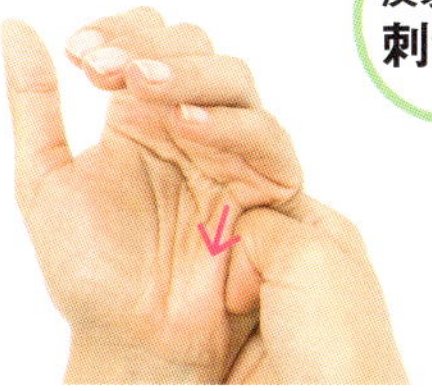

反対の手の親指の第一関節を当て、押しながら手首方向へ引く。

1

豊隆【ほうりゅう】

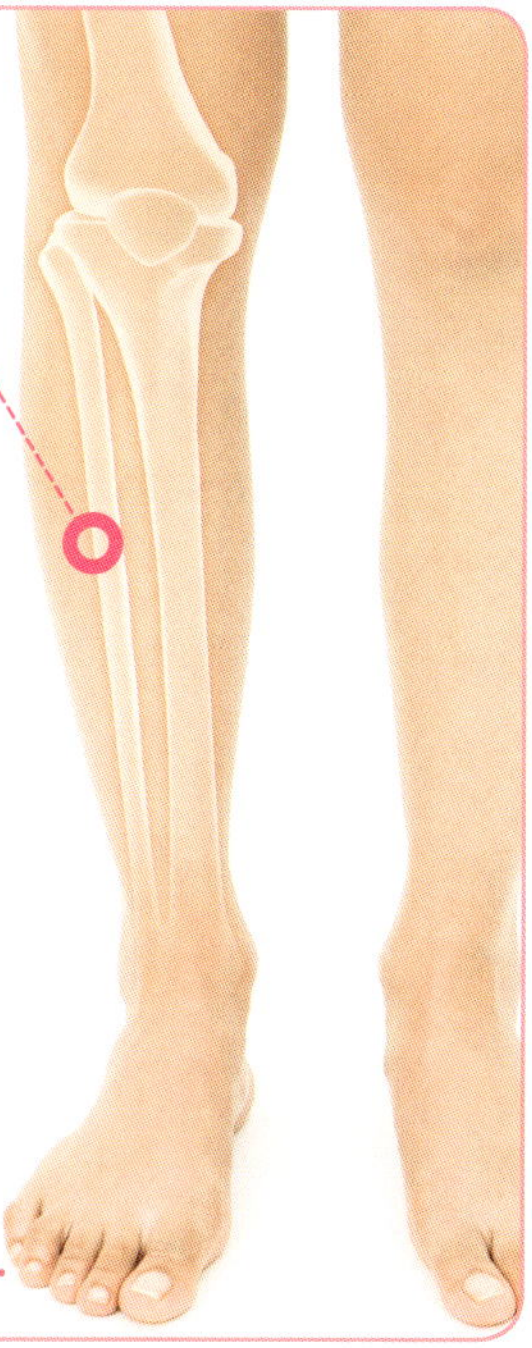

- 水分の排出
- 血行促進
- 食後がオススメ

ツボの位置

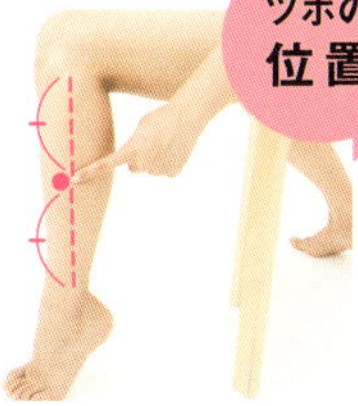

スネの外側で、くるぶしと膝の中間の位置。条口（→ P.95）よりやや外側。

ツボの刺激法

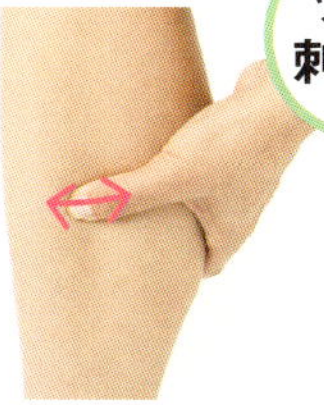

ふくらはぎを手でつかみ、親指を当てて左右に押して動かす。

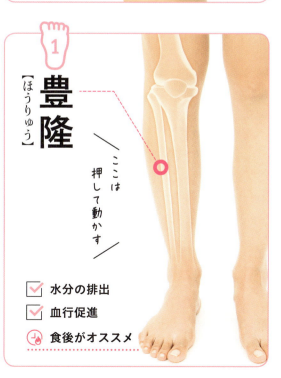

美容
ダイエット

アンチエイジング

肌に如実に現れるエイジングサイン いつまでも若々しさをキープするには？

年齢を重ねるとともに気になるシミやシワ、たるみ、毛穴の開き。これらは東洋医学で言うと、五臓（肝、心、脾、肺、腎）の衰えが原因とされています。五臓の働きを高めるには、血液循環を良くし、内臓機能を高めるツボ押しが効果を発揮します。関衝は、体内の血液や水分を調節し、ホルモンバランスを整え、老化現象を遅らせる作用が。さらに、足の腎臓、副腎、脳下垂体の反射区も、アンチエイジングに効果的です。

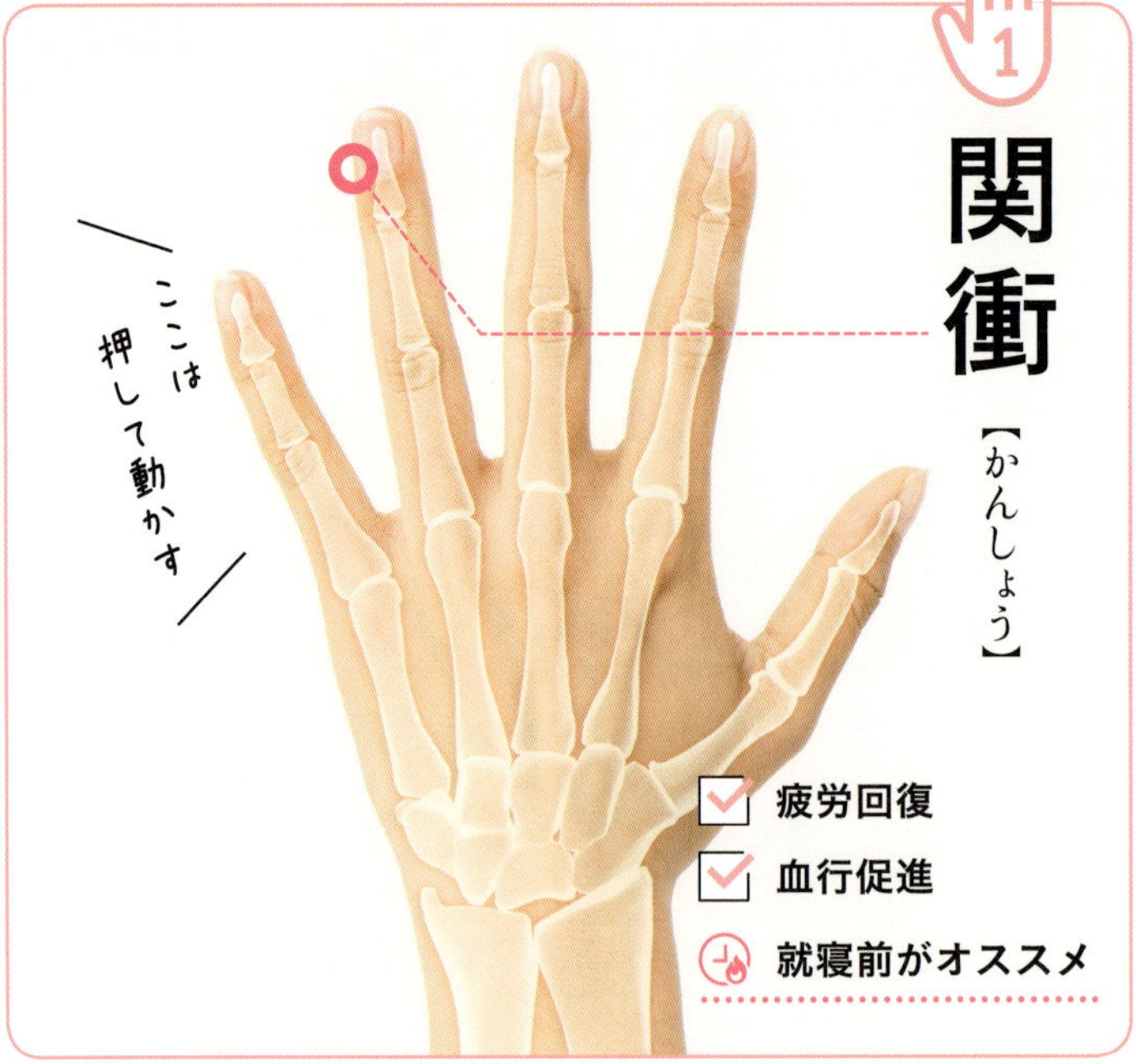

ツボの刺激法

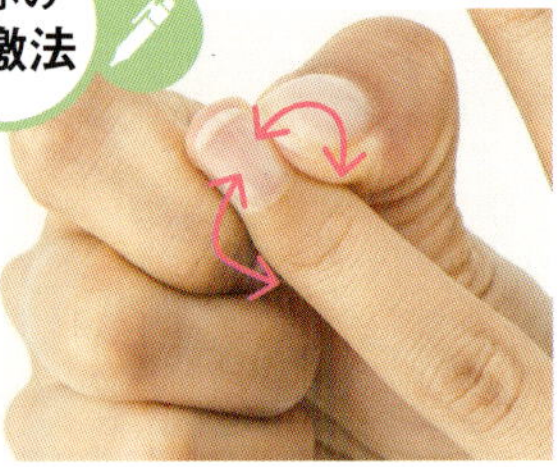

反対の手の人さし指の第一関節を押し当て、親指でつまみ上下に動かす。

ツボの位置

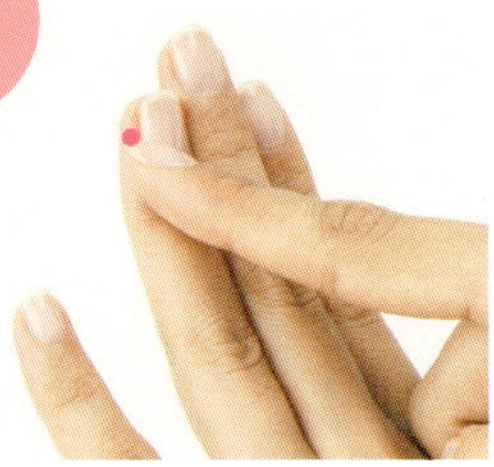

薬指の小指側の爪の横。

改善方法

激しい運動は活性酸素を発生させ、老化を促進します。ゆっくりとした有酸素運動をしてみましょう。

美容
ダイエット

肌のくすみ

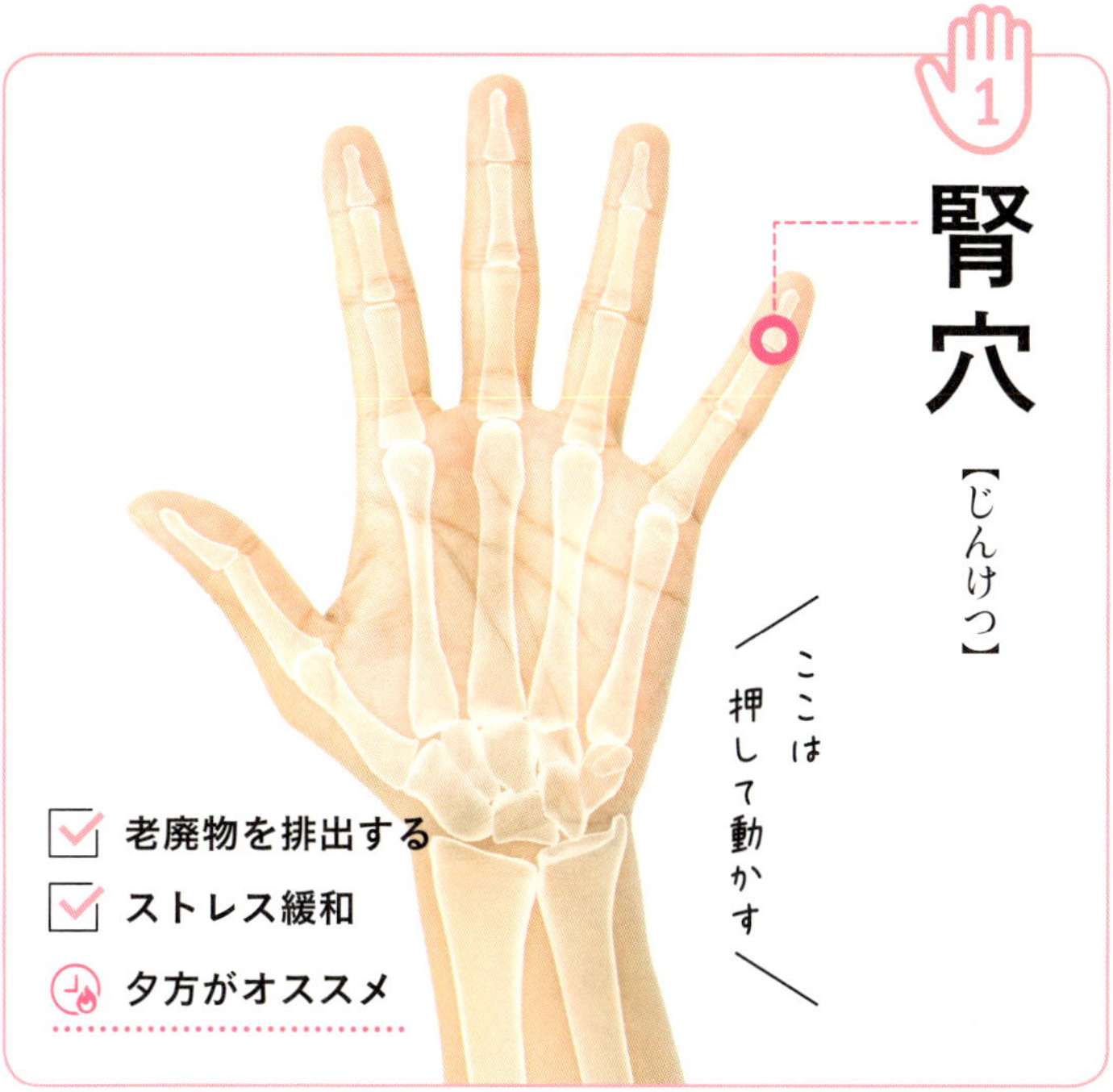
1
腎穴
【じんけつ】
ここは押して動かす
老廃物を排出する
ストレス緩和
夕方がオススメ

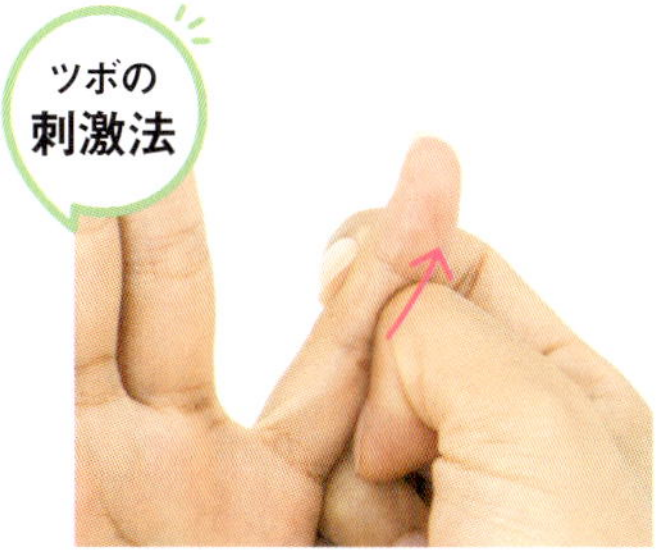
ツボの
刺激法

反対の手の親指の第一関節で、指先に向かって押して動かす。

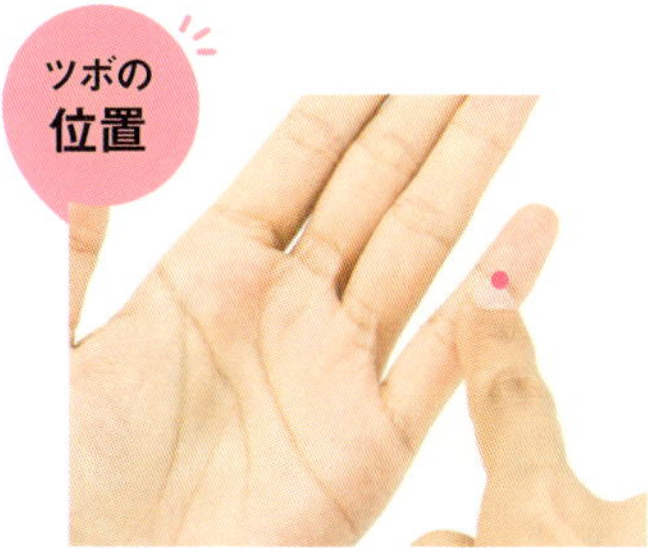
ツボの
位置

小指の第一関節の真ん中。

老けて見える大きな要因になるくすみ 透明感溢れる肌になりたい！

肌色が暗く、くすんでいる症状は、冷えや栄養不足などにより血液の流れが滞り、血液の汚れが溜まった状態（瘀血《おけつ》）。また、老廃物や水分を排出する腎臓機能の衰えも影響しています。そこで有効なのが、腎臓を養生する腎穴。水の流れを良くしてくれるので、夕方の疲れによるくすみ改善にも役立ちます。また、足の大腸、小腸、直腸の反射区も、瘀血を解消する効果が。目の下のクマが気になる人にはオススメです。

改善方法

紫外線によるメラニンの蓄積も、肌のくすみの原因に。一年中、紫外線対策を怠らないようにしましょう。

美容
ダイエット

肌の乾燥

季節に関係なく、肌がガサガサに乾燥……
みずみずしく潤った美肌に改善したい

乾燥肌は、生活習慣の乱れ、睡眠不足、不規則な食生活、身体の冷えやストレスなどにより、気・血・水のバランスがくずれて起こるのが原因です。また、東洋医学の「五行学説」で言うと、皮膚は肺に関連しており、肺の機能を高めることがポイントになります。そこで、肺を健康に保ち、全身の血液循環を促す曲池のツボを刺激しましょう。炎症を鎮め、免疫機能を高める効果もあるので、皮膚炎や敏感肌の改善にもオススメです。

改善方法

肌の老化につながる乾燥を防ぐにはまず保湿が重要です。エアコンの効いた部屋に長時間いるのは避けて。

1

曲池【きょくち】

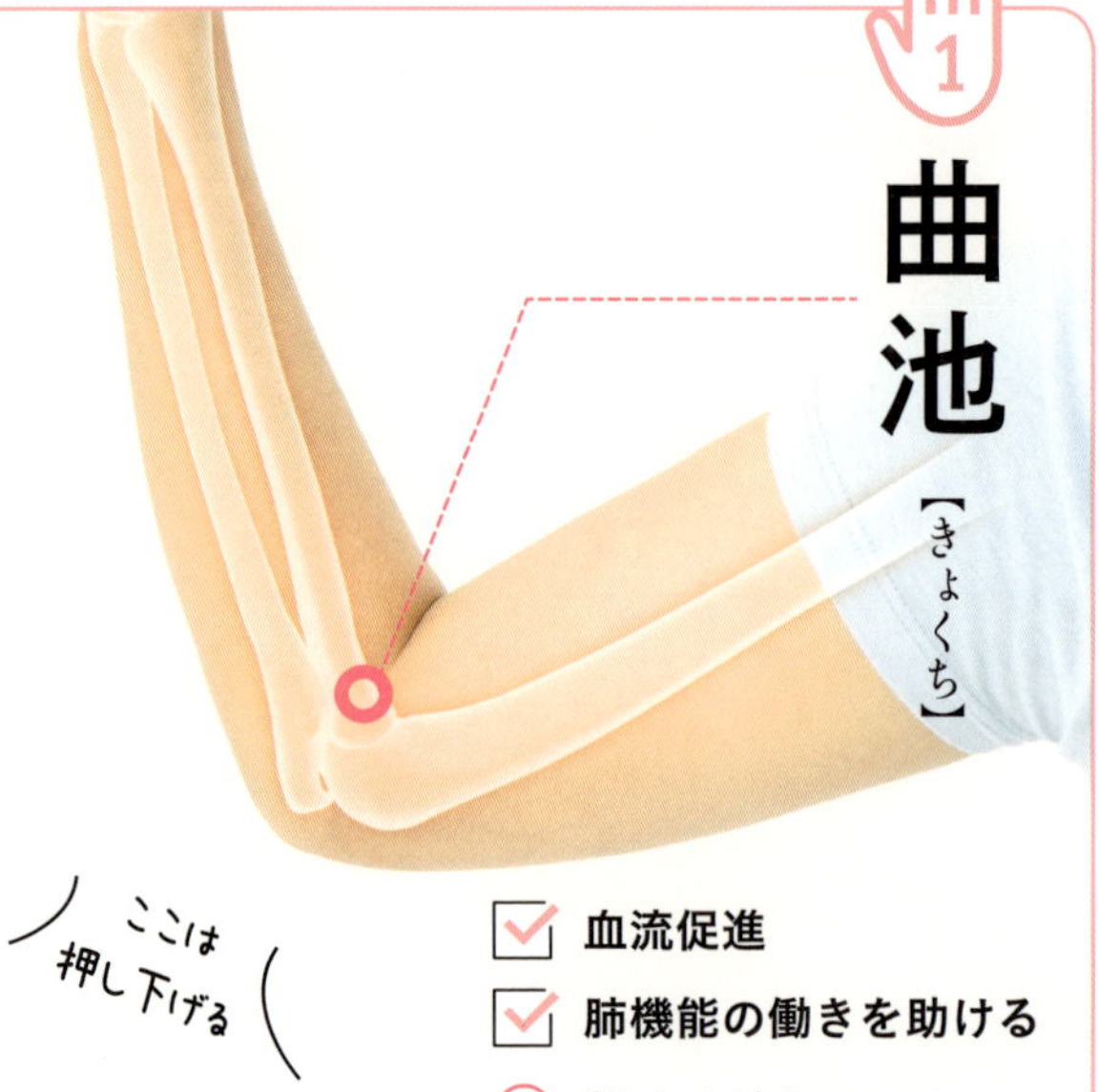

- 血流促進
- 肺機能の働きを助ける
- 朝イチがオススメ

ツボの刺激法

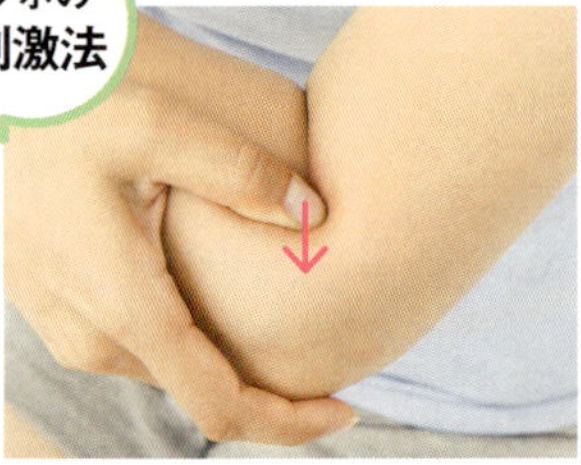

親指で、肘の外側に向け押し下げる。または、握った手の小指の付け根の骨で叩く。

ツボの位置

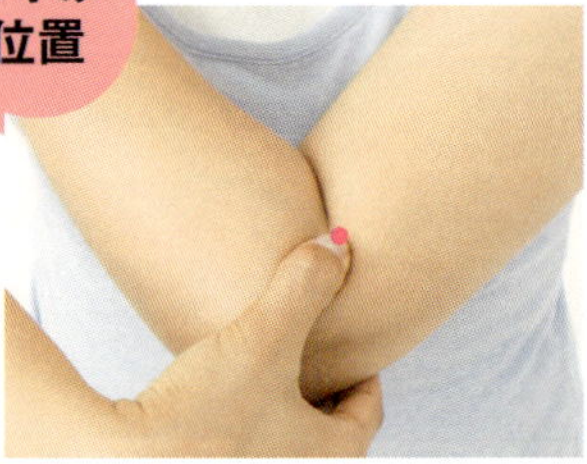

肘を曲げたときにできる横ジワの端。

美容
ダイエット

肌荒れ・ニキビ

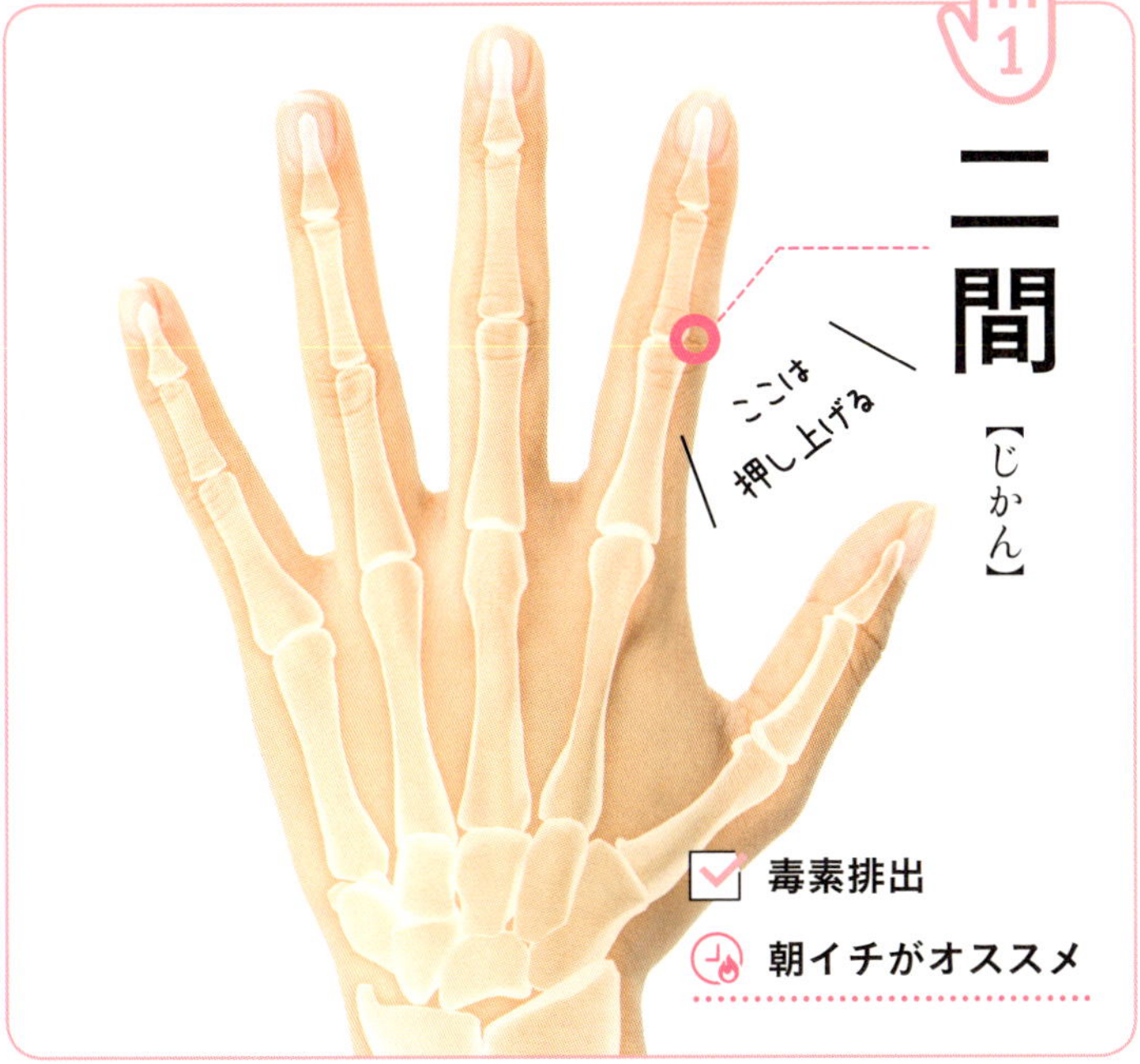

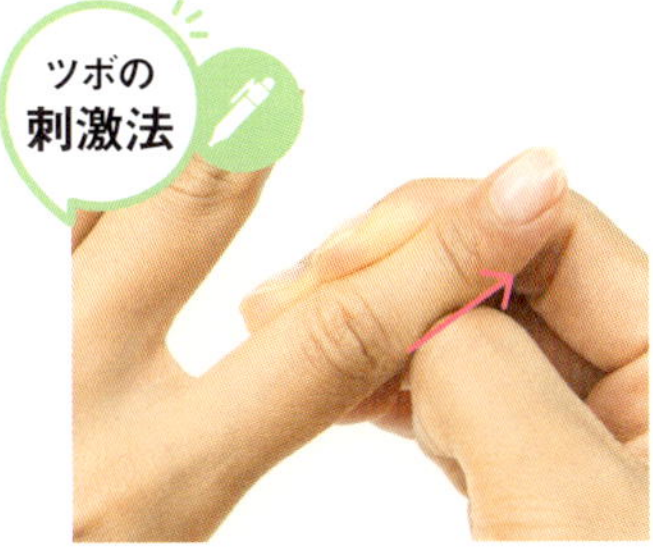

反対の手の親指の第一関節を押し当て、指先に向かって押し上げる。

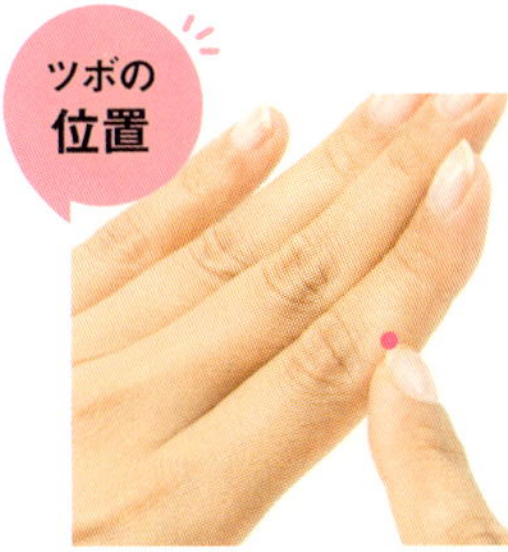

手の人さし指の第二関節の親指側のキワ。

気分までブルーになる肌荒れ 体内の毒素をしっかり排出！

睡眠不足や栄養の偏った食事、冷えやストレスなどで新陳代謝が落ちるとターンオーバー（肌の生まれ変わりのサイクル）が乱れ、肌荒れの原因になります。また、腸内環境が乱れると体内に毒素を含む老廃物が溜り、ニキビとなって肌に現れます。解決策としては、大腸経のツボである二間を押して、便の排出を促し体内の老廃物をデトックスさせること。腸内環境が整うと、自然とニキビや肌荒れが緩和していくはずです。

改善方法

肌荒れやニキビ予防に効果的なビタミンCと、皮脂の分泌を正常に保つビタミンBはサプリなどで補って。

美容
ダイエット

口臭・加齢臭

自分でも気になる体の臭い
代謝を高めて、根本から断つ!

1 合谷【ごうこく】

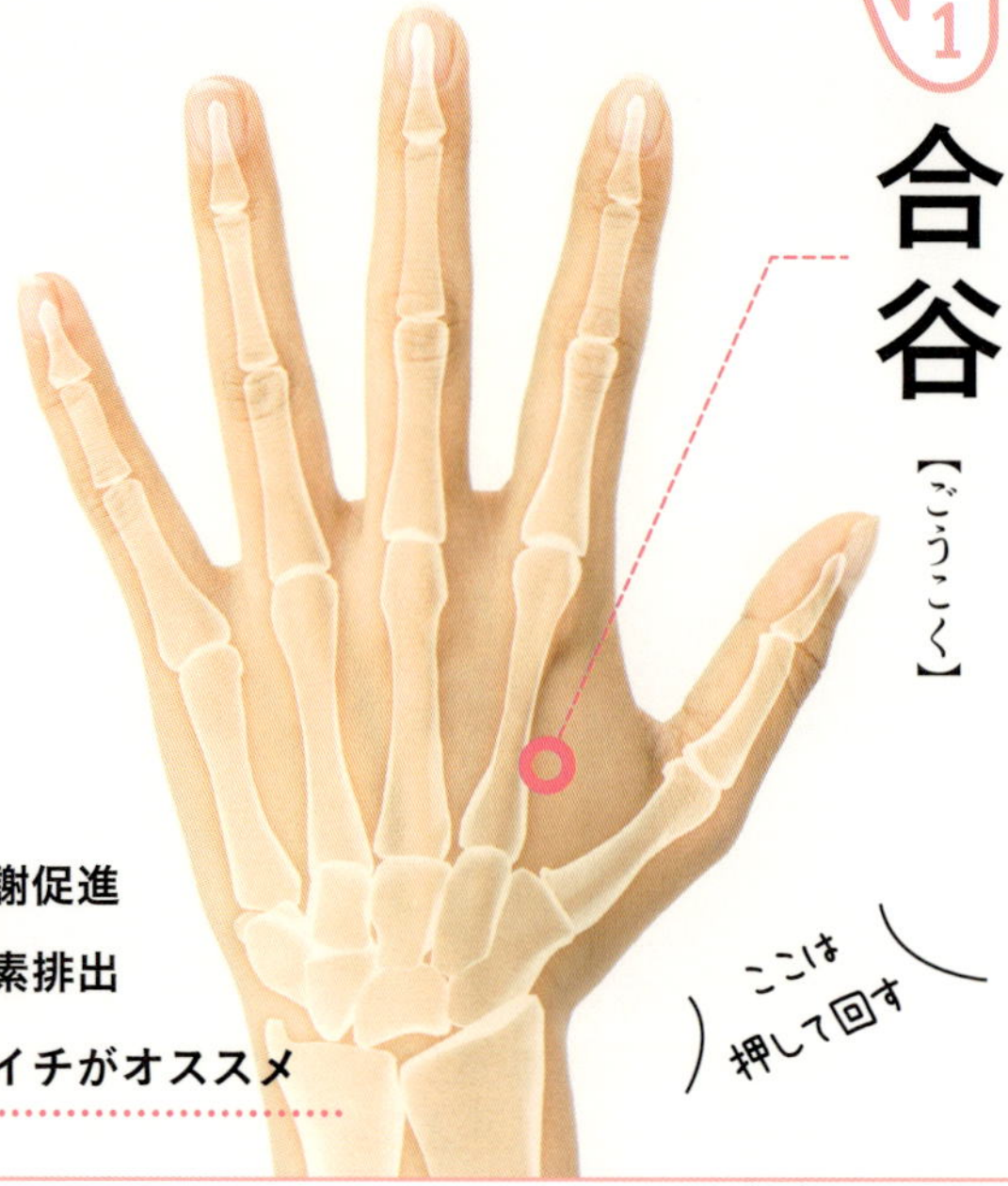

- 代謝促進
- 毒素排出
- 朝イチがオススメ

ツボの刺激法

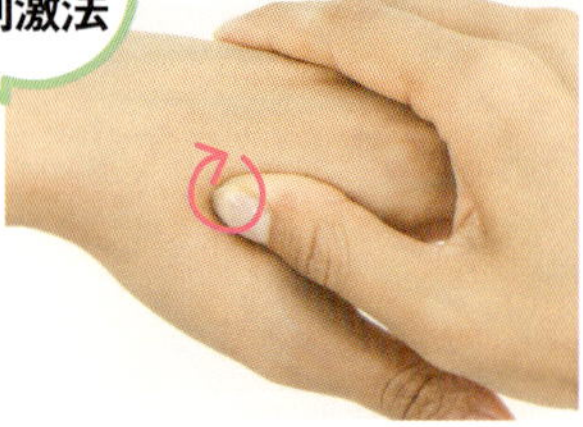

親指で時計回りに押しながら回す。または、第一関節の骨で押して動かす。

ツボの位置

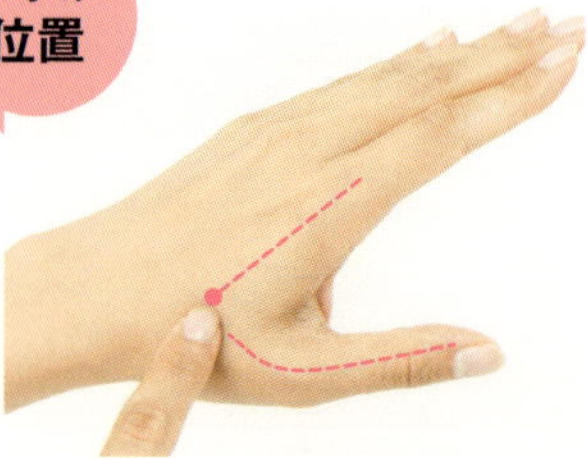

手の甲の人さし指と親指の間の骨のくぼみ。

口腔内の疾患以外で口臭がする原因は、胃の不調によるものがほとんどです。また、加齢臭は、不規則な生活により大腸に悪玉菌が増え、アンモニアや硫化水素などの臭い成分が汗とともに放出されるほか、新陳代謝の低下による体内の毒素の蓄積が要因となります。肝臓と関連する合谷を押し、代謝を高めて内臓の毒素をスッキリ排出させましょう。また、胃腸と脾臓の反射区も、内臓機能を向上させて、体臭予防に効果的です。

改善方法

ストレスは体内に活性酸素(過酸化水素)を発生させ、体臭の原因に。ストレス解消を心がけましょう。

2 胃腸の反射区

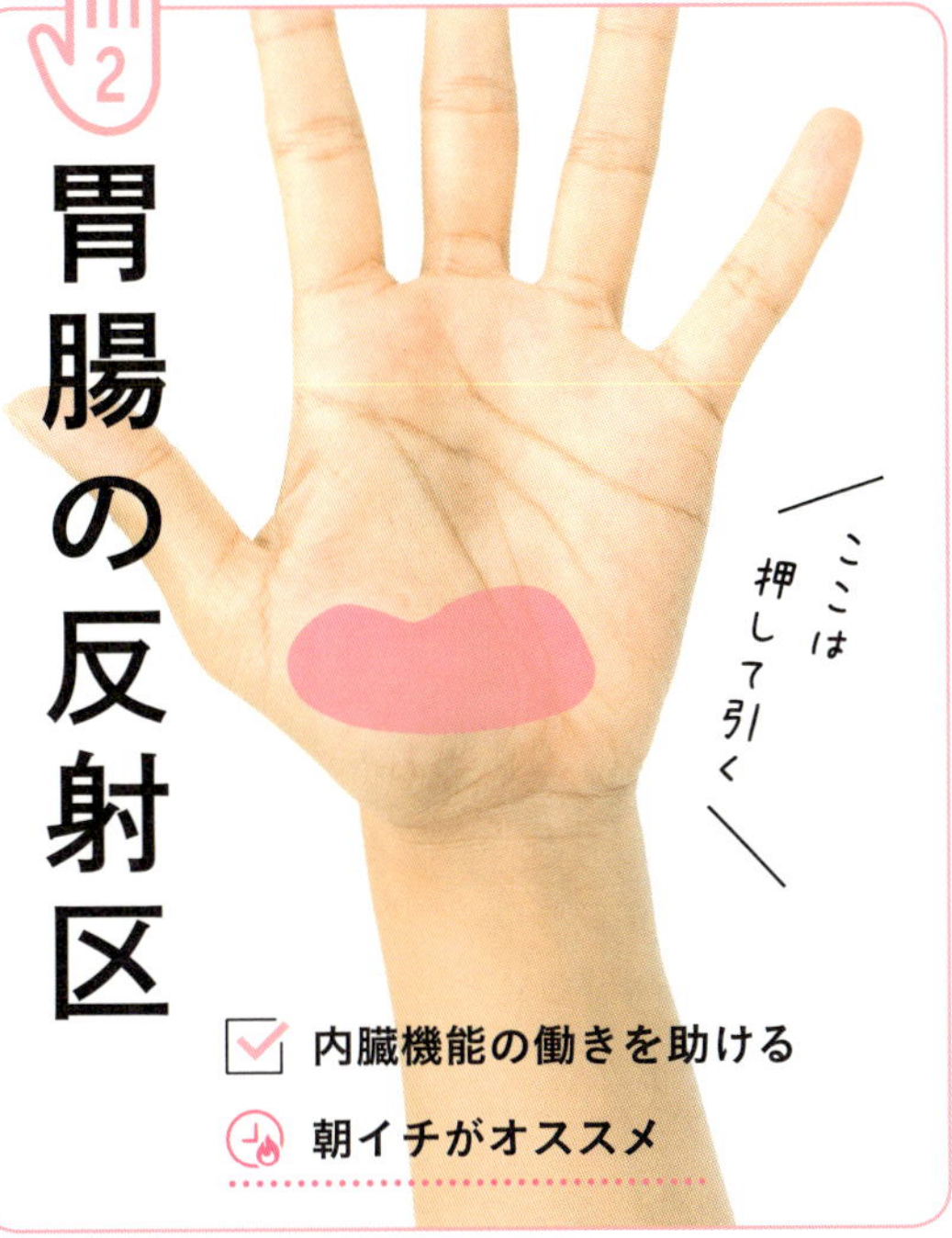

- 内臓機能の働きを助ける
- 朝イチがオススメ

反射区の刺激法

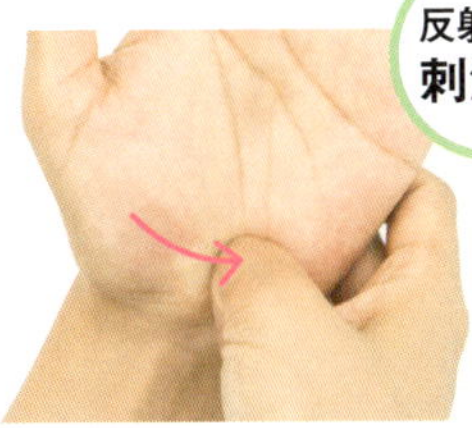

反対の手の親指の第一関節を当て、押しながら横に引く。

3 脾臓の反射区

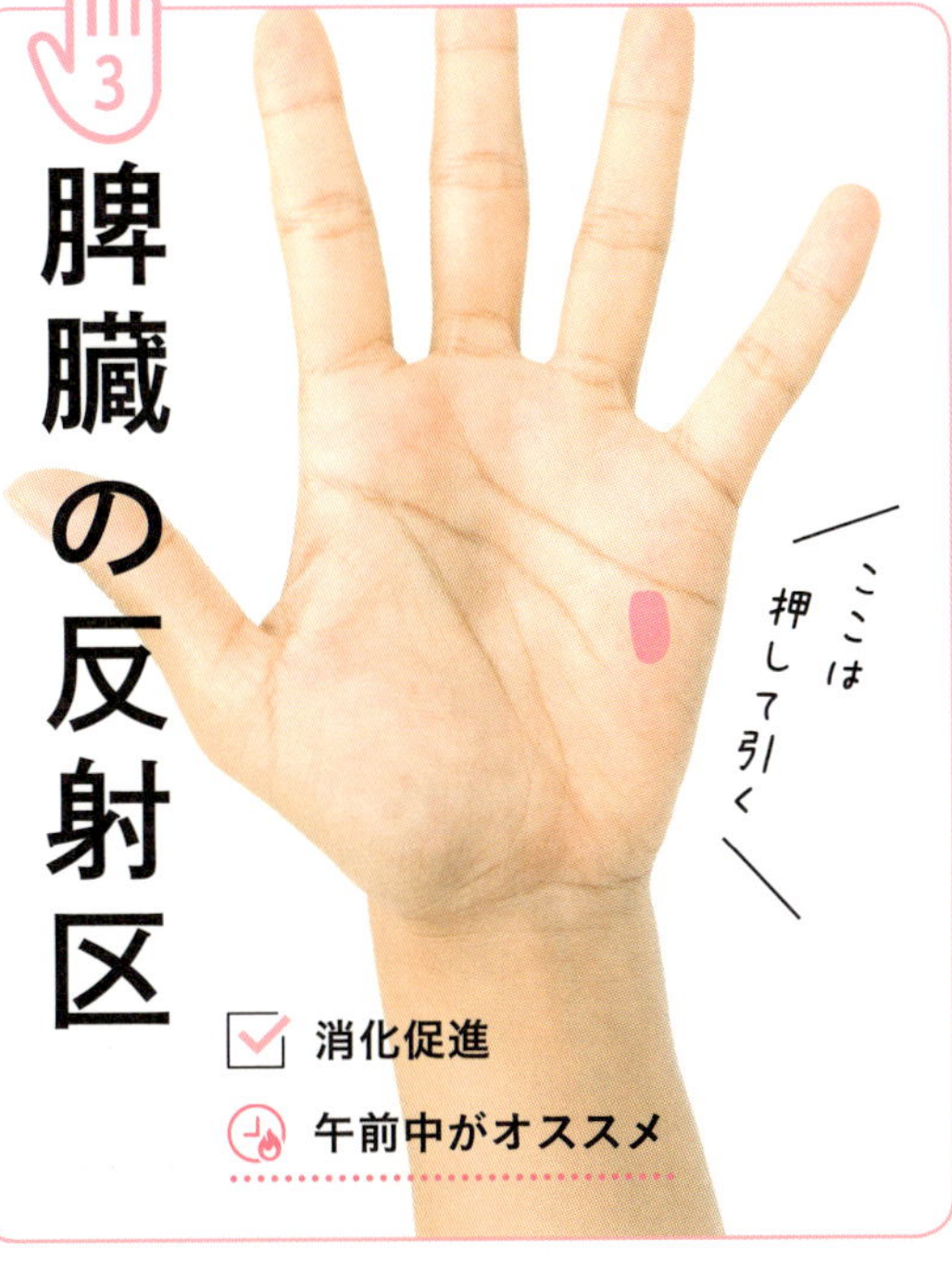

- 消化促進
- 午前中がオススメ

反射区の刺激法

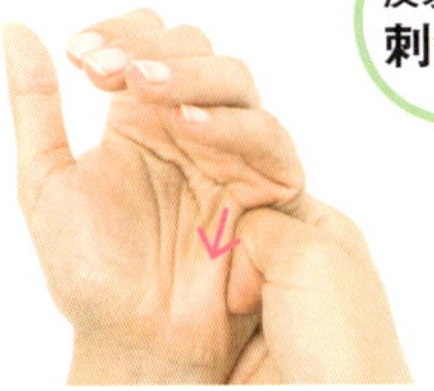

反対の手の親指の第一関節を当て、押しながら手首の方向へ引く。

その他のツボ

湧泉（→ P.31）は、汗の発散を促し体内の水分代謝をコントロール。臭いの元をデトックスします。また、緊張をほぐす神門（→ P.27）は、ストレスによる口臭、体臭に効果的です。

美容

ダイエット

生理痛

毎月、憂鬱なお腹の痛み 血のめぐりを向上させ、改善へ導く

1

合谷【ごうこく】

ここは押して回す

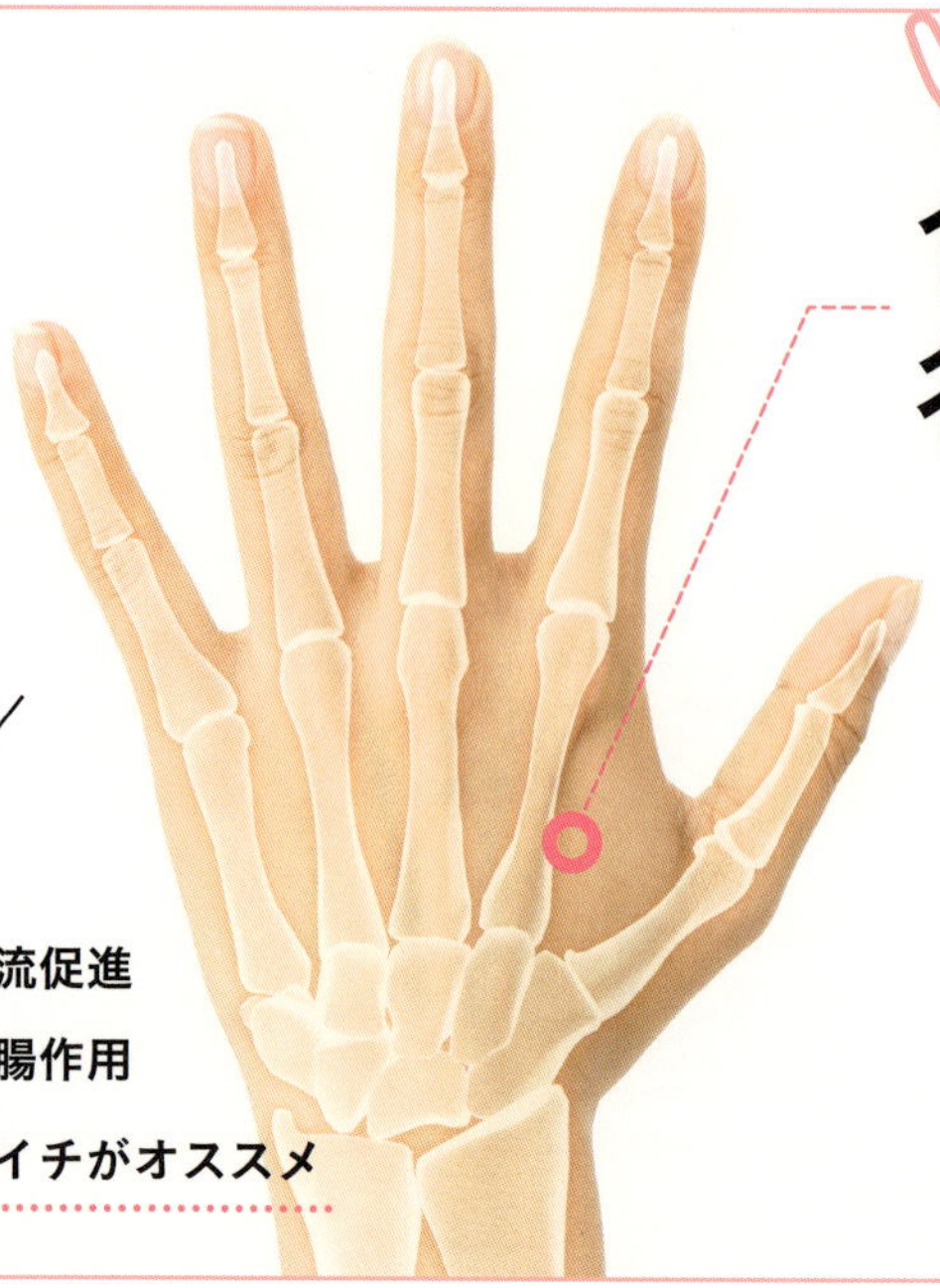

- 血流促進
- 整腸作用
- 朝イチがオススメ

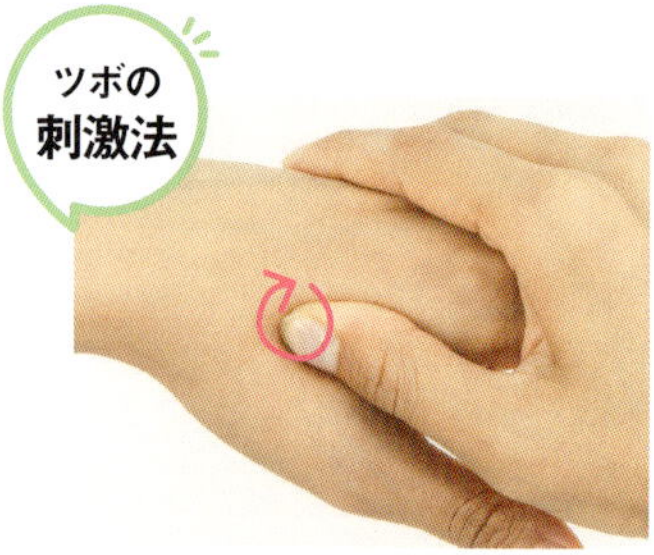

親指で時計回りに押しながら回す。または、第一関節の骨で押して動かす。

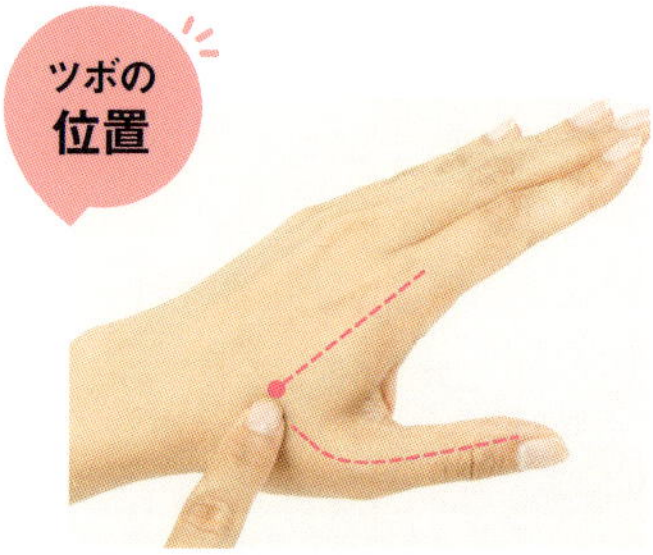

手の甲の人さし指と親指の間の骨のくぼみ。

生理痛は、東洋医学では「痛経」と呼びます。痛みの原因の多くは、お腹の冷えによる気・血の滞りによるもの。子宮が冷たくなると、血液を体外にスムーズに出すことができず、子宮収縮が起こり痛みを引き起こします。そこで、合谷と血海を押し、全身に血液をめぐらせましょう。三陰交は、冷えによるホルモンバランスの乱れを整える役割をします。痛みがひどい場合は、婦人科系疾患が考えられるので、病院で受診しましょう。

改善方法

鎮痛剤は、根本の改善にはなりません。漢方薬を利用して、体質改善に取り組んでみるのもオススメです。

1 血海【けっかい】

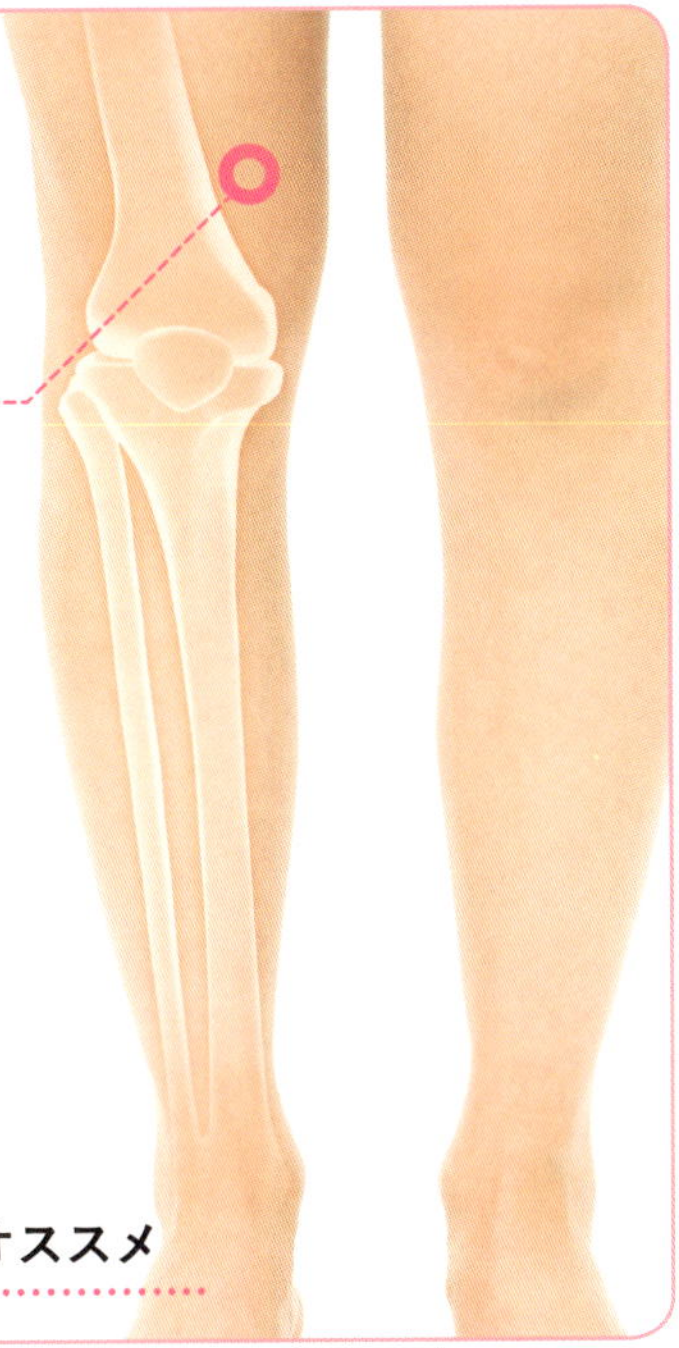

ここは押して動かす

- 血行促進
- 朝イチがオススメ

ツボの位置

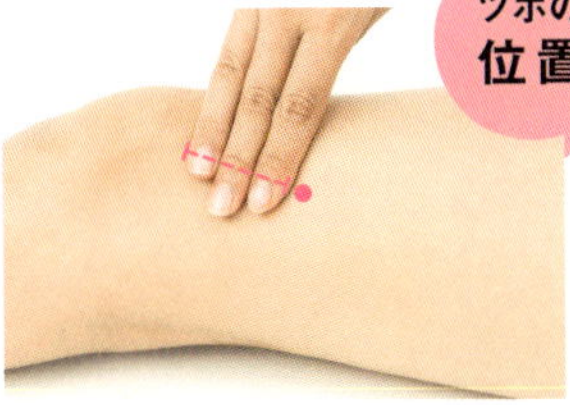

膝の内側で、お皿の骨の上から指幅3本分上。

ツボの刺激法

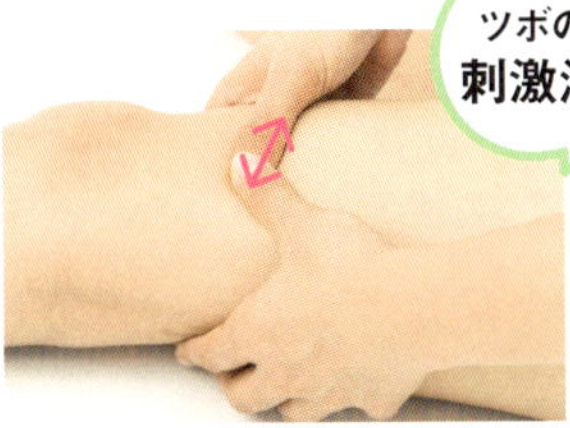

両手の親指を重ね、左右に押して動かす。または、握った手の小指の付け根の骨で叩く。

2 三陰交【さんいんこう】

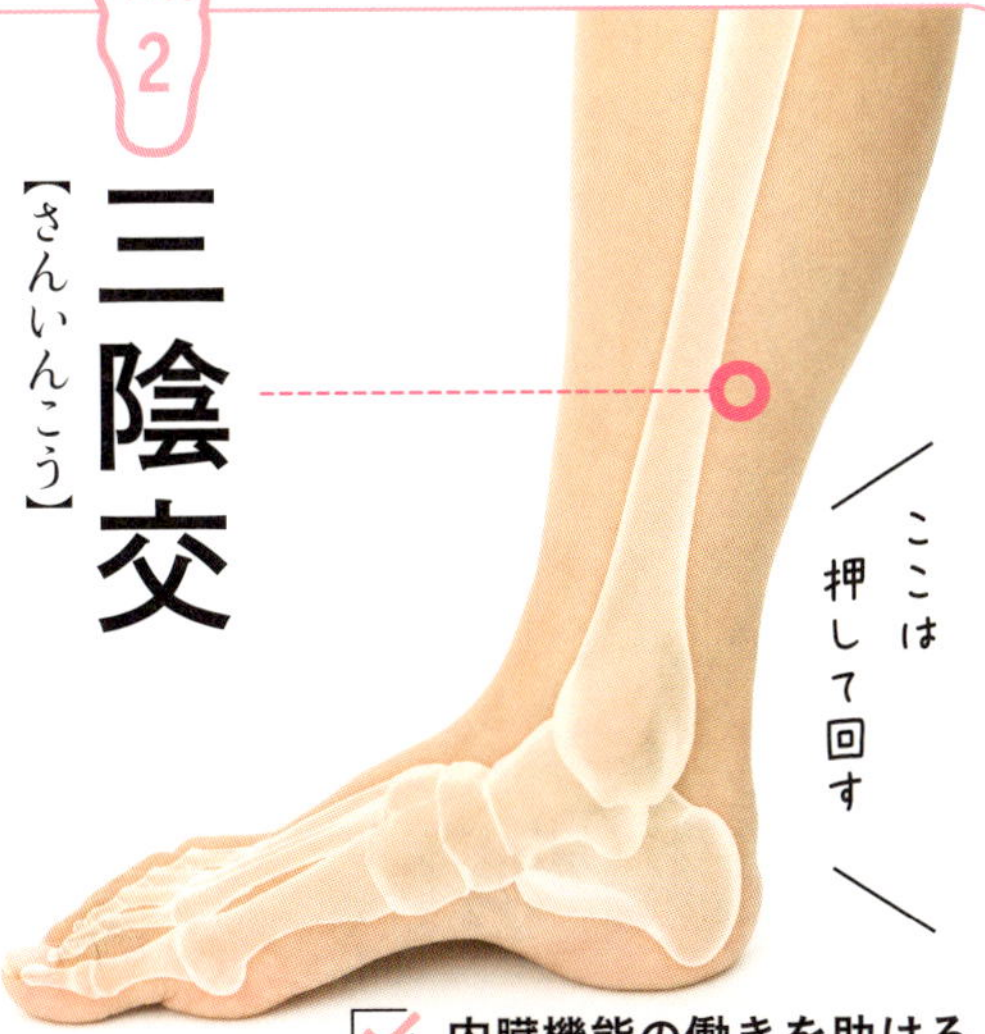

ここは押して回す

- 内臓機能の働きを助ける
- 血行促進
- 朝イチがオススメ

ツボの位置

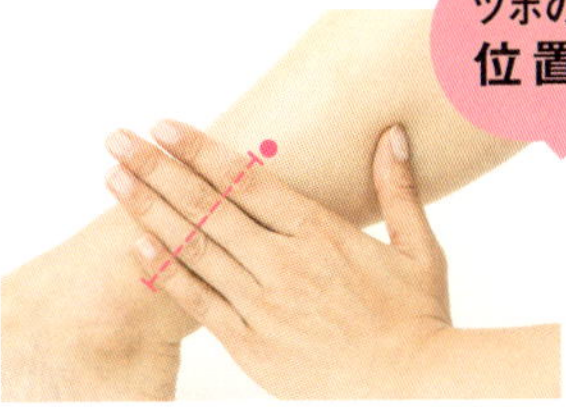

くるぶしの内側の大きな骨の上から指幅4本分上。

ツボの刺激法

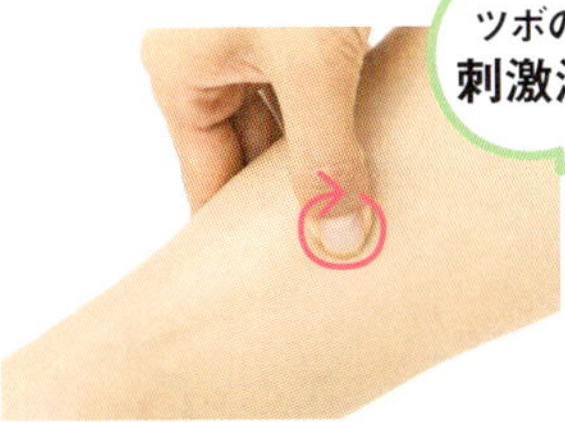

手の親指で時計回りに押して回す。

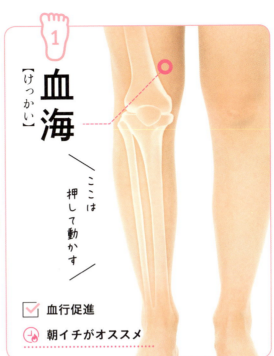

美容
ダイエット

生理不順・不妊

不妊の原因にもなる生理不順
婦人科系のツボでサイクルを調整

1 水泉【すいせん】

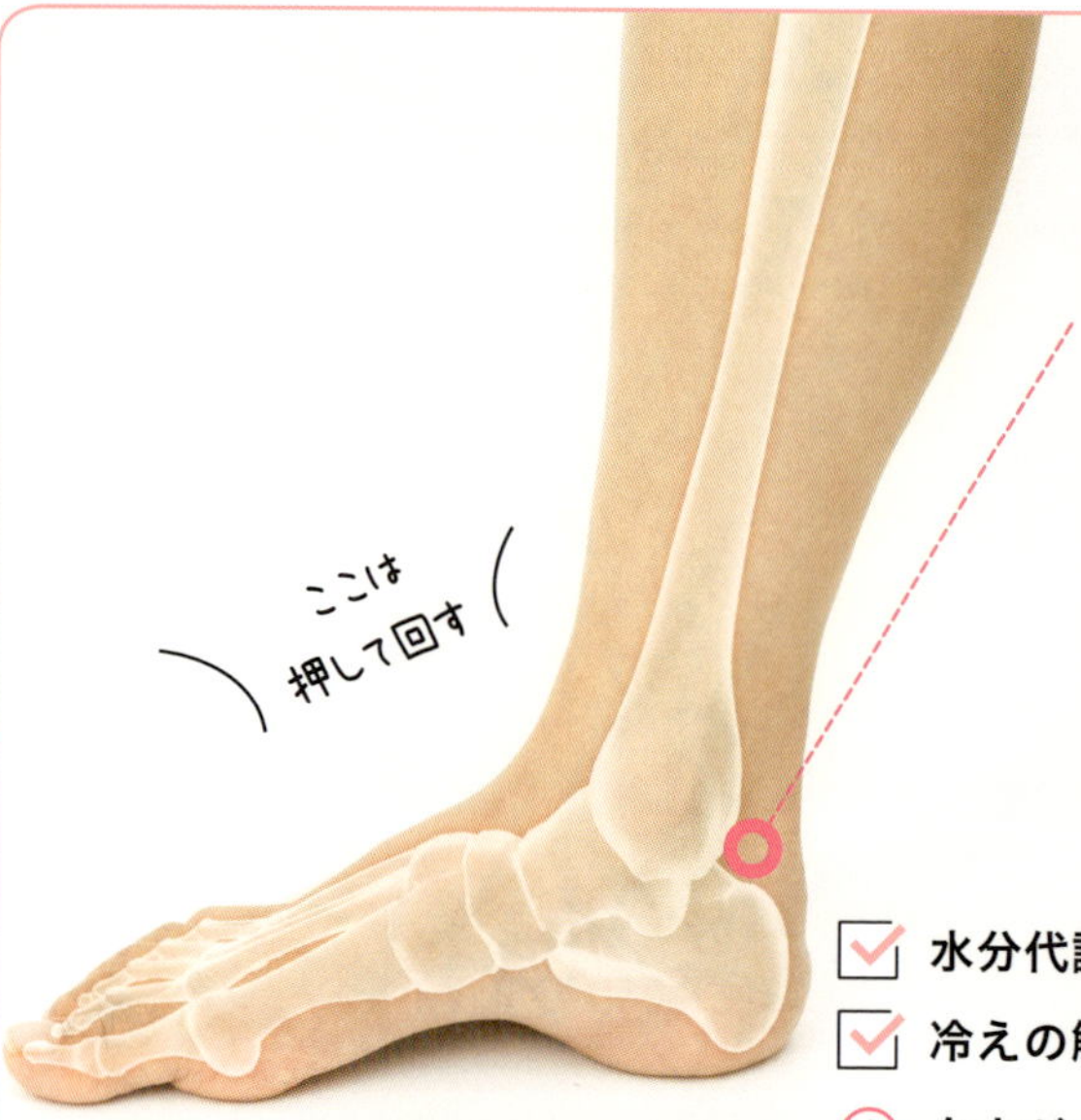

- 水分代謝の促進
- 冷えの解消
- 夕方がオススメ

ツボの刺激法

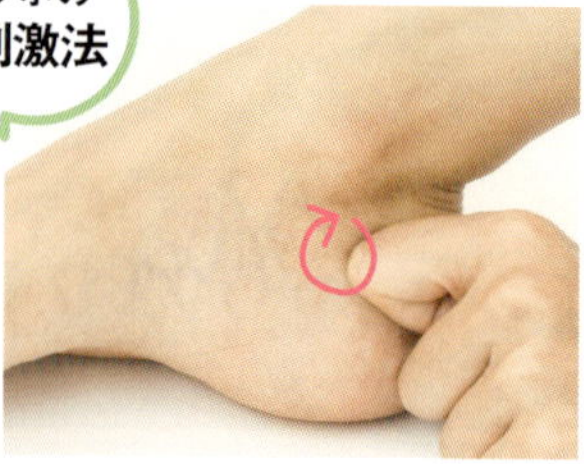

人さし指の第二関節でを当て、親指でかかとを挟んで押しながら回す。

ツボの位置

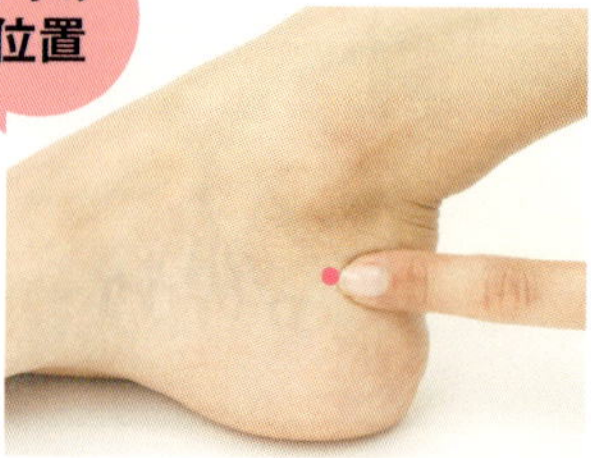

くるぶしの内側で、かかとの骨の上。

生理はだいたい28から38日周期で訪れます。これが、長くなったり短くなったり、安定しないのが生理不順。ストレスや食生活の乱れのほか、冷えによる血流悪化、ホルモンバランスの乱れが主な原因ですが、婦人科系疾患が関係している場合も。不妊も、生理不順と同様の原因が考えられます。そこで、婦人科系トラブルを改善する水泉、然谷を押しましょう。血流を促す合谷もあわせて押すことで、さらに効果が高まります。

改善方法

血流を促す羊肉、クコの実、ホルモンバランスを整えるオリーブ油などの良質な油を摂りましょう。

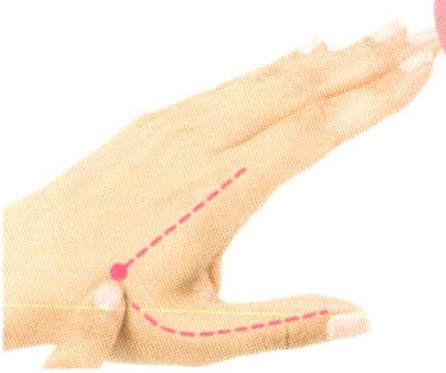

2 合谷【ごうこく】

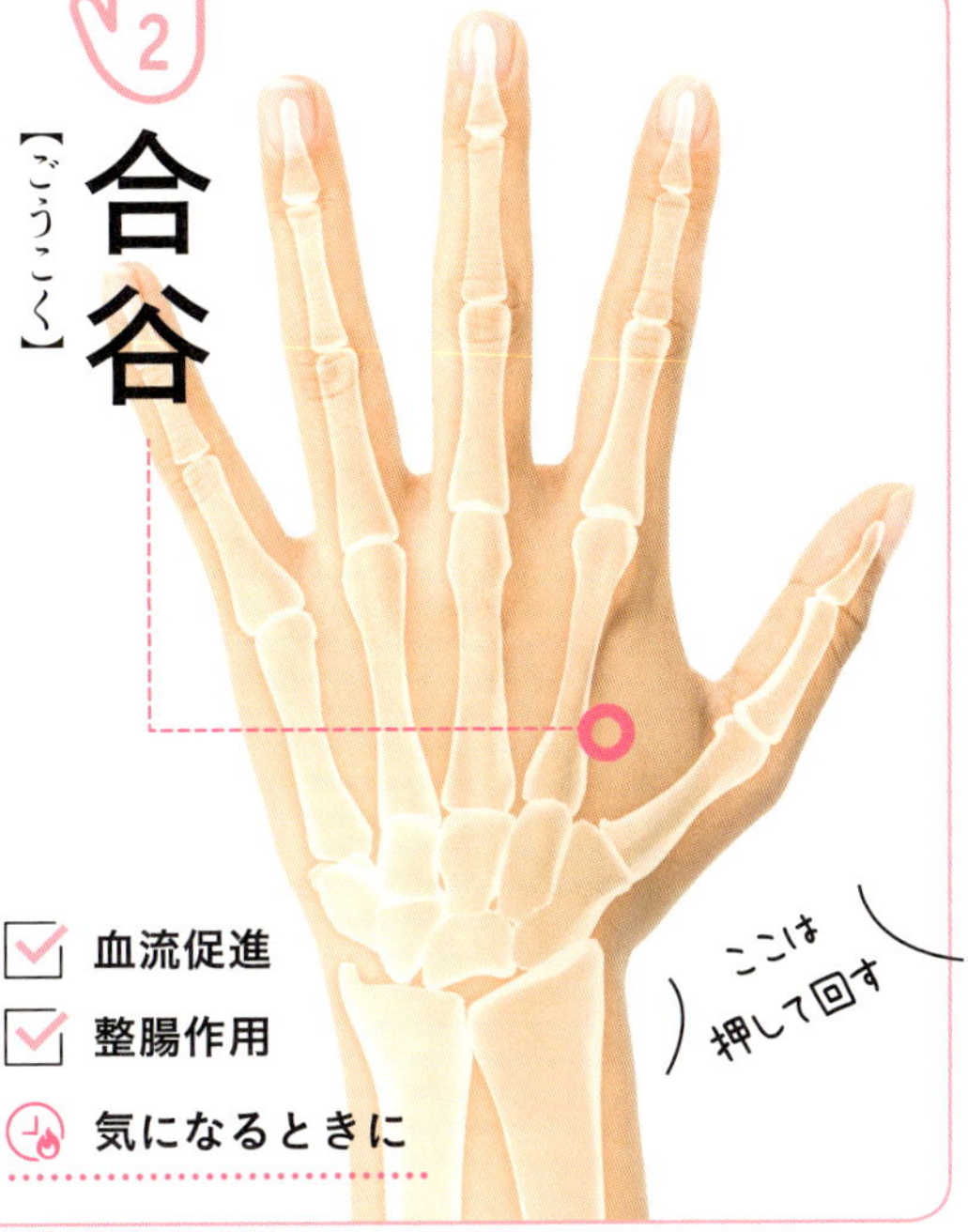
ここは
押して回す

- 血流促進
- 整腸作用
- 気になるときに

ツボの位置

手の甲の人さし指と親指の間の骨のくぼみ。

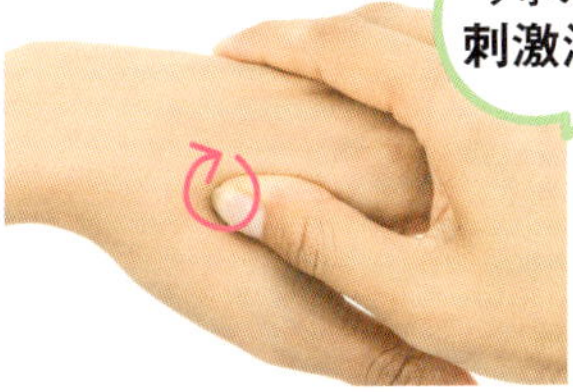

ツボの刺激法

反対の手の親指で時計回りに押しながら回す。または、第一関節の骨で押して動かす。

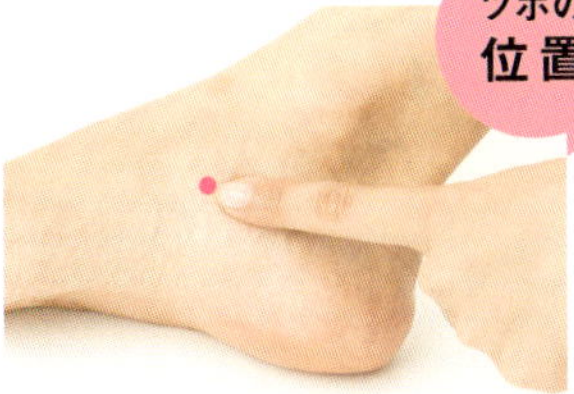

1 然谷【ねんこく】

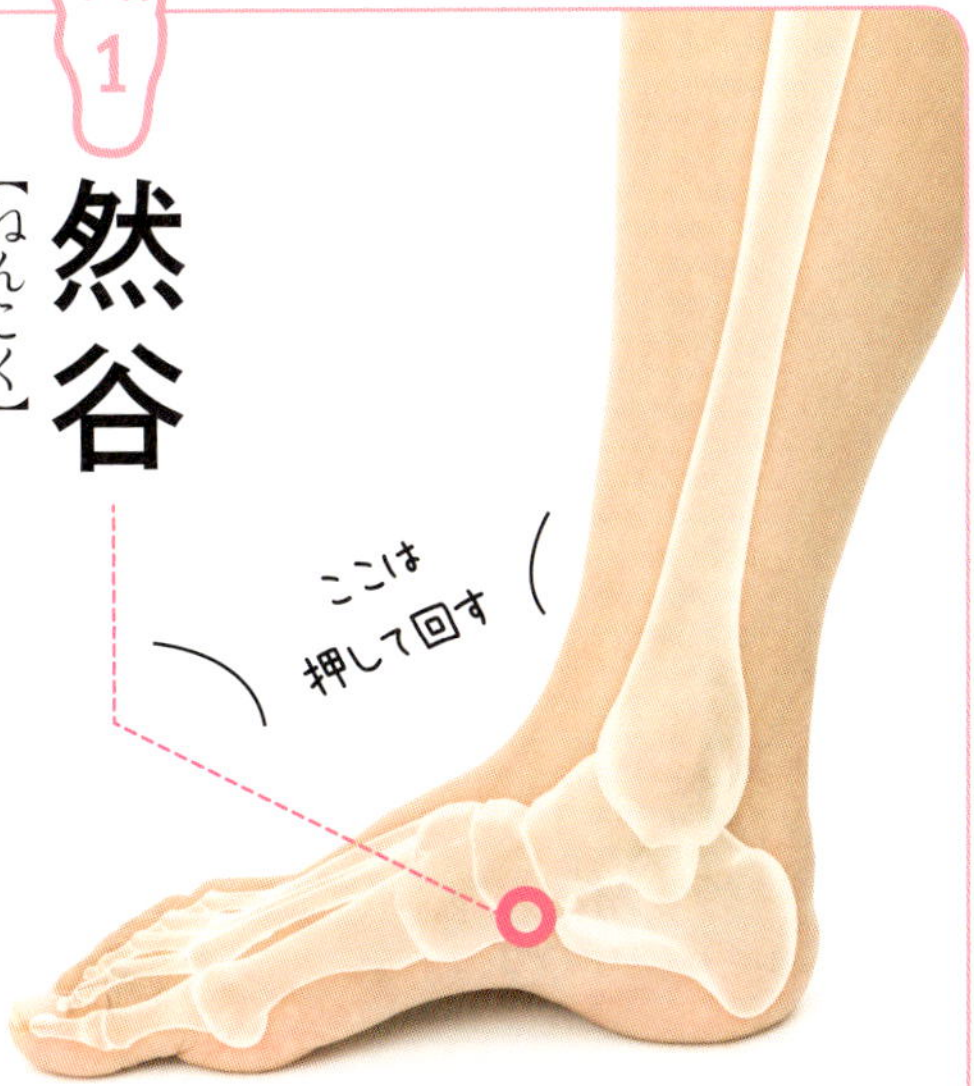
ここは
押して回す

- 血行促進
- 夕方がオススメ

ツボの位置

土踏まずのかかと側の上にある、出っ張っている骨のくぼみ。

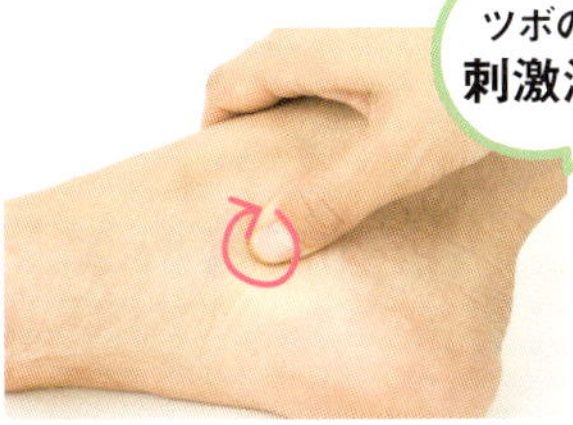

ツボの刺激法

親指を当て、時計回りに押しながら回す。

美容
ダイエット

更年期障害

のぼせ、ほてり、イライラには
ホルモンバランスを整えて

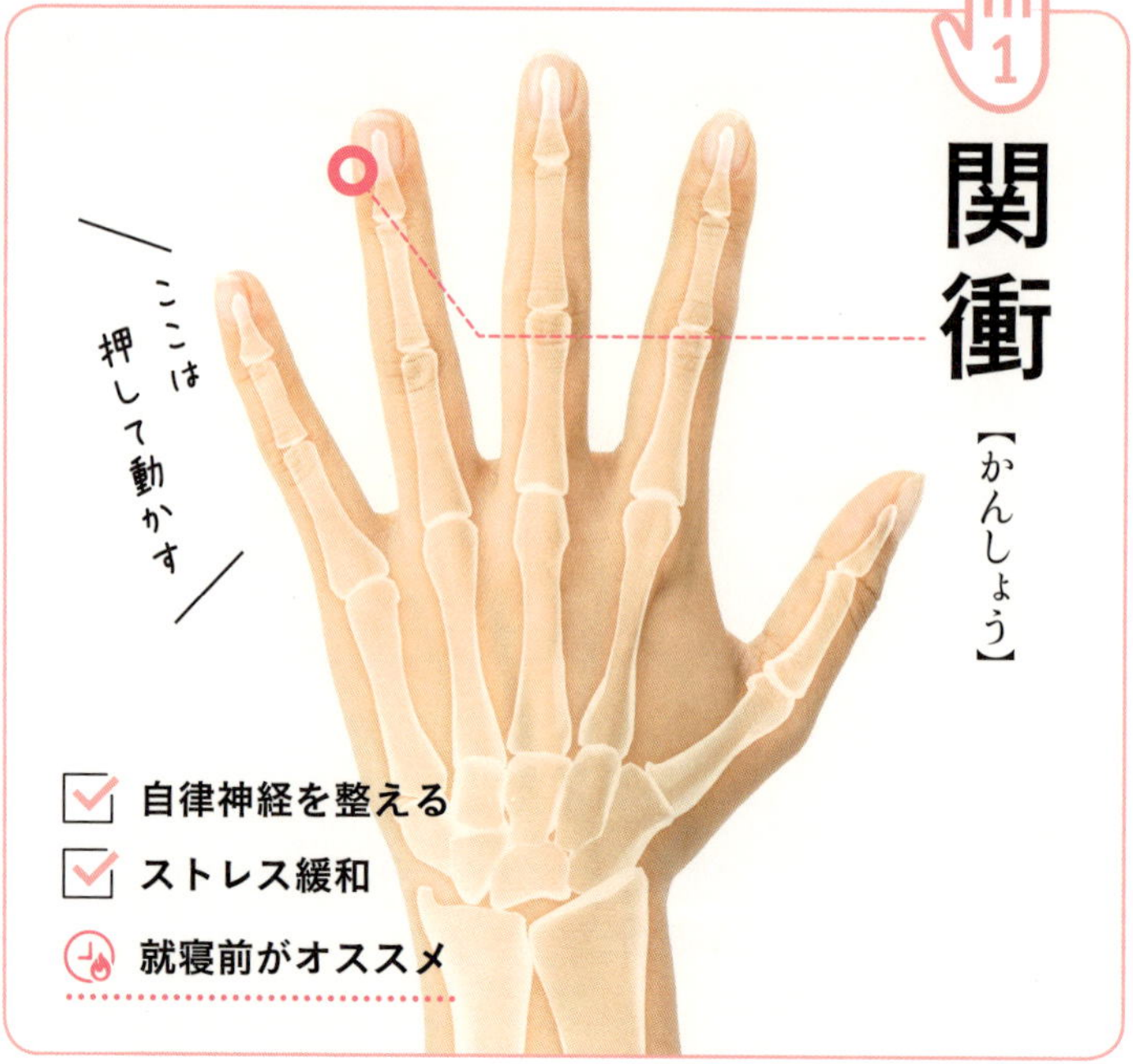
1
関衝
【かんしょう】
ここは押して動かす
自律神経を整える
ストレス緩和
就寝前がオススメ

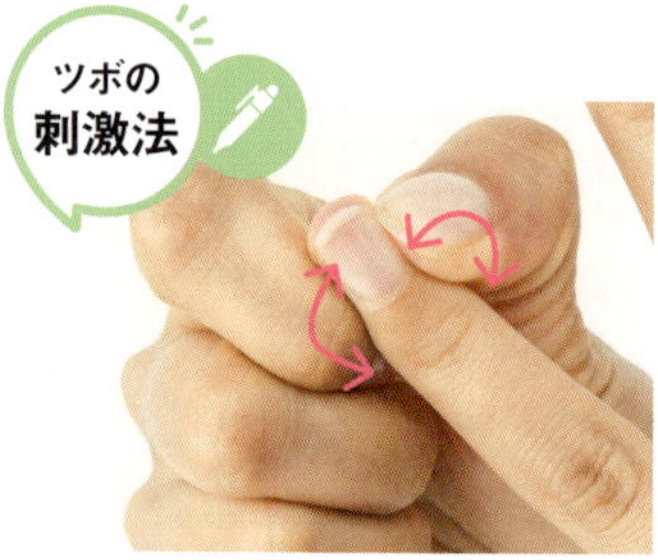
ツボの刺激法
反対の手の人さし指の第一関節を押し当て、親指でつまみ上下に動かす。

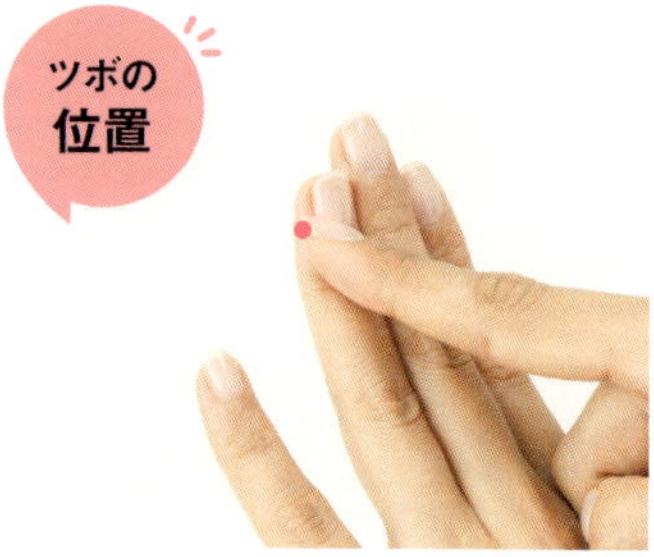
ツボの位置
薬指の小指側の爪の横。

のぼせ、めまい、疲れやすさをはじめとする更年期障害特有の症状は、女性ホルモンの低下により、自律神経のバランスがくずれることで起こります。また、気・血の流れの不調も関係しており、これらは東洋医学が得意とする分野。関衝はホルモンの分泌を促し、更年期障害の症状全般に効果的。また、血液循環をアップさせる血海と三陰交も同時に押すことで、血流滞留によるのぼせや多汗などの症状がラクになります。

改善方法

不足したホルモンを補うのが、女性ホルモン様作用のあるイソフラボン。大豆製品を多めに食べましょう。

1 血海【けっかい】

ここは押して動かす

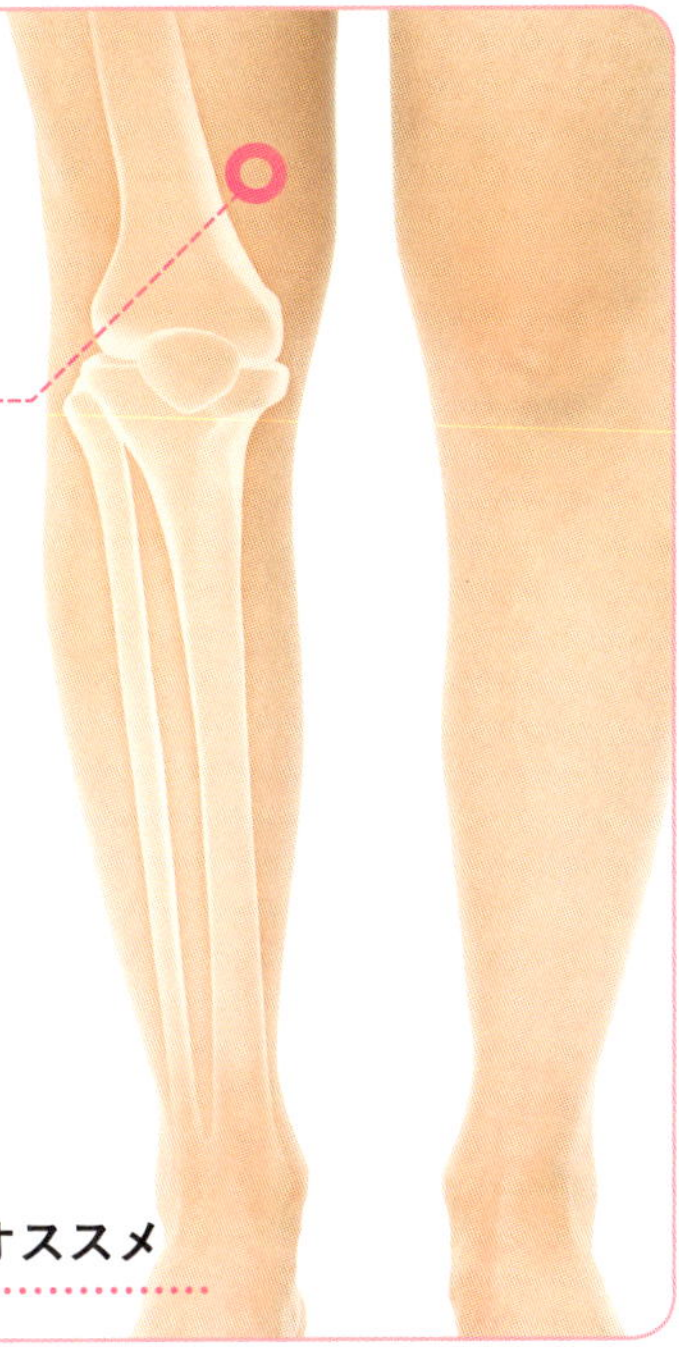

- 血行促進
- 朝イチがオススメ

ツボの位置

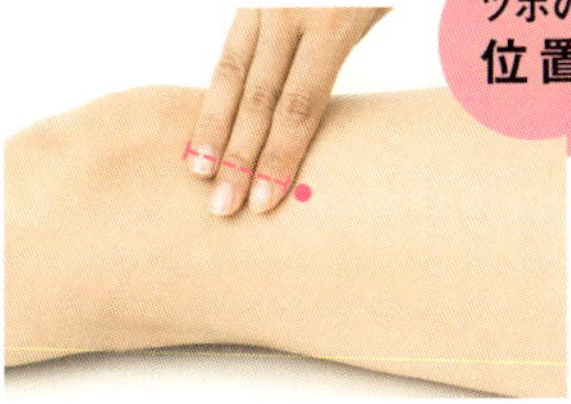

膝の内側で、お皿の骨の上から指幅3本分上。

ツボの刺激法

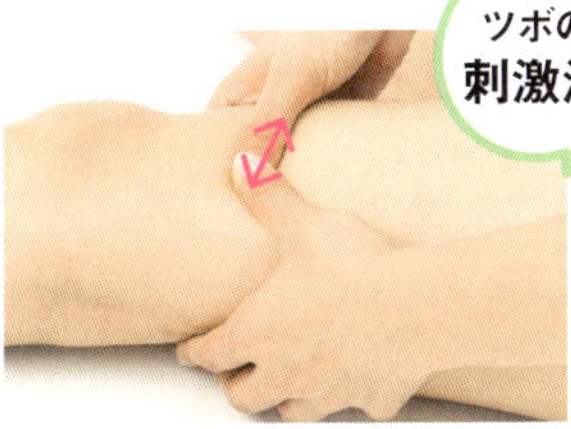

両手の親指を重ね、左右に押して動かす。または、握った手の小指の付け根の骨で叩く。

2 三陰交【さんいんこう】

ここは押して回す

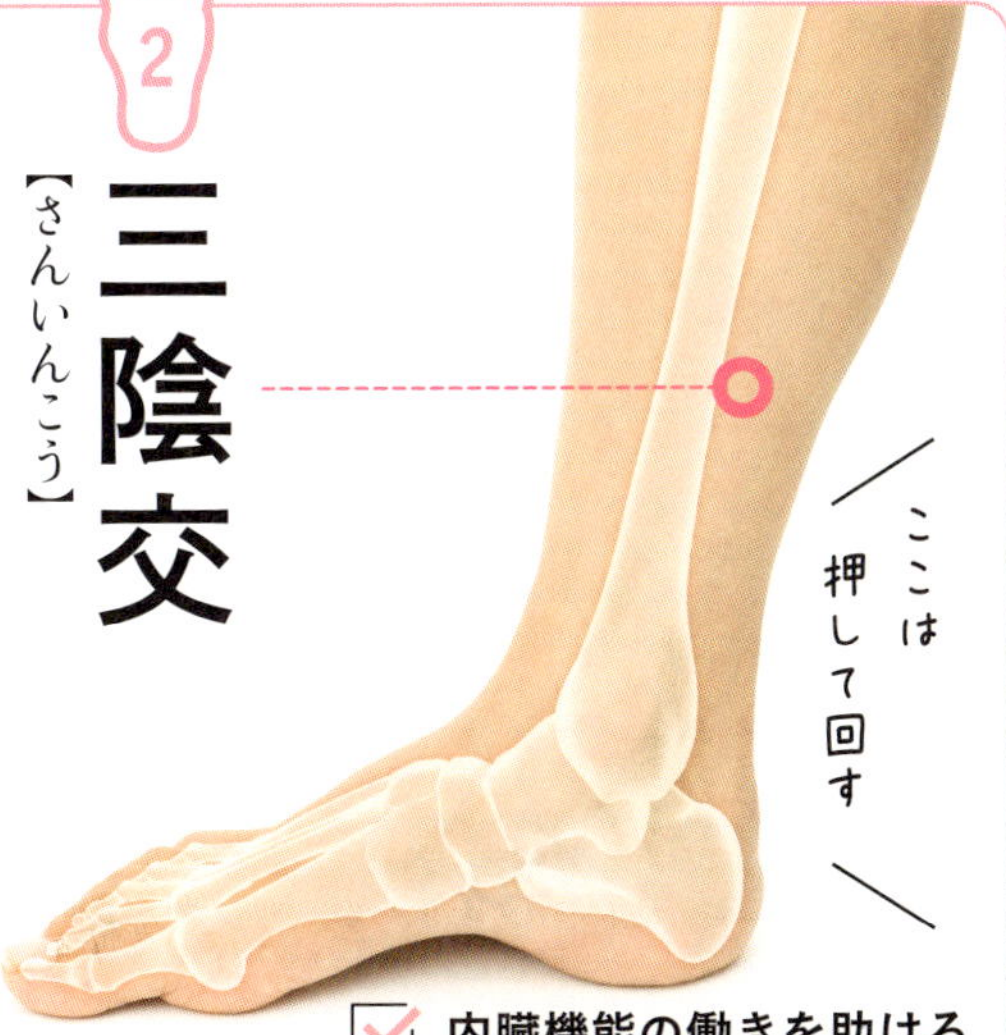

- 内臓機能の働きを助ける
- 血行促進
- 朝イチがオススメ

ツボの位置

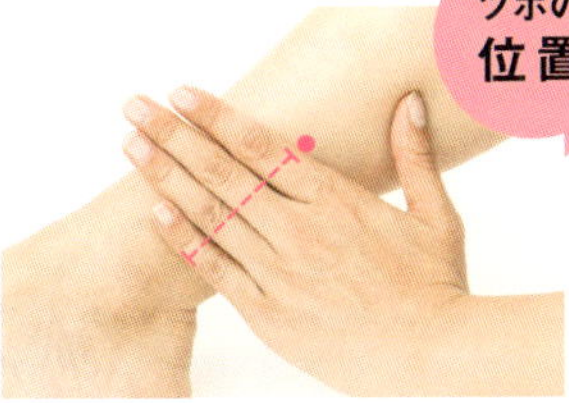

くるぶしの内側の大きな骨の上から指幅4本分上。

ツボの刺激法

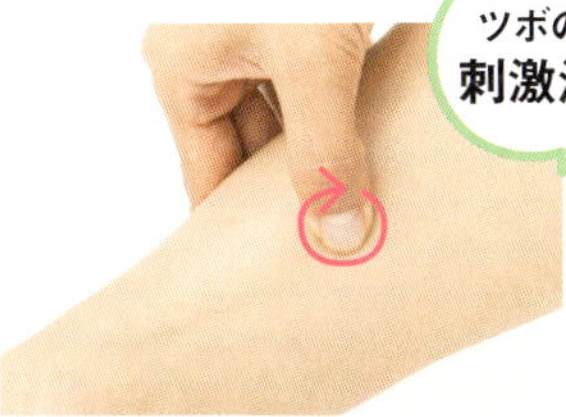

手の親指で時計回りに押して回す。

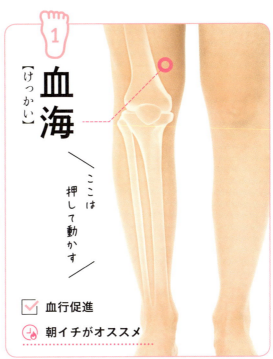

COLUMN
3

健康な体のために消化器系を整える 家族にしてあげたいツボ押し

健康な体作りには、食事が大きな鍵を握ります。しかし、いくら食事をきちんと摂ったとしても、それを消化する器官が正常に働かなくては意味がありません。

ここでは、消化器官の働きをサポートするツボを紹介します。家族団欒の場である食卓をより楽しむためにも、家族にツボ押しをしてあげましょう。曲池、手三里、三陰交はそれぞれ大腸、胃腸、肝臓の働きを助けます。

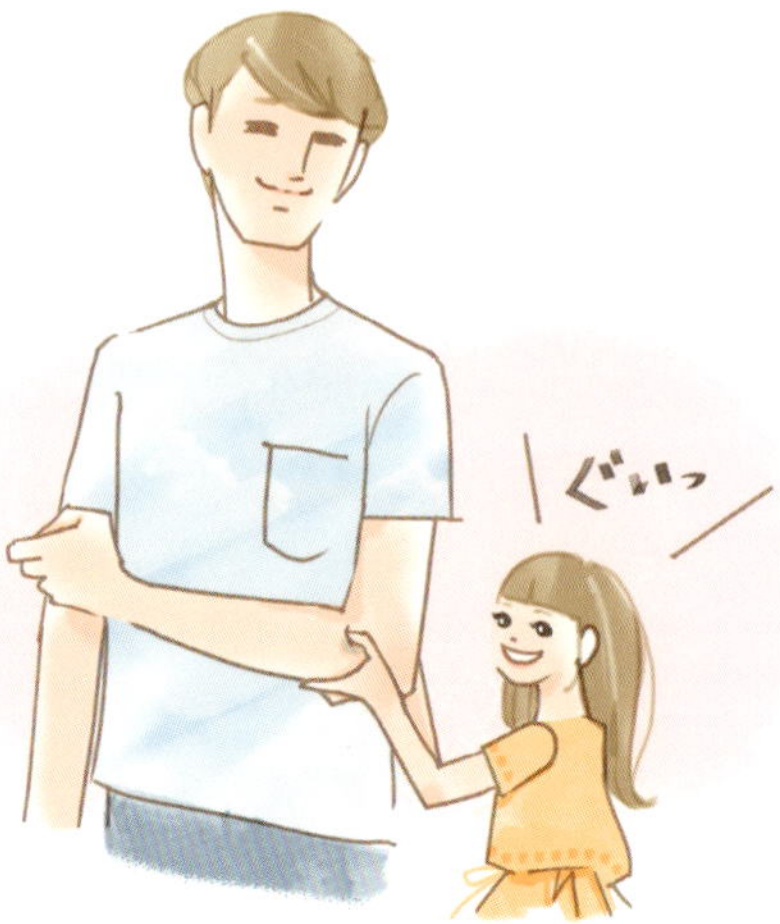

曲池【きょくち】

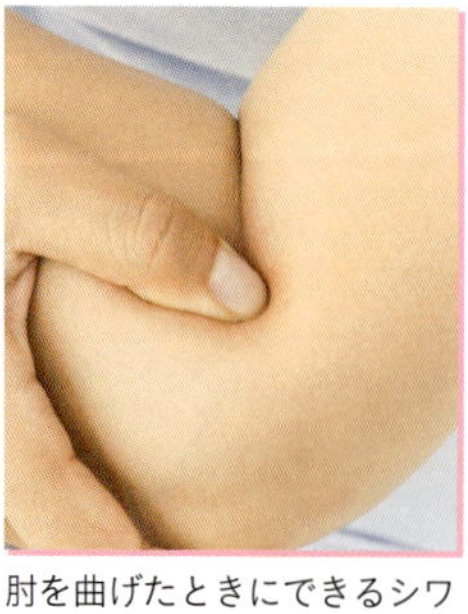

肘を曲げたときにできるシワの端を、親指で肘の外側に向けて押し下げる。曲池は大腸経の働きを助ける。

手三里【てさんり】

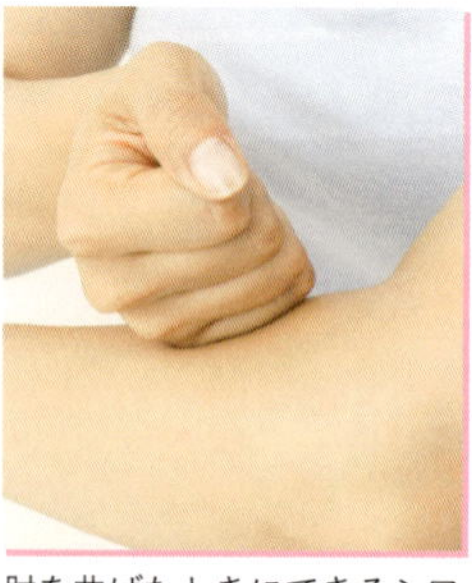

肘を曲げたときにできるシワから指幅３本分の上を、小指の付け根の骨で叩く。胃腸の働きを助ける。

三陰交【さんいんこう】

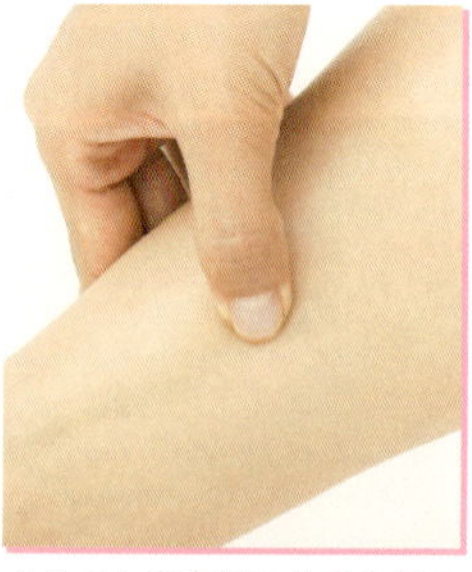

くるぶしの内側の大きな骨の上から指幅４本分上を親指で反時計回りに押して回す。肝臓の働きが活性化する。

Part 5

ココロを整えるツボ

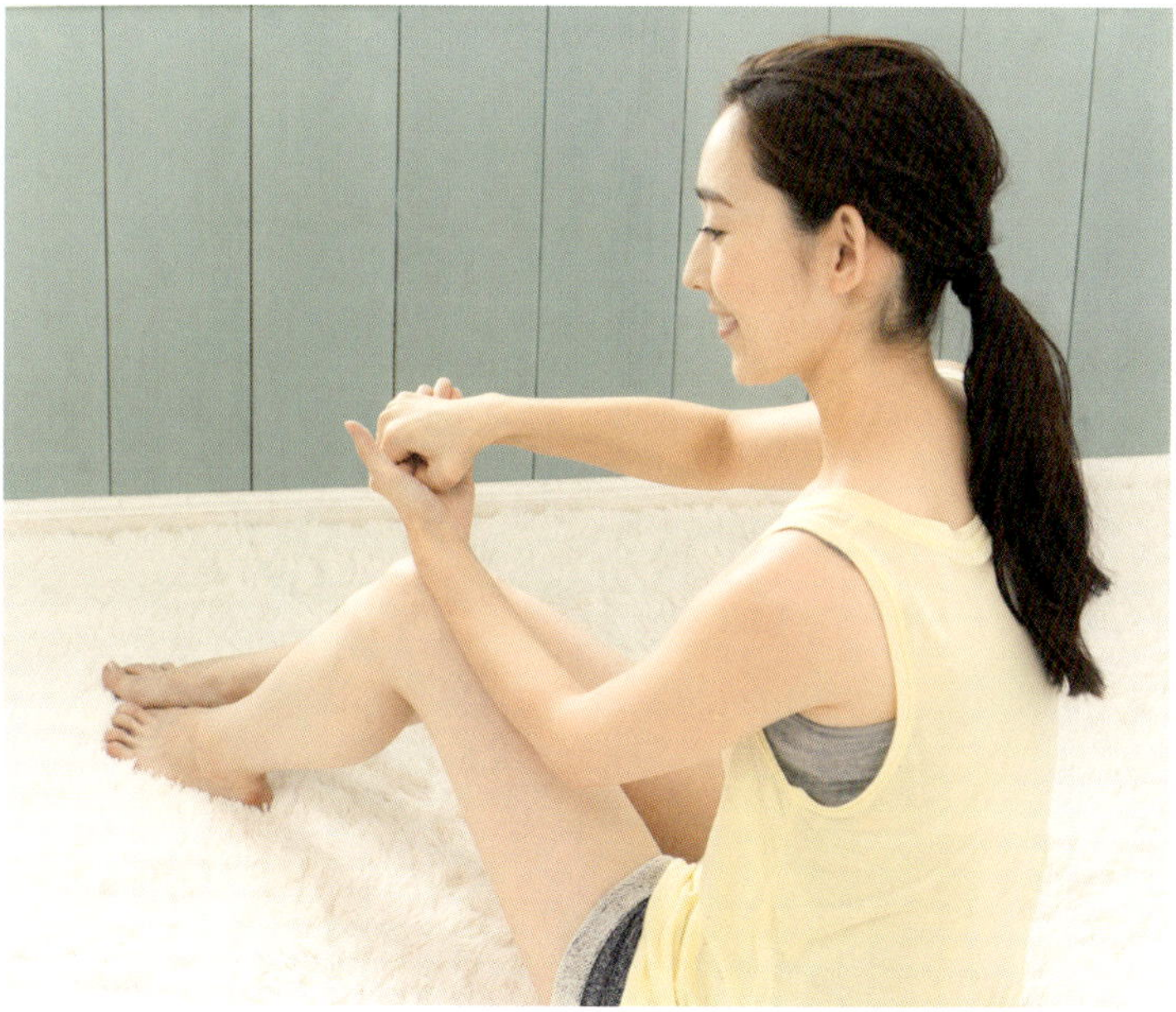

リラックスし、平常心を保つことは心身どちらの健康にも欠かせません。精神を安定させるツボで気持ちを晴れやかに保ちましょう。

ココロを整えるのに効果的な 3つの万能ツボ

メンタルのケアにツボはとても有効です。
ここでは、平常心を保ちリラックスできる代表的なツボを紹介します。
突然襲われるココロの不安や緊張などに活用してください。

1 内関【ないかん】

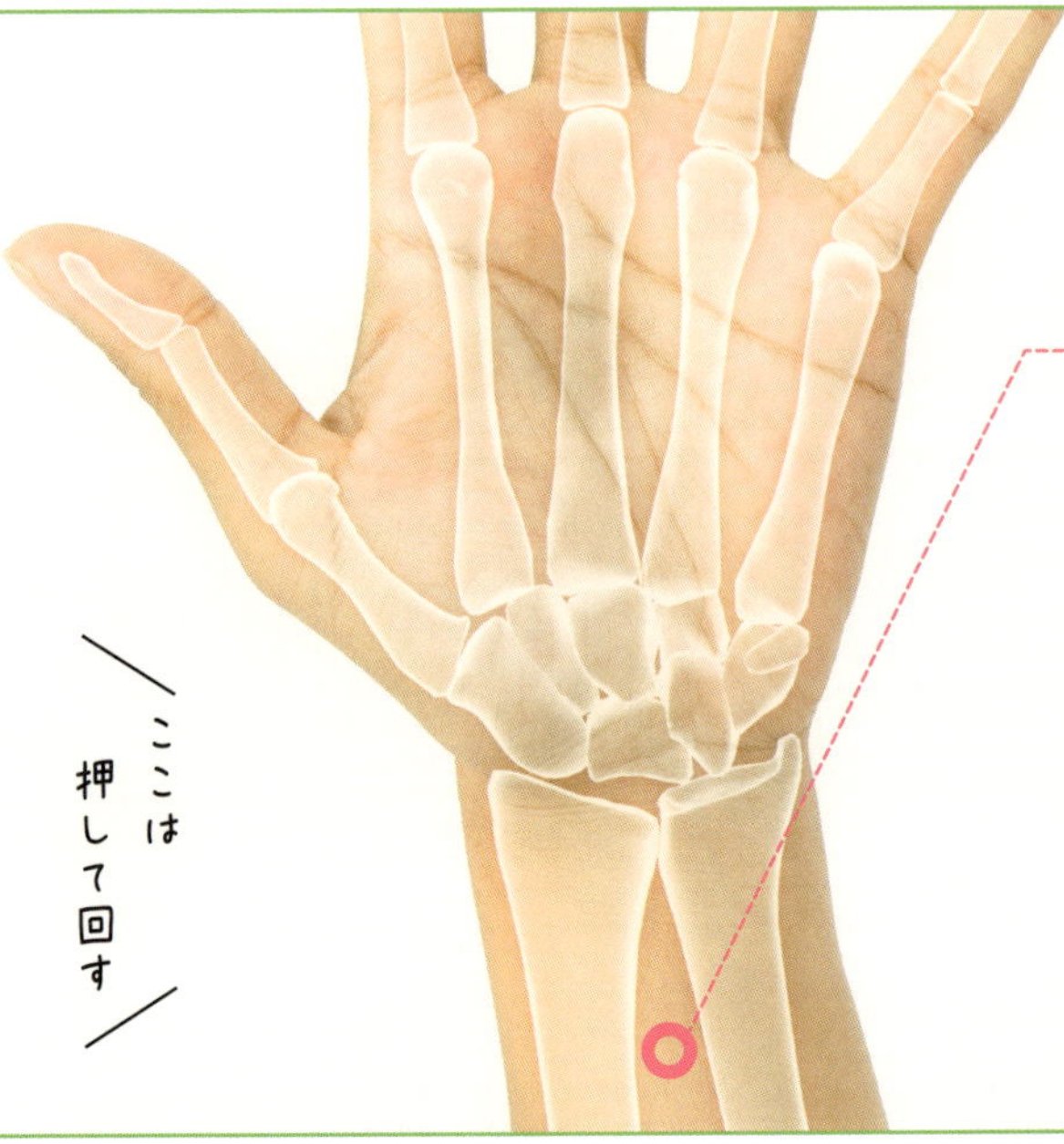

ツボの位置

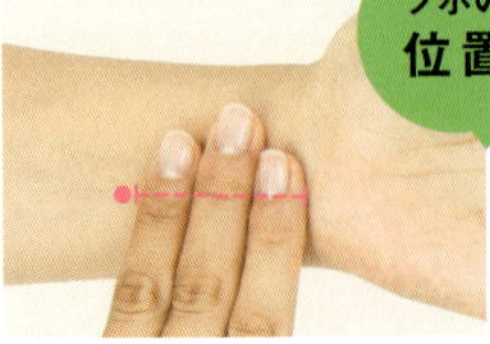

手首を曲げたときにできるシワから指幅3本分下。

ツボの刺激法

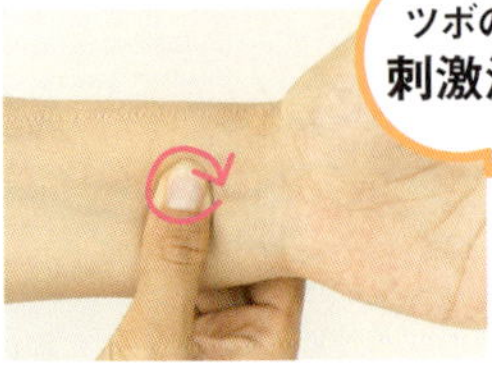

反対の手の親指を当て、時計回りに押して回す。

万能ポイント

ストレス緩和

消化器系の不調改善

内関は心包経のツボです。イライラなどのストレスの緩和ができるほか、消化器官の不調にも有効なので、食欲不振なども改善することができます。

2 神門【しんもん】

＼ここは押して回す／

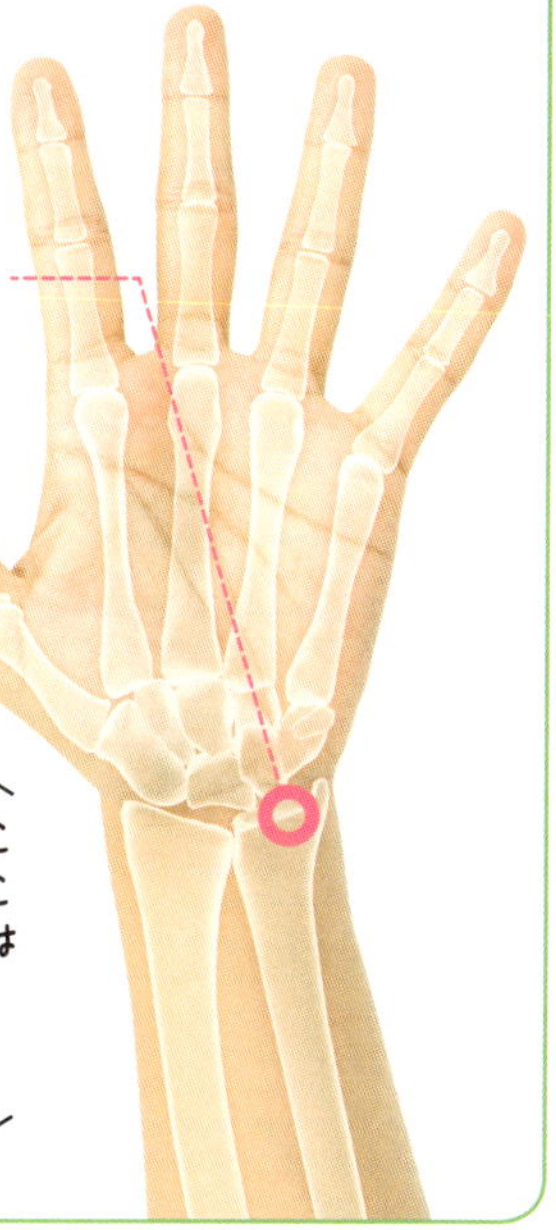

万能ポイント

自律神経を整える

気の流れを良くする

自律神経を整えるツボとされる神門は、不安状態や、落ち込み気味のときに押すと効果的なツボです。精神的に安定したいときに刺激しましょう。

ツボの位置

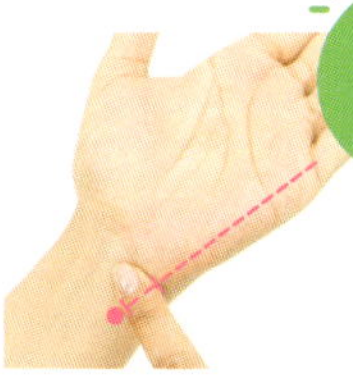

手の小指の延長線上で、手首のシワのから指幅1本分下。

ツボの刺激法

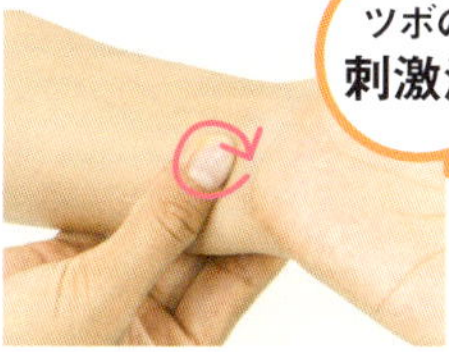

反対の手の親指の側面を当て、時計回りに押して回す。

1 太衝【たいしょう】

＼ここは押して引く／

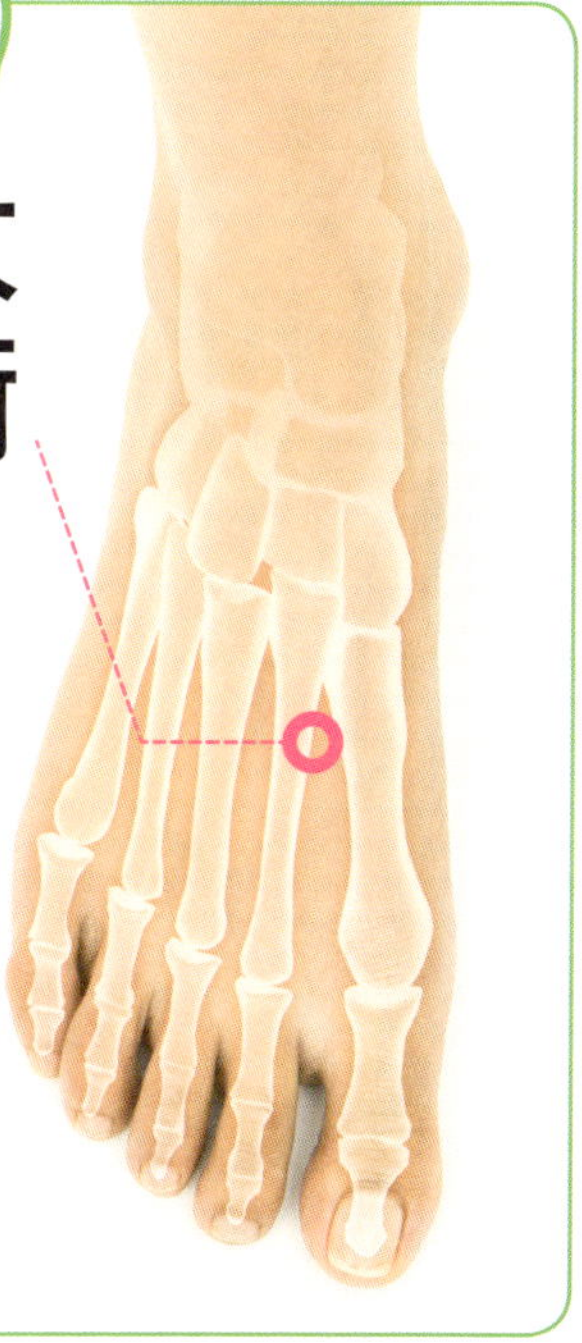

万能ポイント

ストレス緩和

代謝促進

肝経のツボである太衝は、不安などからくるストレスに有効です。また、肝臓の働きを促すため、代謝機能を促進して体も軽くなります。

ツボの位置

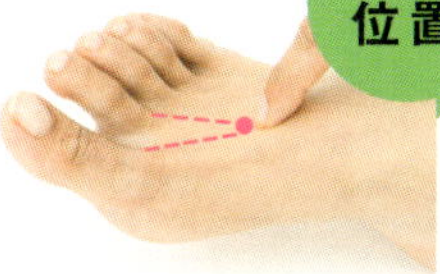

親指と人さし指の骨が交わったくぼみ。

ツボの刺激法

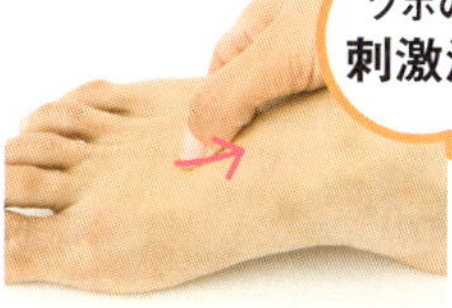

手の親指で足首側に押して引く。

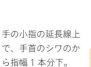

ココロを整える

イライラをおさめる

日々溜まるストレスを爆発する前に解消したい！

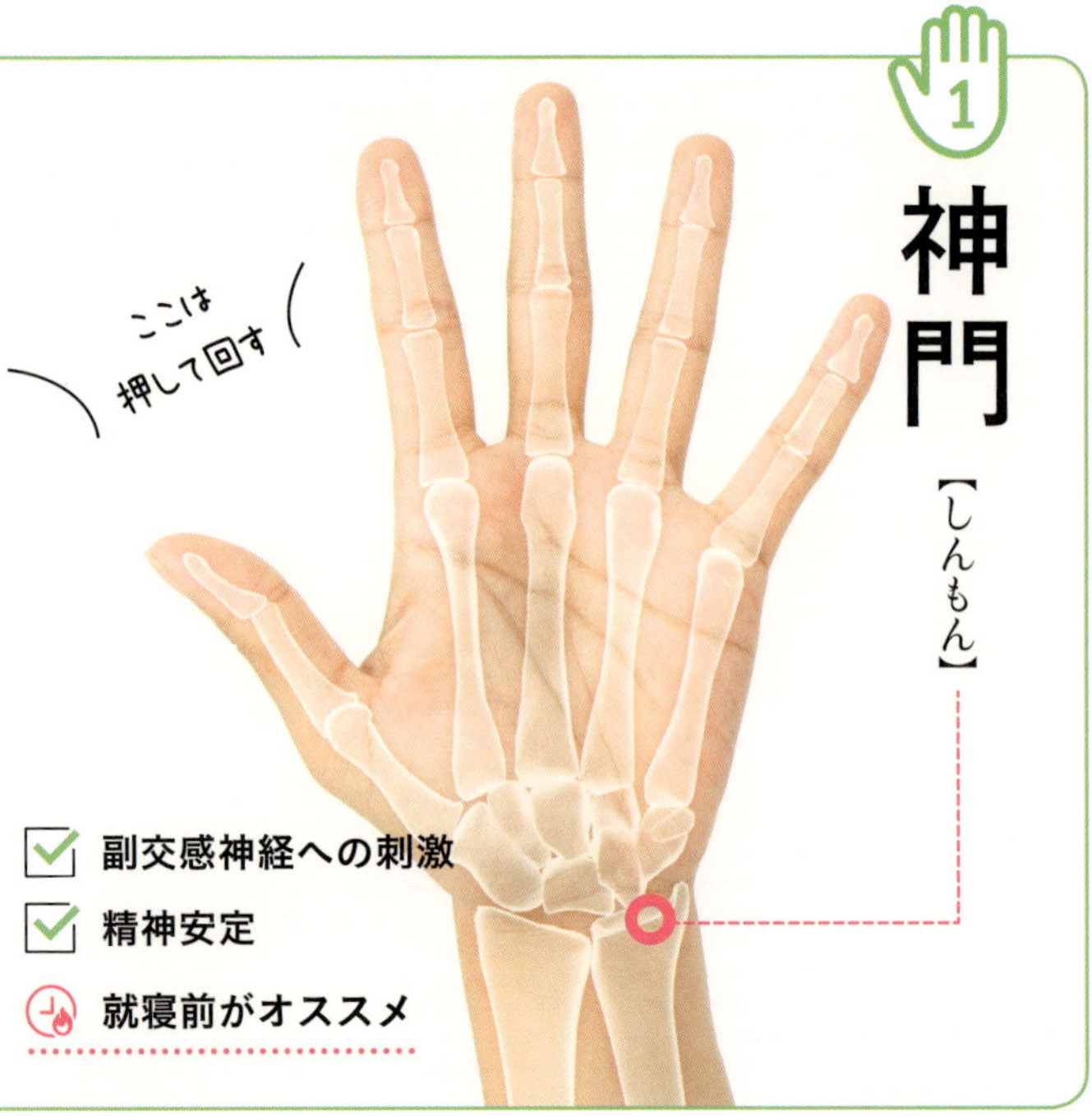

副交感神経への刺激
精神安定
就寝前がオススメ

ツボの刺激法

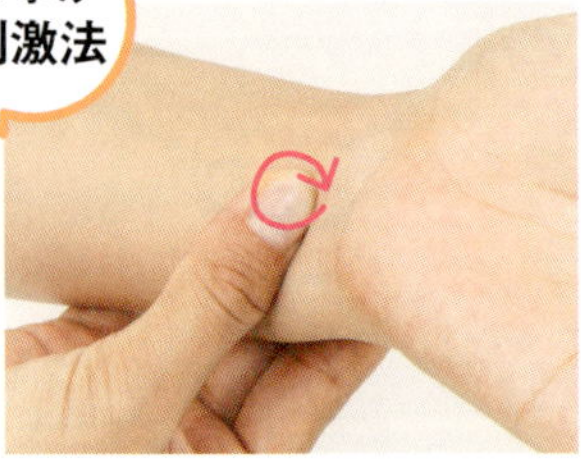

反対の手の親指の側面を当て、時計回りに押して回す。

ツボの位置

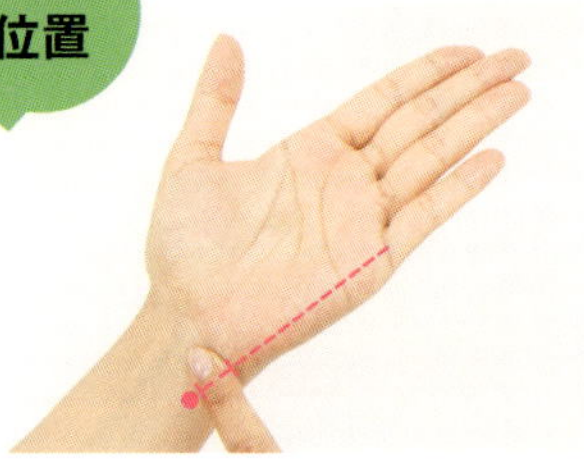

手の小指の延長線上で、手首のシワから指幅１本分下。

なんだかイライラして落ち着かない、小さなことでつい人に当たってしまうなどの症状は、自律神経の乱れから来るストレスや心身の疲労が原因です。また、気・血・水の流れが悪くなることで、息苦しさや不眠、食欲不振、抑うつ感などが併発することも。まず押したいのが、心とつながっている神門。精神をコントロールし、怒りを鎮めます。また、自律神経の働きを整える内関と太衝は、イライラして眠れないときにも効果的。

改善方法

気持ちが高ぶったときや不眠にはラベンダー、生理前のイライラには、クラリセージの精油が効果的です。

2

内関【ないかん】

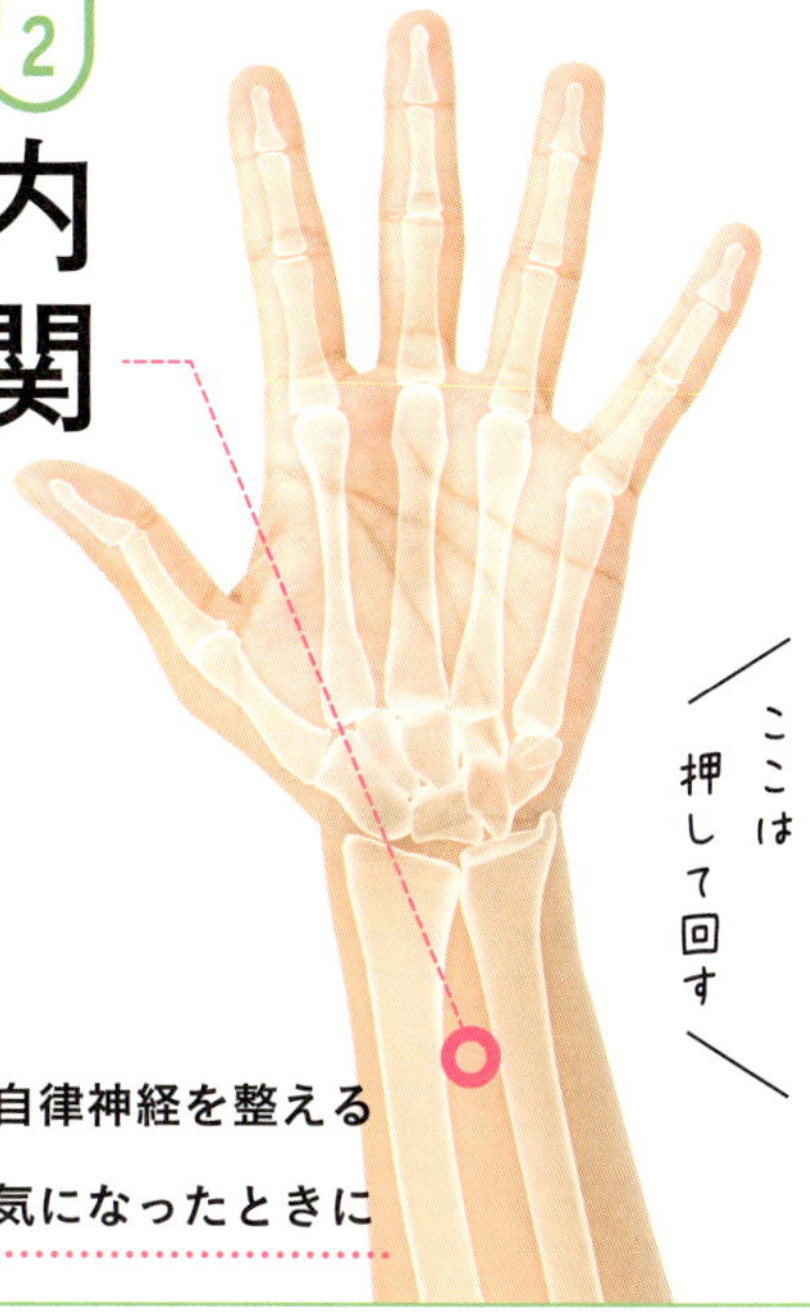
ここは押して回す

☑ 自律神経を整える

気になったときに

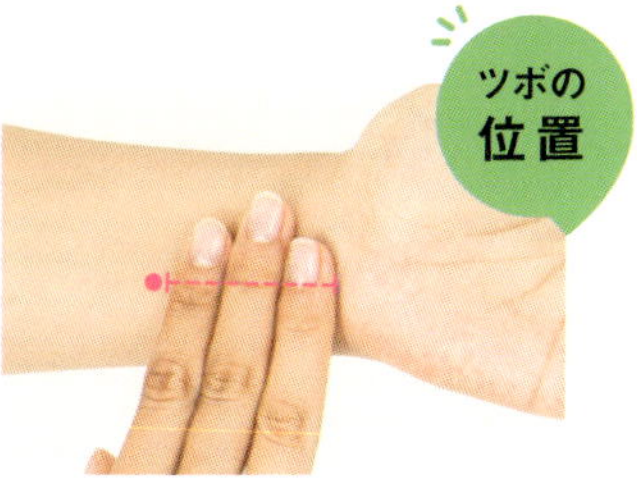
ツボの位置

手首を曲げたときにできるシワから指幅３本分下。

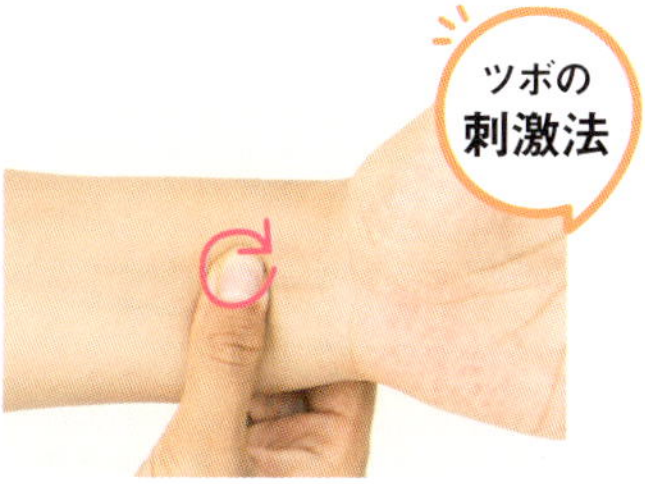
ツボの刺激法

反対の手の親指を当て、時計回りに押して回す。

1

太衝【たいしょう】

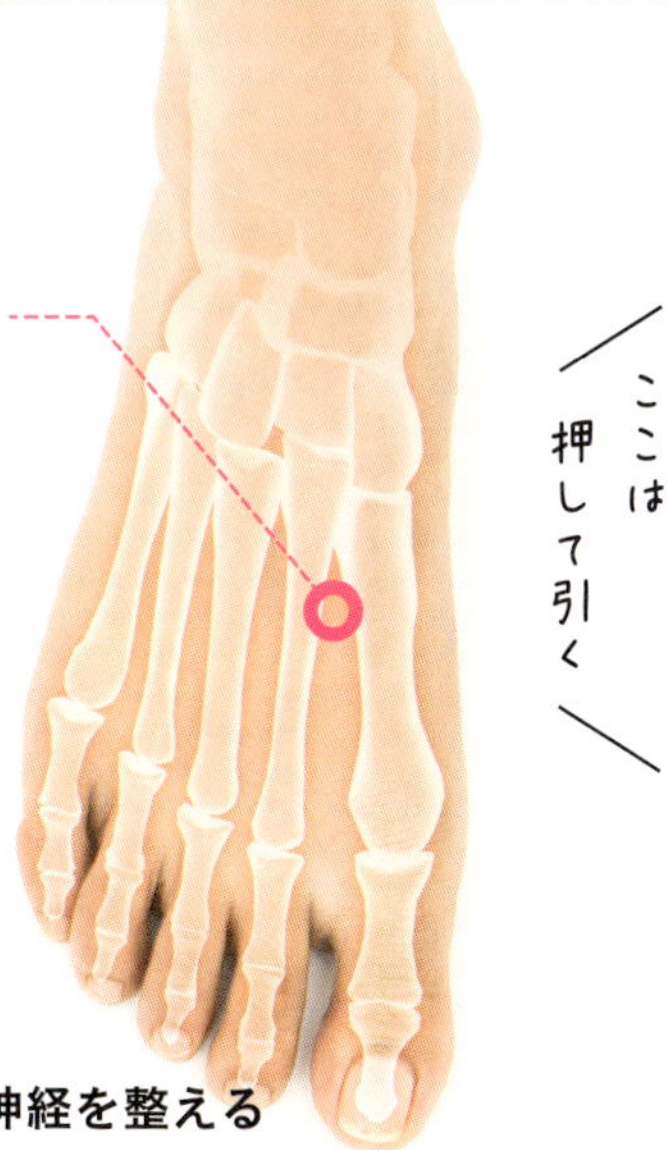
ここは押して引く

☑ 自律神経を整える

就寝前がオススメ

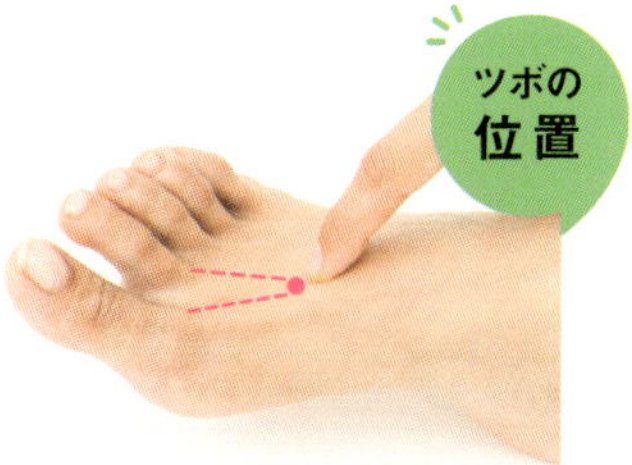
ツボの位置

親指と人さし指の骨が交わったくぼみ。

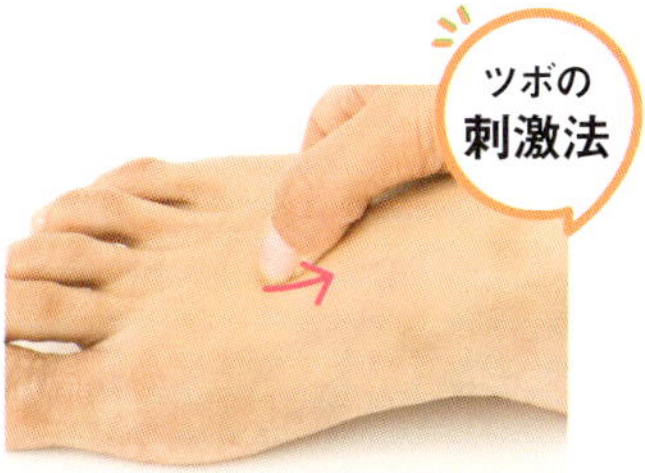
ツボの刺激法

手の親指で足首側に押して引く。

ココロを整える

無気力・鬱状態

やる気のなさ、鬱っぽい気分は情緒安定のツボ押しで打破

何もやる気が起きず、鬱っぽいときは、気・血を全身にめぐらせる腎の機能がストレスの影響で低下しているのが原因です。情緒不安定な状態が続くと、動悸や不眠、不安、健忘、めまい、全身疲労などの症状が現れることも。まずは、自律神経を調整し、腎機能を高める腎穴を押し、気の滞りを解消しましょう。また、不安が強くて眠れないときは、高ぶった気のエネルギーを鎮める足の脳下垂体と脳の反射区の刺激がオススメ。

1

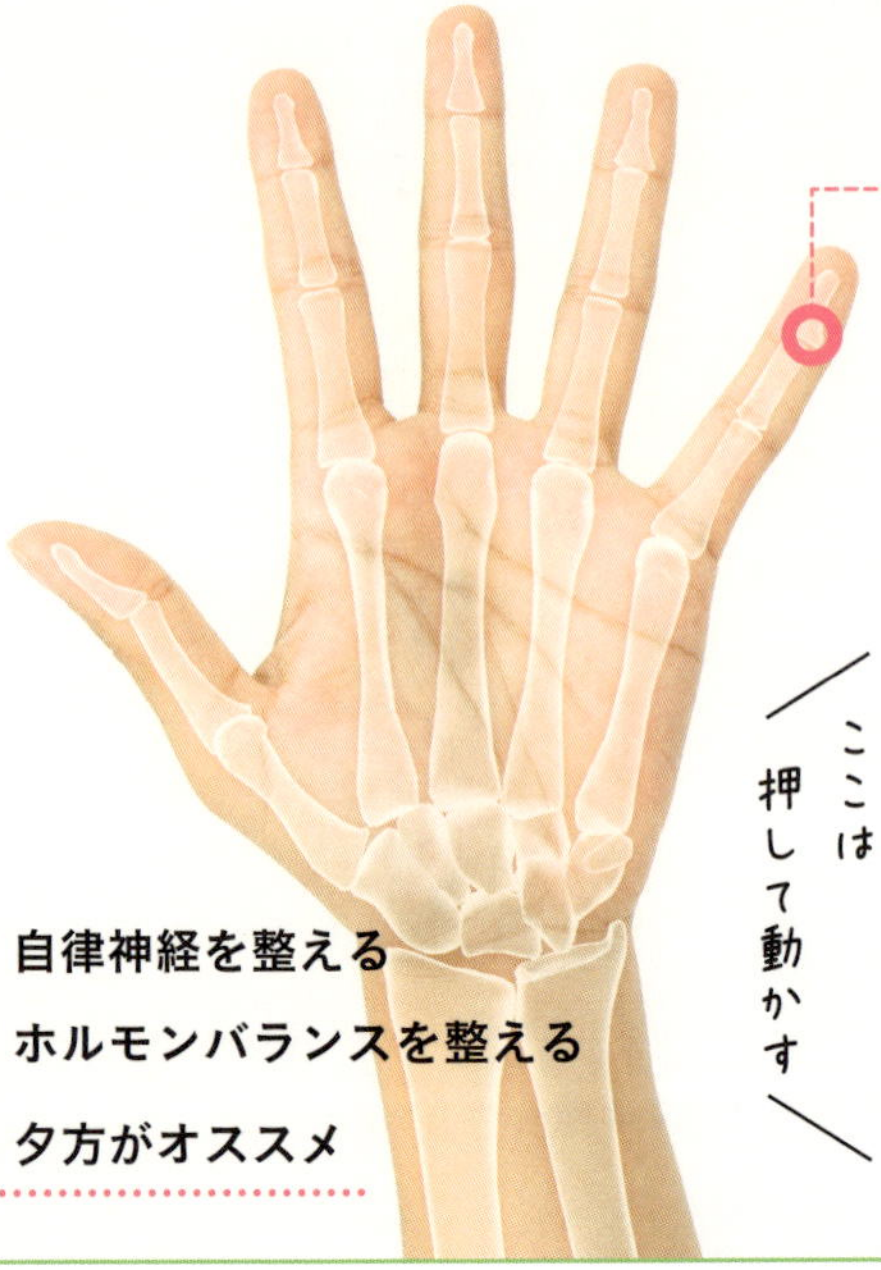

- ✓ 自律神経を整える
- ✓ ホルモンバランスを整える
- 夕方がオススメ

ツボの刺激法

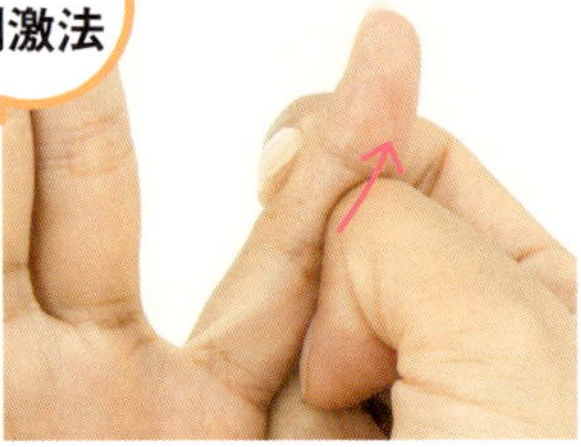

反対の手の親指の第一関節で、指先に向かって押して動かす。

ツボの位置

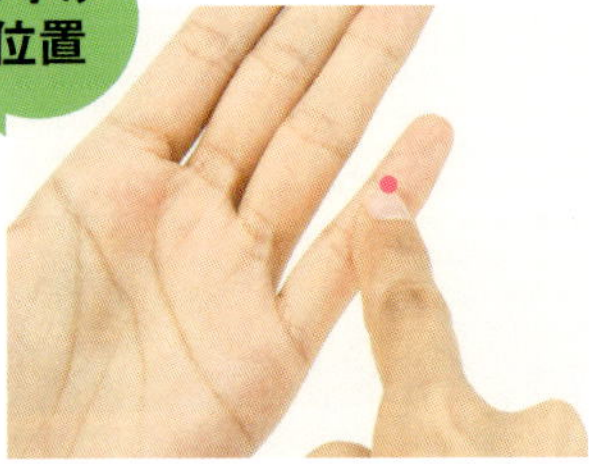

小指の第一関節の真ん中。

改善方法

糖質を摂り過ぎると、血糖値が上がり、急降下したときに無気力の症状が。糖質の摂取はほどほどに。

ココロを整える

食欲を出す

お腹が空かず、食事が喉を通らない
そんなときは胃腸のツボを刺激！

1

足三里【あしさんり】

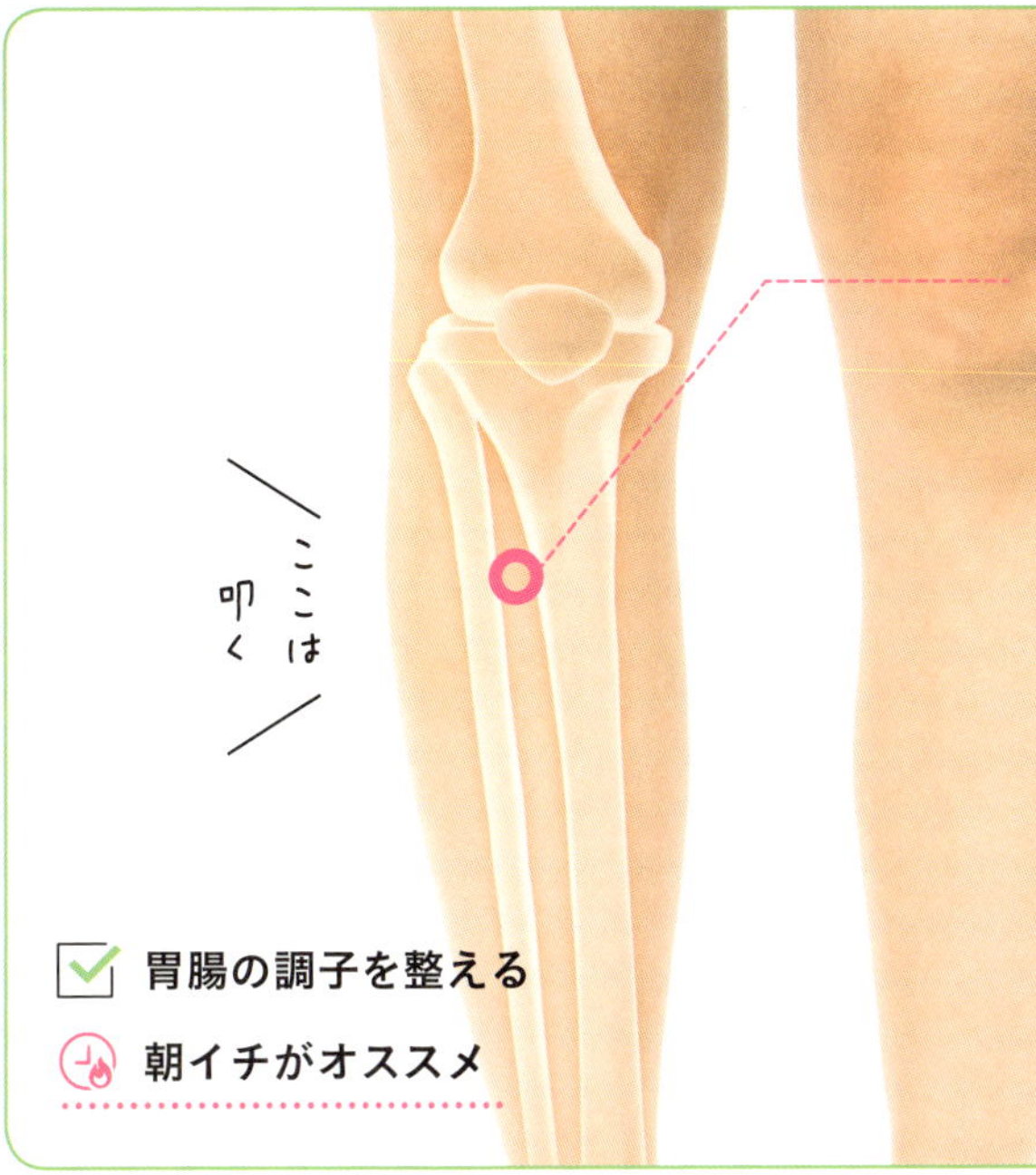

胃腸の調子を整える

朝イチがオススメ

ツボの刺激法

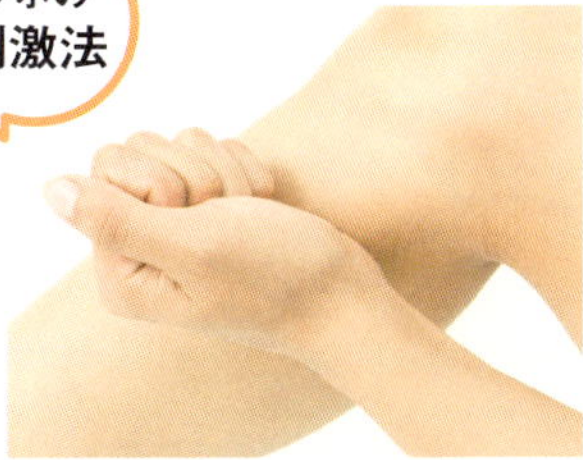

握った手の小指の付け根の骨で叩くか、親指の腹で押しながら回す。

ツボの位置

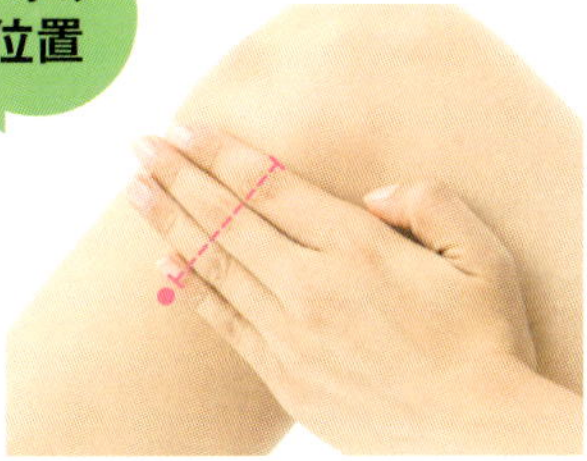

膝の外側で、お皿の下のくぼみから指幅４本分下。

食欲不振の主な原因は、胃腸の機能低下や精神的なストレスの影響が考えられます。食べられない期間が長引くと、栄養不足により貧血や疲労感、体調不良を引き起こすので、早めの対処が必要です。一時的な食欲不振には、消化吸収を高める足三里のツボがオススメ。胃腸の働きが正常になることで、次第に食欲が湧いてくるはずです。それでも改善しない場合は、病気が隠れていることがあるので、病院で早めの受診を。

改善方法

納豆や味噌、キムチなどの発酵食品は、自律神経の働きを整え、ストレスによる食欲不振に効果的です。

緊張をほぐす

大事なプレゼンや会議の前に、
心の高ぶりを鎮めるお守りツボ

1

心包区【しんぽうく】

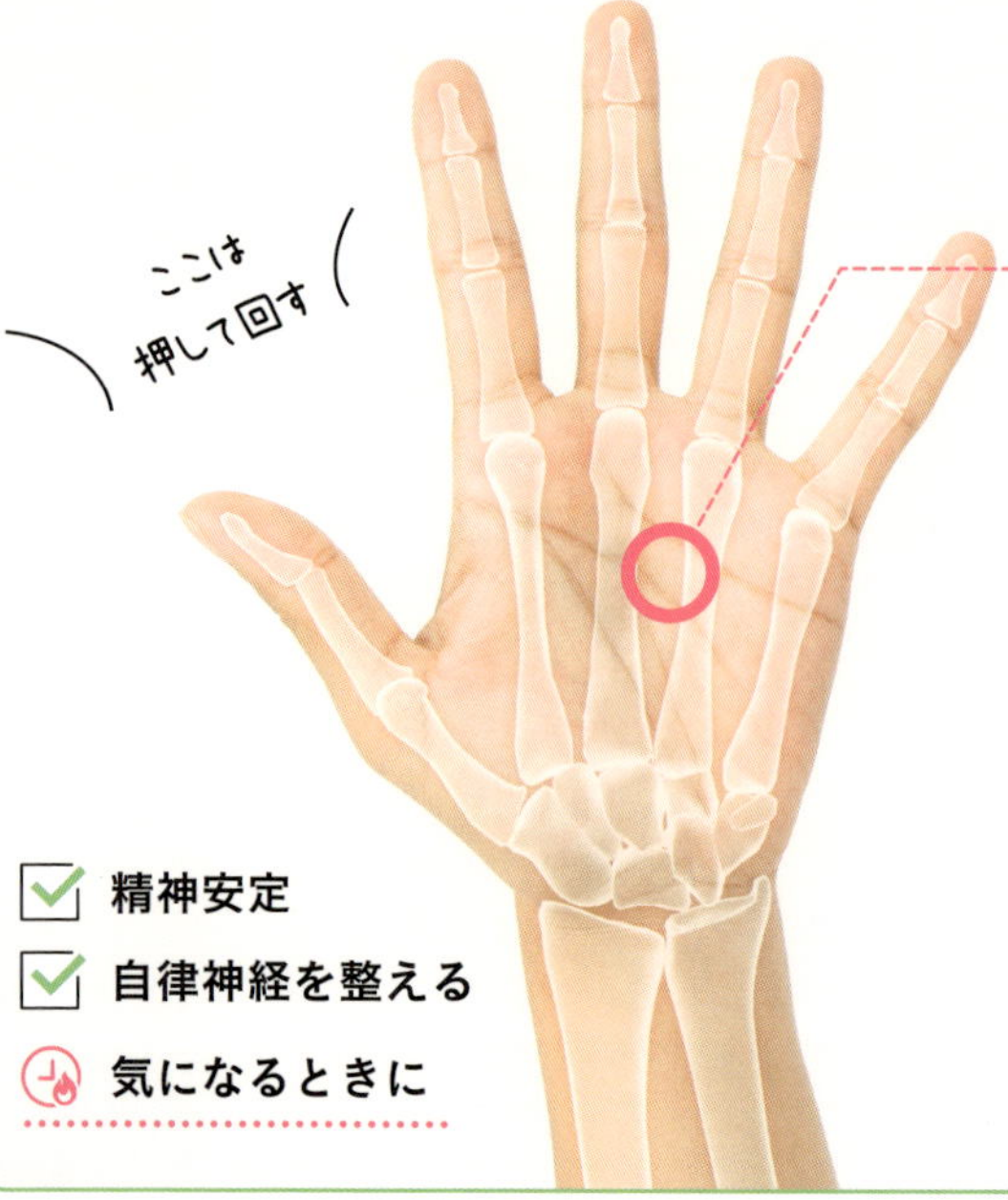

- 精神安定
- 自律神経を整える
- 気になるときに

ツボの刺激法

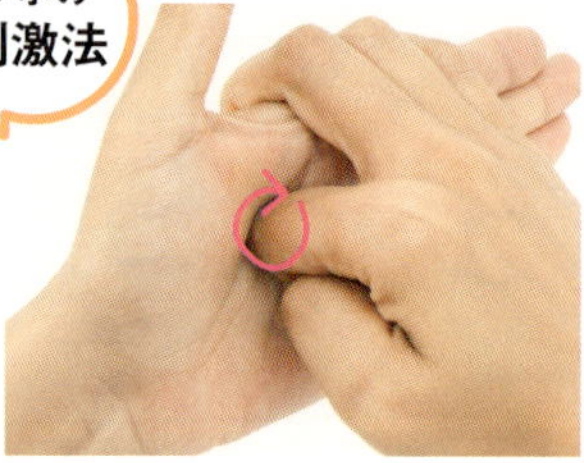

中指〜小指で掴み、人さし指の第一関節を当てて時計回りに押して回す。

ツボの位置

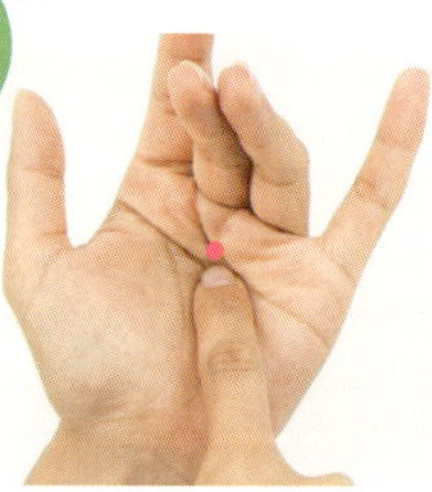

中指を曲げたときにできる、手の平のくぼみ。

いざというときにドキドキして話せない、汗をかいてしまう、鼓動が早くなって手が震える……。このような緊張による症状は、東洋医学から見ると自律神経のバランスがくずれ、気が乱れた状態です。そこで、その名のとおり「心を包む」心包区のツボで乱れた気の流れを整え、精神状態を安定させましょう。神経の高ぶりや、興奮を抑える作用もあるので、ツボの位置を覚えておいて、緊張する直前から押しておくと安心です。

改善方法

シナモン、クローブなどの強い香りは、気をスムーズに流す効果が。緊張したときに嗅いでみましょう。

ココロを
整える

冷静になる

気持ちが高ぶったとき、
平常心を取り戻して落ち着きたい

内関【ないかん】

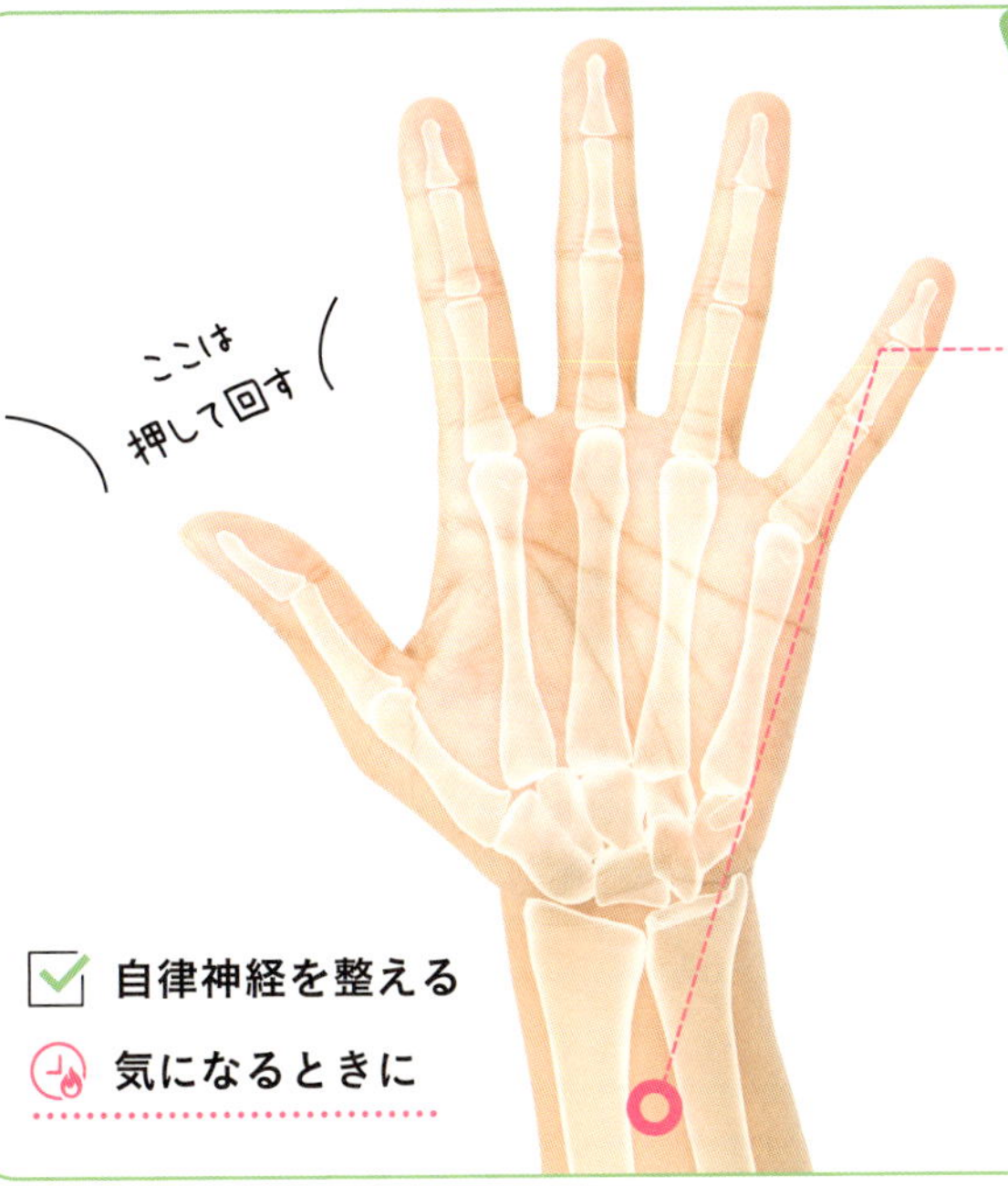

自律神経を整える

気になるときに

ツボの刺激法

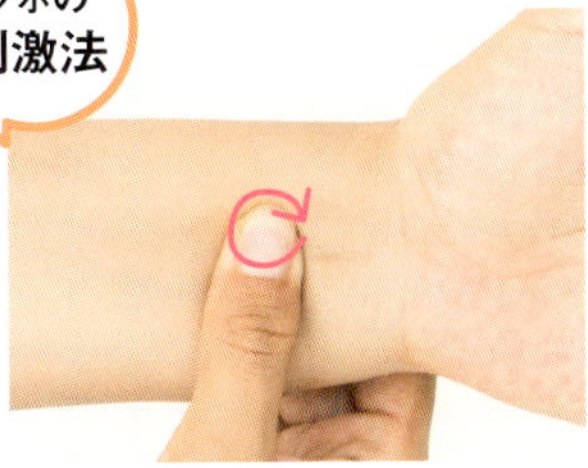

反対の手の親指を当て、時計回りに押して回す。

ツボの位置

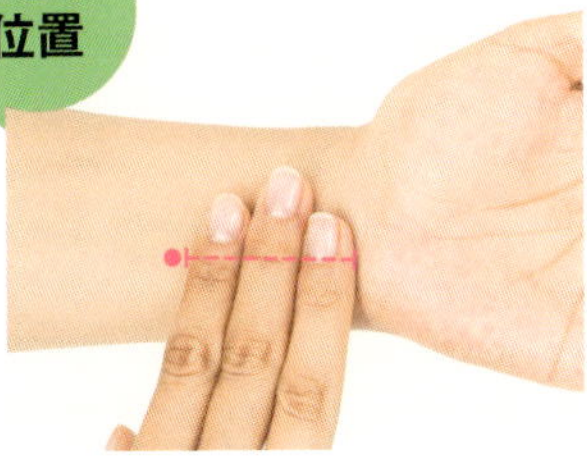

手首を曲げたときにできるシワから指３本分下。

興奮して気が動転してしまう、フラットな判断ができないというときは、交感神経が優位になり、気のバランスが乱れている状態が考えられます。さらに、肝の働きも低下しているため、怒りやストレスを過剰に感じやすくなり、動悸や発汗、腹痛や頭痛が起きることもあります。そんなときは、自律神経のバランスを整え、肝の機能を正常に戻す内関を押しましょう。気の流れが整い、高ぶっていた気持ちが鎮まります。

改善方法

ストレス過度のときは呼吸が浅くなります。深呼吸をすると副交感神経が優位になり、心が落ち着きます。

目覚めをよくする

寝ても、翌朝に疲れが抜けないときは
質のよい睡眠に導くツボを

1 中衝

【ちゅうしょう】

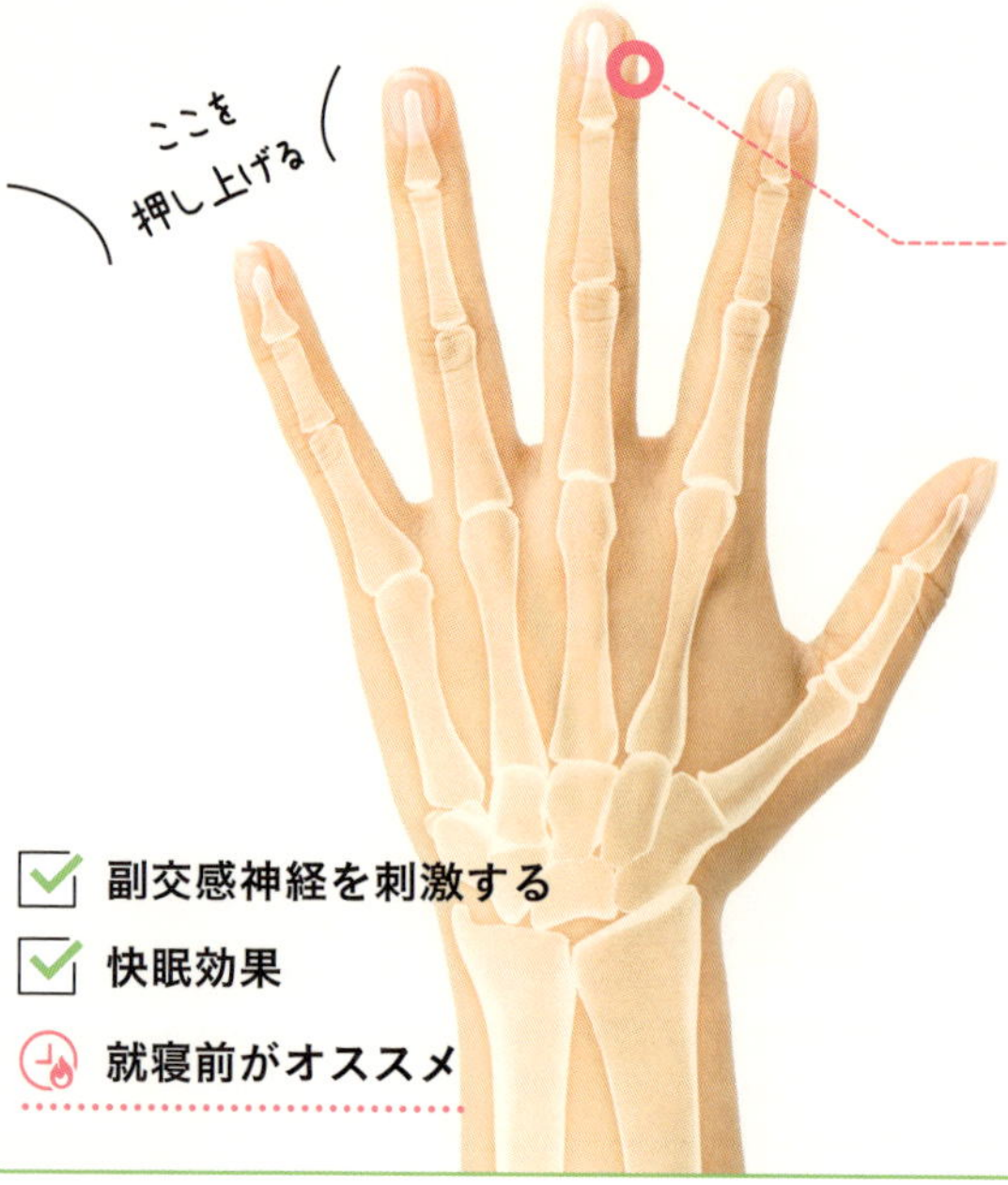

- 副交感神経を刺激する
- 快眠効果
- 就寝前がオススメ

ツボの刺激法

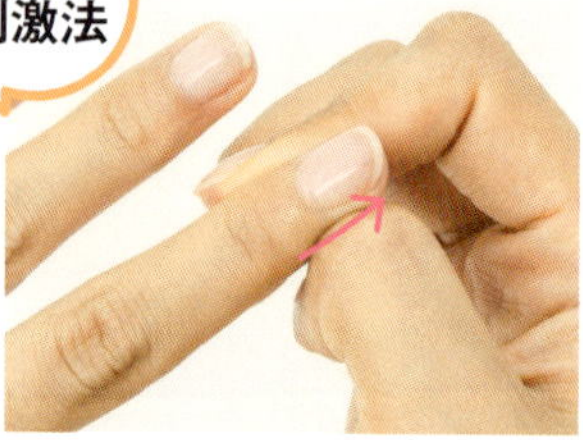

反対の手の親指の第一関節を当て、爪先に向かって押し上げる。

ツボの位置

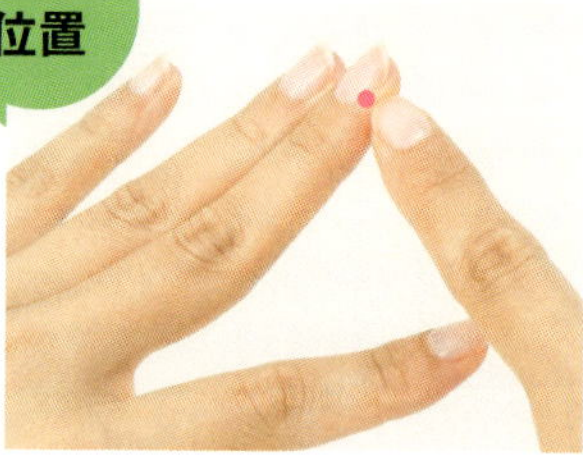

中指の人さし指側の爪の横。

目覚めてもだるさが残ったり、眠気が続く場合は深い睡眠が取れていないことがあります。不眠の原因には生活習慣の乱れ、ストレスによる脳疲労、体の冷えなどがありますが、東洋医学的には血と水のバランスの乱れが関係しています。そこで、中衝と不眠点を刺激して、副交感神経を優位にすると血管が拡張。血と水の流れが整うことで深い睡眠が得られます。また、脳の反射区は、考えごとで眠れないときに有効です。

改善方法

朝起きたらすぐに太陽光を浴びましょう。活動モードを司るホルモンが分泌し、覚醒を促します。

1 脳の反射区

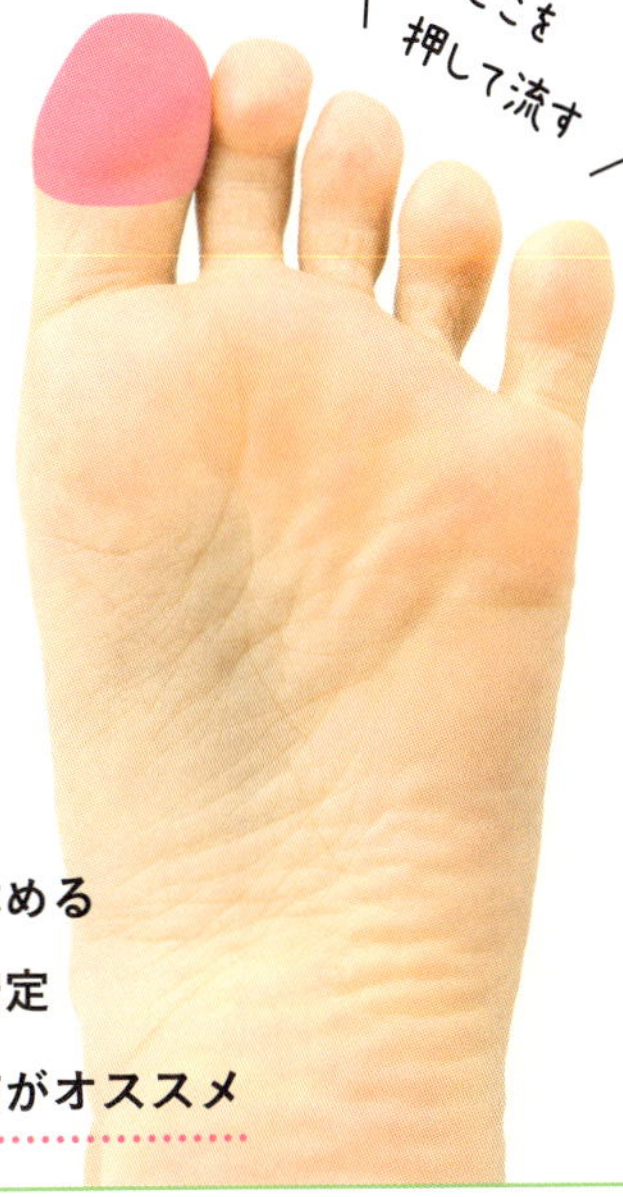
ここを
押して流す

- 脳を休める
- 精神安定
- 就寝前がオススメ

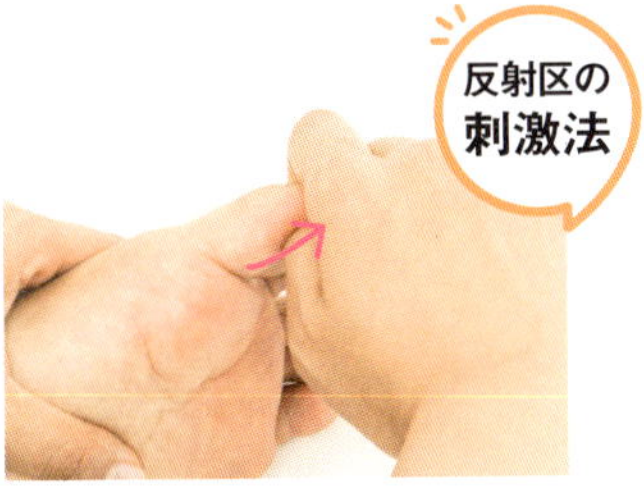
反射区の
刺激法

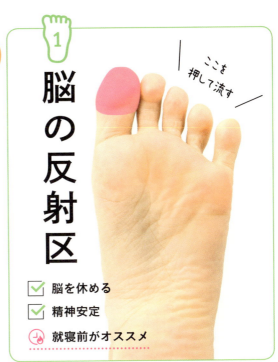

親指の第一関節を当て、足の親指の中央を指先に向かって押して流す。

その他のツボ

頭をすっきりさせるため、手の親指全体をさするのもオススメです。手の親指の腹は頭の反射区（→ P.28）なので、親指の付け根から指先に向かって押して流すようにしましょう。

2 不眠点【ふみんてん】

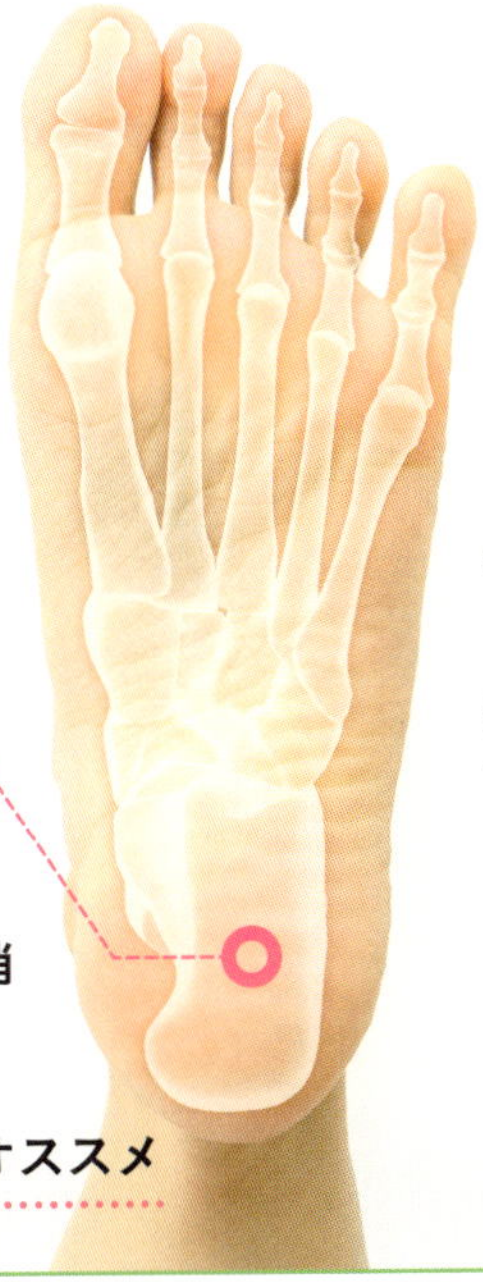
ここを
押して流す

- 不眠の解消
- 血行促進
- 就寝前がオススメ

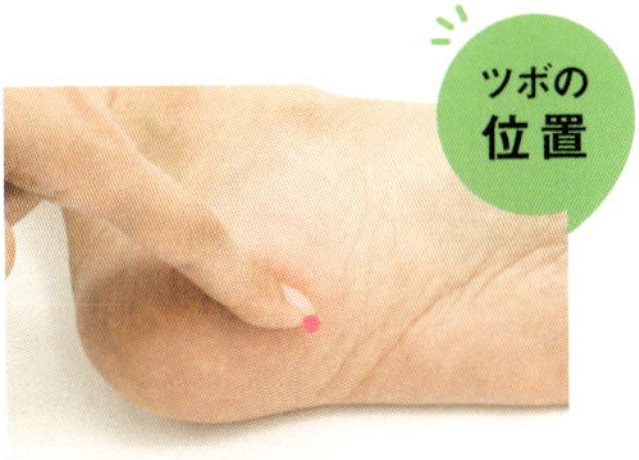
ツボの
位置

かかとの中心で少し小指側の部分。

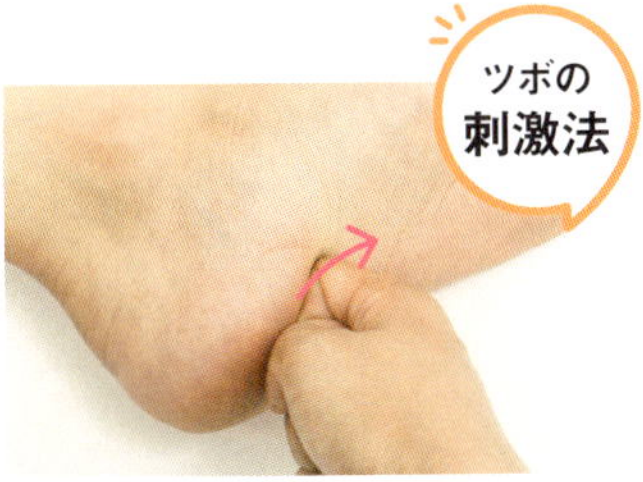
ツボの
刺激法

親指の第一関節を当て、指先に向かって押して流す。

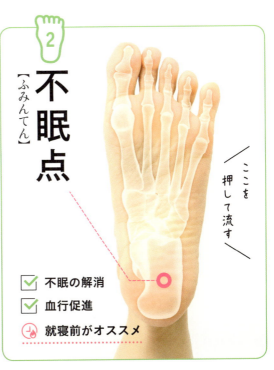

集中力を高める

気が散漫になるときは
滞った脳の血流を促進

1

労宮【ろうきゅう】

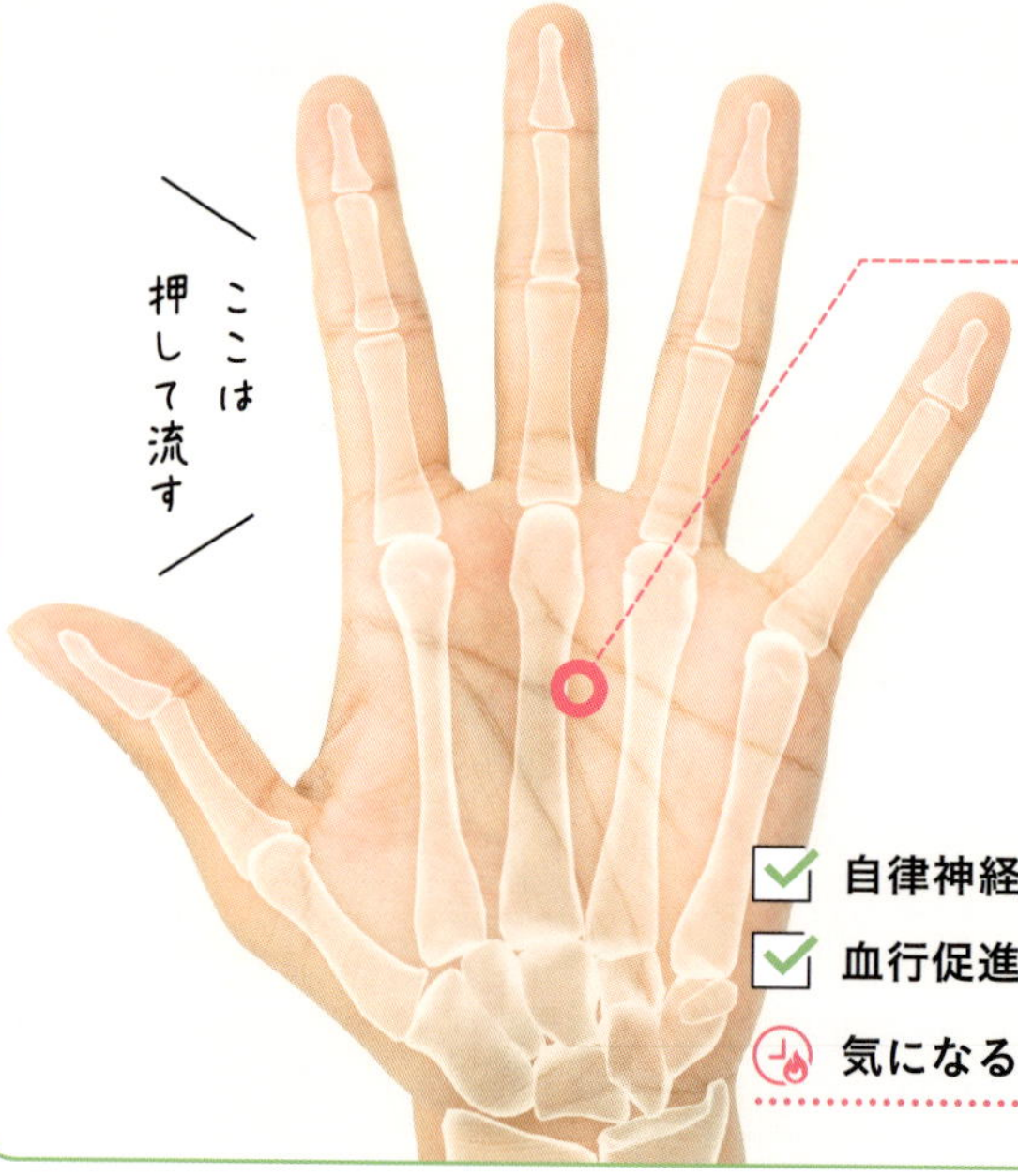

- 自律神経を整える
- 血行促進
- 気になるときに

ツボの刺激法

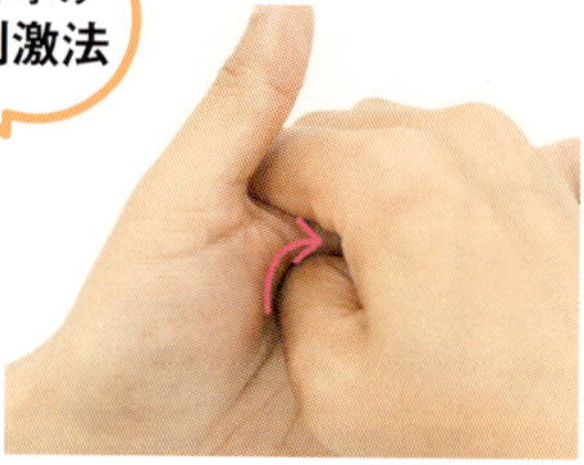

反対の手の親指の第一関節で、指先に向かって押して流す。

ツボの位置

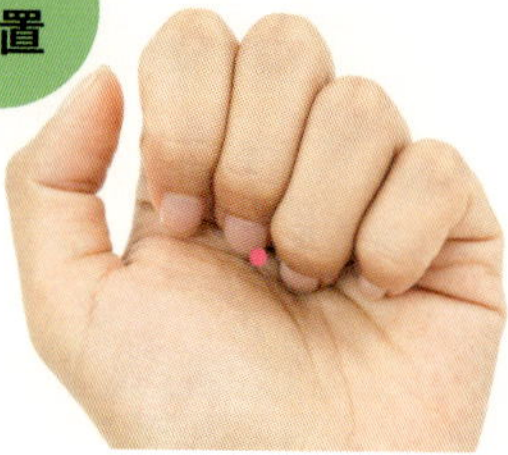

手をグーにしたときに中指の先が当たる位置のくぼみ。

人間の集中力の持続時間は平均60分前後といわれています。東洋医学では、集中力を持続するには脳への気の流れが重要です。また、ストレスや疲れなどで脳に血が行き届かなくなるのも、集中力低下につながります。そこで、労宮で気の流れを整え、頭の反射区でストレスによる脳疲労を取り除きましょう。試験前など集中力をアップさせたい場合は、三叉神経の反射区を刺激すると頭がスッキリと冴えて理解力も上がります。

改善方法

どうしても集中力が切れてしまうときは、散歩や料理をしたりと、環境を変えて脳をリセットしましょう。

1 三叉神経の反射区

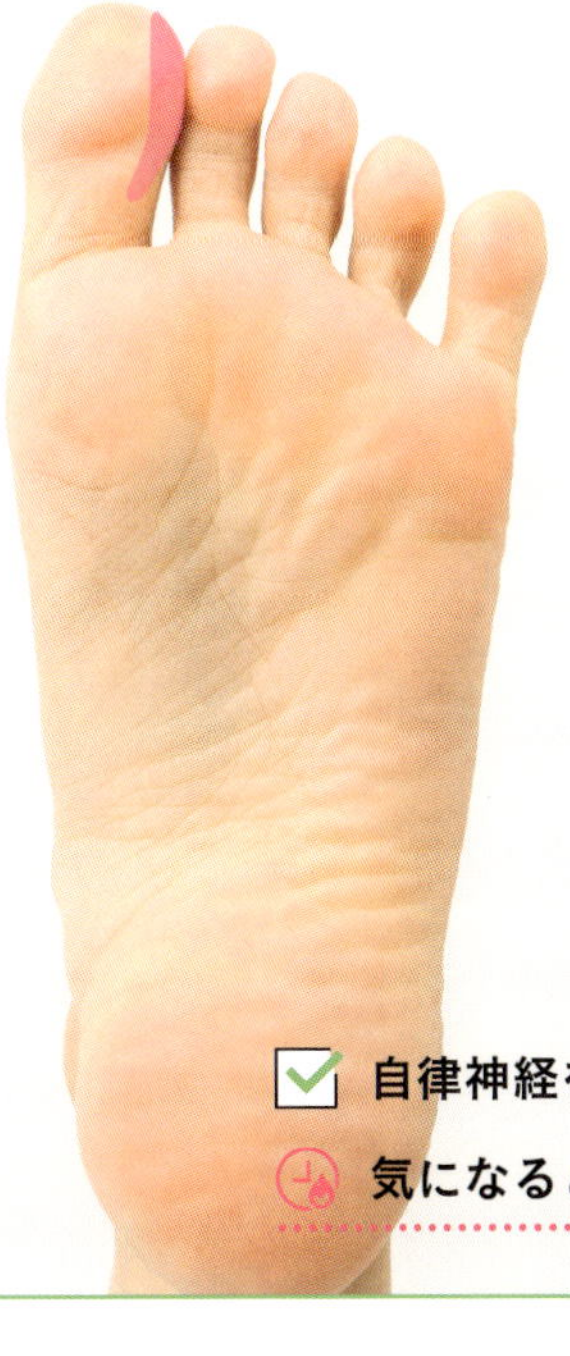
ここは押して流す

- ✓ 自律神経を整える
- 気になるときに

反射区の刺激法

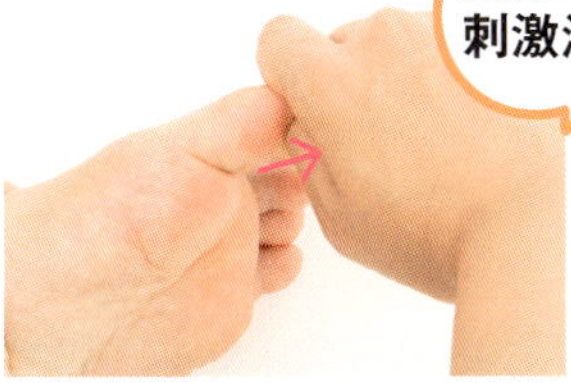

親指の第一関節を当て、指先に向かって押して流す。

2 頭の反射区

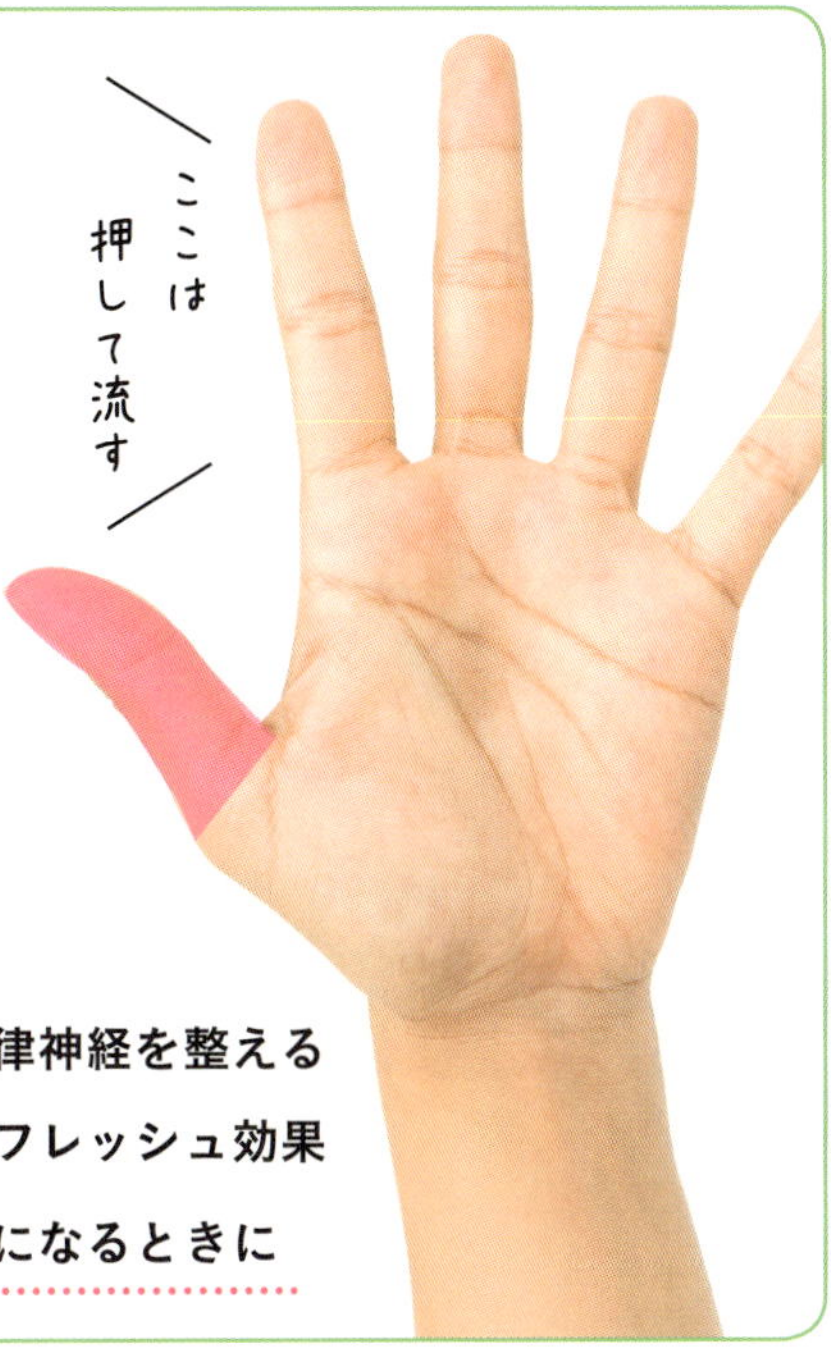
ここは押して流す

- ✓ 自律神経を整える
- ✓ リフレッシュ効果
- 気になるときに

反射区の刺激法

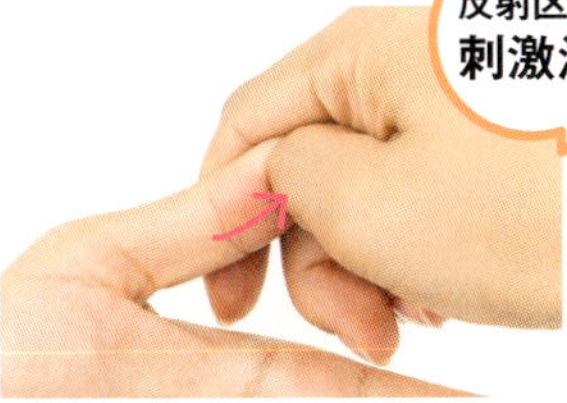

反対の手の親指の第一関節を当て、指先に向かって押して流す。

その他のツボ

合谷（→ P.27）は大腸経のツボであり、消化器官の働き改善に効果がありますが、さらに、血流を良くし、体の調子を整えてくれる万能ツボ。溜まった疲れや血の滞りを改善し、脳への血のめぐりも良くなります。

足壺健香庵のご案内

根本からアプローチする本物のツボ押しを
実際にサロンで受けることができます。ぜひ一度体験を！

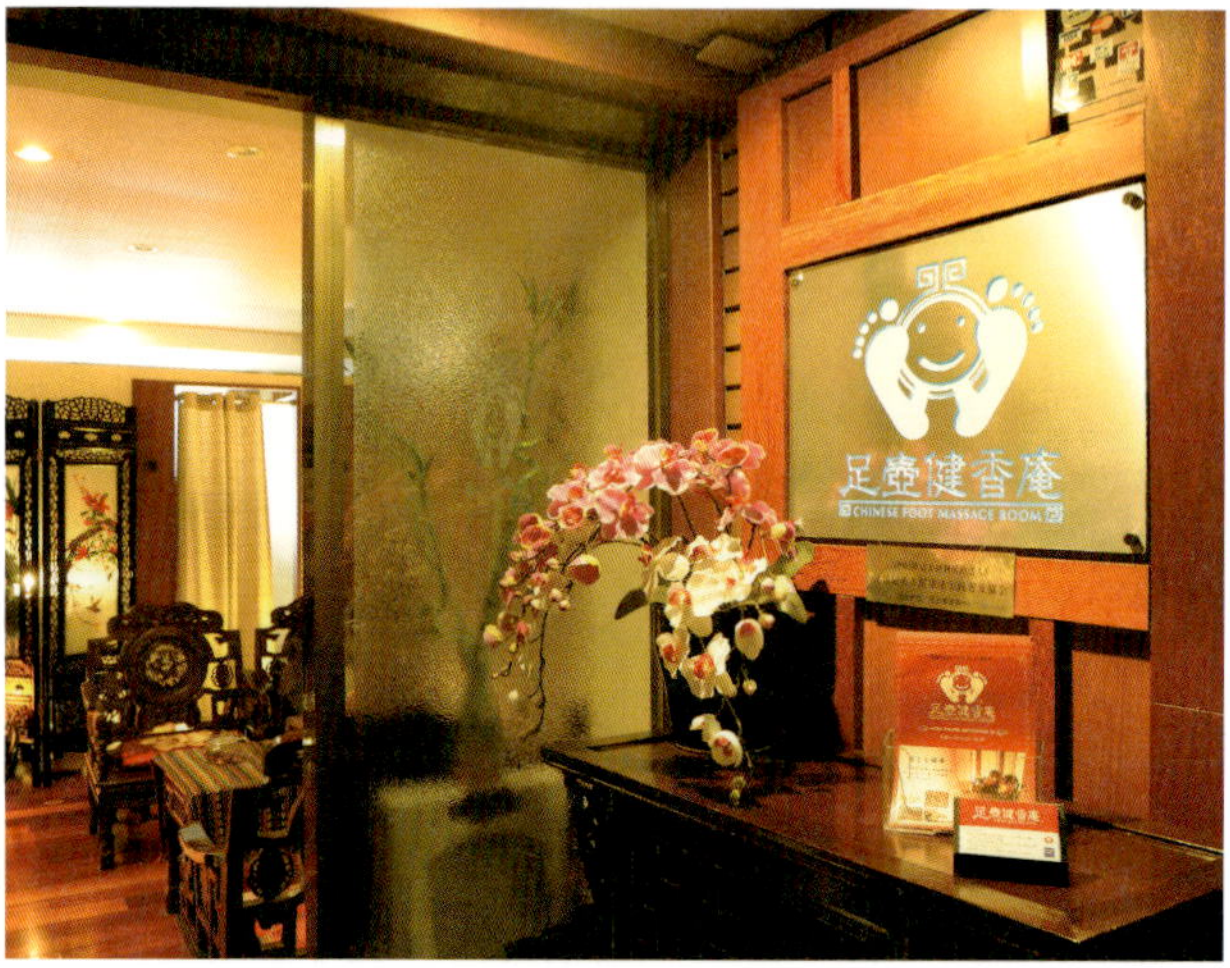

万人が効果を実感した本場中国式リフレクソロジー専門店

たんなる癒しではなく、“未病の予防”と根本的な“回復”を目的とした、オリジナルのツボ療法を行っている著者のサロン。最初に、体の不調や悩みをカウンセリング。次に、その人の症状に合わせた漢方入りの足浴で全身の血流を促し、施術を行う。ツボの深部まで刺激する独特の手技は、かなりの激痛を伴う。それでも、施術後のスッキリ感と体調の良さが病み付きになり、90%以上がリピーターに。その確かな技法と即効性を求めて、美容関係者ほか、タレントやモデルがお忍びで通うことでも知られている。

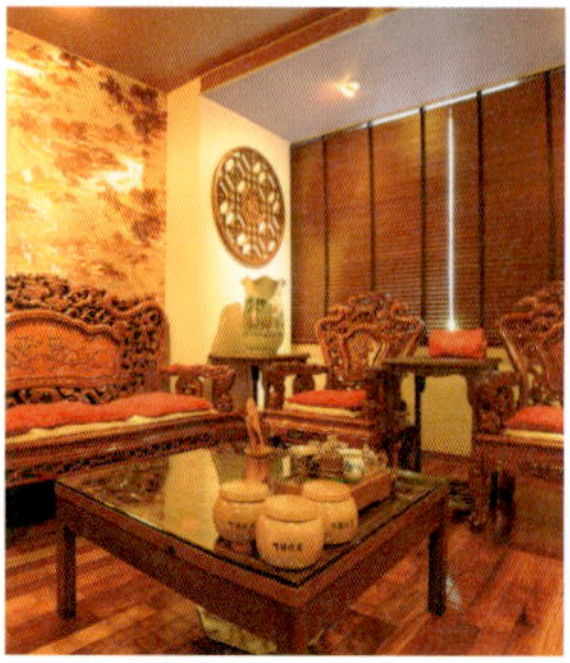

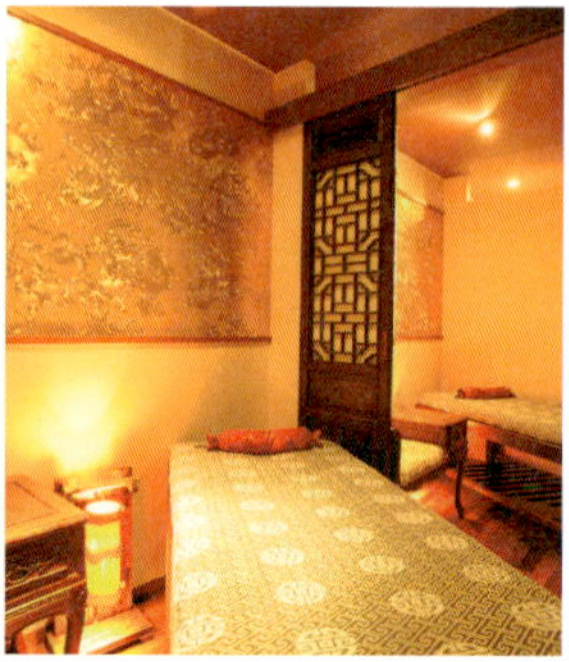

店内は、中国から買い付けてきた調度品が配された落ち着いた空間。風水をもとに設計されているので気のめぐりもいい。施術後にいただく中国茶もおいしく癒される。

店舗 information

銀座本店

- 住所
  東京都中央区
  銀座3-7-13
  成田屋ビル4階
- TEL
  03-5250-4588

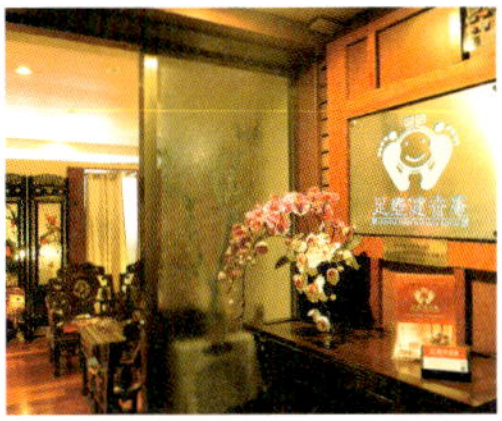

恵比寿店

- 住所
  東京都渋谷区
  恵比寿南
  1-3-9
  新井ビル2階
- TEL
  03-3791-4688

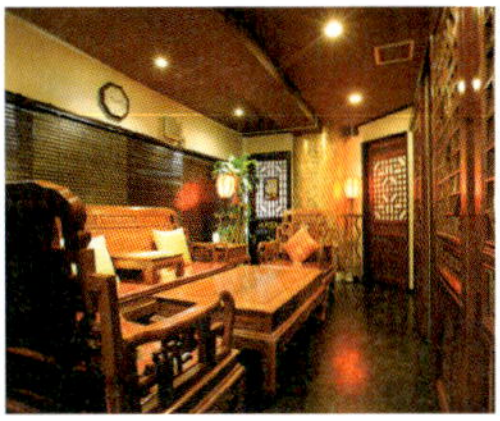

新浦安店

- 住所
  千葉県浦安市
  入船4-2-6
- TEL
  047-305-6888

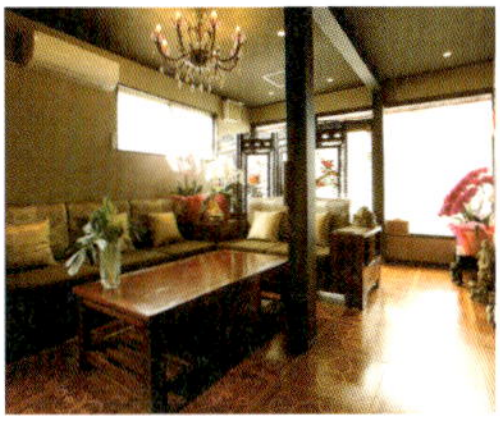

●営業日・時間（全店共通）
年中無休（年末年始を除く）、
11：00 ～ 24：00（最終受付 23：00、要予約）

ご予約はこちらから
⬇
http://www.ashitsubo.jp/

生徒募集中!

国際伝統療術学院　※本場中国の技を学べる足壺反射療法師の学校です。
住所：千葉県浦安市入船 4-2-6　2 階　TEL：047-305-6888

足壺健香庵の健康アイテム

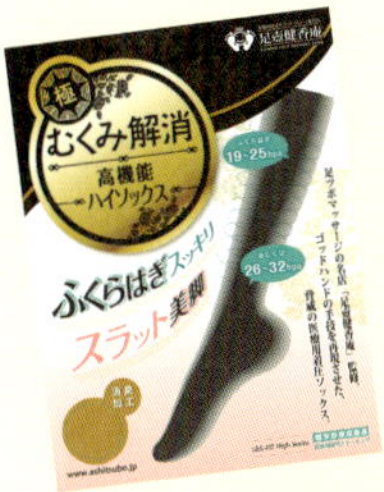

レッグフィット ハイソックス

段階圧力設計で血液やリンパの流れをよくするハイソックス。足のむくみや疲れの解消、下肢静脈瘤の予防に。（税抜 3,600 円）

漢方足浴剤

よもぎ、紅花、生姜、透骨草配合の足壺健香庵オリジナル足浴剤。10 分程の足浴でさまざまな効能が得られる。（税抜 450 円）

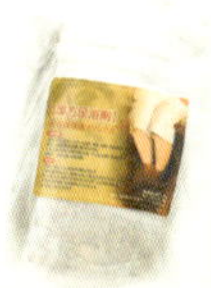

特製 低反発 快眠枕

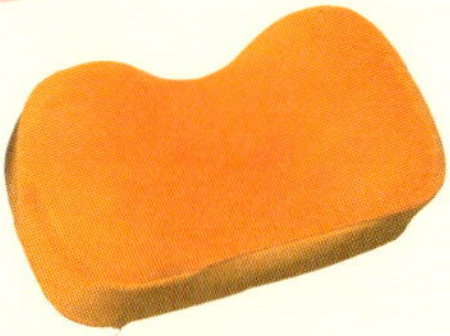

形や素材を研究し、頸椎をやさしく支える枕を開発。安眠作用がある漢方の決明《けつめい》子《し》、リラックス効果のあるラベンダーも配合。（全 8 色　税抜 5,000 円）

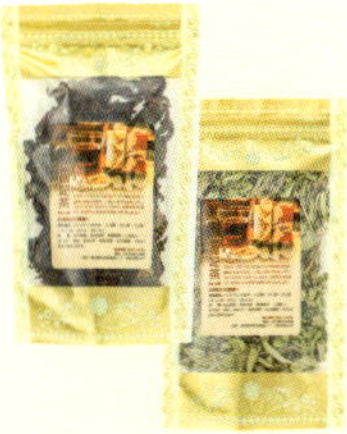

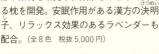

貴妃茶

自然の力で体と心を本来の状態に導いてくれる健康茶。ハイビスカス、テンソウを配合、爽やかな甘みも魅力。
（花と葉のセットで税抜 850円）

※店舗限定販売。レッグフィットハイソックスのみ、オンラインショップでも販売中。http://lohas.thebase.in/

著者

包 強（ホウ・キョウ）

足壺健香庵院長。本場中国のツボ押しの技術を生かし、銀座、恵比寿など3店舗を経営。「痛いけど効く」「もう他のお店には行けない」と大評判。美容関係者や芸能人にもファンが多く、口コミが広まり、テレビ、雑誌、ラジオの取材は100件以上。業界ナンバーワンを誇る。一日10名限定の疲労回復コースはのべ16万人が体験している。監修書に『ひと目で分かる手ツボ・足ツボ』（宝島社）がある。

足壺健香庵
http://www.ashitsubo.jp/

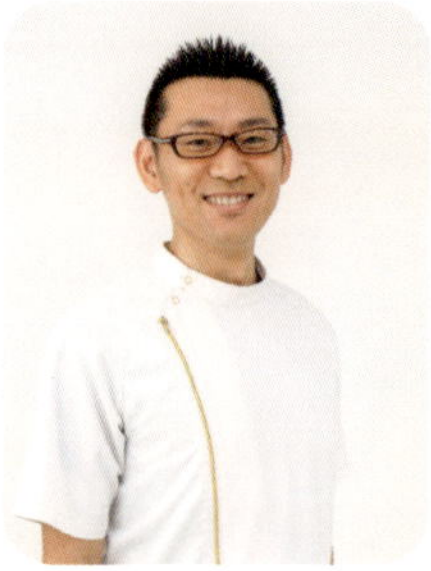

STAFF

編集	フィグインク
編集協力	安田光絵　上野真依
デザイン	田山円佳（STUDIO DUNK）
DTP	小堀由美子 竹中ももこ、北川陽子、李雁（STUDIO DUNK）
モデル	殿柿佳奈（スペースクラフト）、邵 麗莉
撮　影	竹内浩務（STUDIO DUNK）
スタイリング	露木 藍
ヘアメイク	太田絢子
CG 制作	BACKBONEWORKS
イラスト	清水利江子
撮影協力	神楽坂スタジオ 03-5579-2355　http://www.kagurazakastudio.com/

自分で押せてすぐに効く！

手ツボ・足ツボ

著　者　包 強
発行者　池田士文
印刷所　大日本印刷株式会社
製本所　大日本印刷株式会社
発行所　株式会社池田書店
〒162-0851　東京都新宿区弁天町43番地
電話 03-3267-6821（代）／振替 00120-9-60072
http://www.ikedashoten.co.jp/

落丁・乱丁はお取り替えいたします。

ISBN978-4-262-14443-6

25062007